高职医学类系列教材

病 理 学

BINGLI XUE

主　编　刘长兵　韩　飞

编写人员（以姓氏笔画为序）

刘长兵　杨　杰

姚　丰　韩　飞

U0324509

中国科学技术大学出版社

内 容 简 介

　　本书根据高职高专护理类专业人才培养目标,结合职业岗位、职业能力和职业资格要求编写而成,力求做到思想性、科学性、先进性、启发性和适用性的统一。本书共 17 章,分为总论和各论,前 11 章为总论部分,重点叙述疾病的基本形态、功能和代谢变化;后 6 章为各论部分,主要叙述一些常见病的病因、发病机制、病理变化、病理临床联系、结局等。

　　本书适合高职高专护理、助产、检验、药学等专业的学生学习使用。

图书在版编目(CIP)数据

病理学/刘长兵,韩飞主编. —合肥:中国科学技术大学出版社,2018.4
ISBN 978-7-312-04381-9

Ⅰ.病…　Ⅱ.①刘…②韩…　Ⅲ.病理学—教材　Ⅳ.R36

中国版本图书馆 CIP 数据核字(2017)第 314991 号

出版	中国科学技术大学出版社
	安徽省合肥市金寨路 96 号,230026
	http://press.ustc.edu.cn
	https://zgkxjsdxcbs.tmall.com
印刷	合肥市宏基印刷有限公司
发行	中国科学技术大学出版社
经销	全国新华书店
开本	787 mm×1092 mm　1/16
印张	18
字数	438 千
版次	2018 年 4 月第 1 版
印次	2018 年 4 月第 1 次印刷
定价	68.00 元

前　言

　　本书根据宣城职业技术学院制定的高职高专护理类专业人才培养目标，结合职业岗位、职业能力和职业资格要求编写而成，力求做到思想性、科学性、先进性、启发性和适用性的统一。在本书编写的过程中，我们进行了充分的调研和考证，力争做到内容精选、层次分明、图文并茂、通俗易懂。本着以学生为主体，以"必需、够用"为原则，同时考虑理论与实践相结合，我们又邀请了一线临床病理医生参与教材的编写，以期达到培养学生临床思维的能力。本书适合高职高专护理、助产、检验、药学等专业的学生使用。

　　本书共17章，分为总论和各论，前11章为总论部分，重点叙述疾病的基本形态、功能和代谢变化；后6章为各论部分，主要叙述一些常见病的病因、发病机制、病理变化、病理临床联系、结局等。为了使学生能够完成理论与实际相结合的目标，培养实用型技术人才，每章配有案例分析及课后思考题；为了提高学生的学习兴趣，书中增加了知识卡片。在图的选取方面，我们尽量使用典型图，以肉眼图和镜下图为主，简单易懂，少用电镜下图。在章节编排上，我们立足本校学生的学习习惯和特点，对部分章节的内容做了简化，同时尽量将行业领域中的新知识、新方法、新思路等融入教材。

　　在本书编写的过程中，我们参考了相关教材并得到了宣城职业技术学院、芜湖地区卫生学校、宣城市人民医院、中国科学技术大学出版社的领导、老师和专家的大力支持和帮助。在此一并向所有相关人员表示感谢！

　　由于编者水平有限，加之时间紧迫，书中难免存在不足之处，敬请广大教师、学生见谅，欢迎随时提出宝贵意见和建议，以利于修改完善。

编　者

2017 年 9 月

目　　录

iv

绪　　论

学习目标

1. 掌握病理学的概念、研究方法及其在临床医学中的应用。
2. 熟悉病理学的内容及任务。
3. 了解病理学的发展简史及其在医学中的地位。

案例导学

患者李某,男性,70 岁,以"胸闷、气短 1 h"为主诉入院,诊断为"冠心病?",给予扩冠、营养心肌等治疗,病情略缓解,之后突然出现呼吸、心跳停止,经抢救无效死亡。患者家属认为死因不明,对医院的诊断和治疗提出疑问。

问题:在这种情况下,该患者应如何处理?

病理学(pathology)是研究疾病的原因、发病机制、病理变化(形态、功能和代谢的改变)、病理临床联系及结局的一门医学基础课程。通过学习病理学来认识和掌握疾病的本质及其发生、发展规律,可为疾病的预防、诊断、治疗提供科学的理论依据。

一、病理学的内容及任务

本书共 17 章,分为总论和各论两大块。总论包括疾病概论,细胞组织的适应、损伤与修复,局部血液循环障碍,炎症,肿瘤等章节;各论包括心血管系统疾病、呼吸系统疾病、消化系统疾病等章节。总论与各论之间有着十分密切的内在联系。随着医学的发展,病理学出现了一些新的分支,如免疫病理学、遗传病理学、分子病理学、定量病理学等,使病理学从器官、组织、细胞和亚细胞水平演进到分子水平,从定性走向了定量,进一步揭示了疾病的本质。

二、病理学在医学中的地位

病理学是沟通基础医学课程与临床医学课程的"桥梁"课程,起着承前启后的作用。首先病理学的理论基础来源于基础医学课程(人体解剖学及组织胚胎学、生理学、生物化学、病原微生物学、免疫学等),其次病理学的研究方法广泛运用于临床疾病的诊断。总之,病理学在医学教育、临床医疗、医学科学研究等方面都扮演着重要角色。所以,美国的著名医生和医学史专家 William Osler 称病理学为"医学之本"。

三、病理学的研究方法及临床应用

(一) 人体病理学的研究方法及临床应用

1. 尸体解剖检查　尸体解剖检查(autopsy)简称尸检,即对死亡者的遗体进行病理解剖检查。其目的是:① 确定疾病诊断,查明死因,提高医疗水平。② 及时发现传染病、地方病和新发生的疾病,为防病、治病提供依据。③ 接受并完成医疗事故的鉴定,明确责任。④ 广泛收集病理学教学标本,为教学服务。目前,我国的尸检率还不高,十分不利于我国病理学和医学科学的发展,因此亟待提高。

> **知识卡片**
>
> #### 非典型传染肺炎(SARS)
>
> 2002 年底,中国广东等地出现了多例原因不明的、危及生命的呼吸系统疾病。随后,越南、加拿大和中国香港等地也先后报道了类似病例。世界卫生组织将此类疾病命名为"严重急性呼吸道综合征(SARS)"。随后世界各地的实验室都致力于发现这种疾病的病原体。香港大学最先于 2003 年 3 月 22 日宣布在死者的肺组织内分离出一种未知的冠状病毒。2003 年 4 月 16 日,世界卫生组织正式宣布一种前所未知的冠状病毒,为导致严重急性呼吸道综合征(SARS)的病原体,并命名为 SARS 冠状病毒。

2. 活体组织检查　活体组织检查(biopsy)简称活检,即用手术、钳取和穿刺针吸等方法,取出活体内病变部位的组织,制成组织切片,做常规苏木素-伊红染色(HE 染色)进行病理诊断。临床常用来确定疾病的诊断,了解病变范围、发展趋势,验证及观察疗效,评估病人的预后。特别对良、恶性肿瘤的诊断具有十分重要的意义。活检时,应注意部位准确,切忌挤压组织,已取组织应及时放入盛有固定液(4%中性甲醛)的容器内。标本容器上要注明病人姓名、标本名称,认真填写病理申请单等,以利于病理诊断。

3. 细胞学检查　细胞学检查(cytology),即通过各种方法采集病变组织的细胞,涂片染色后进行显微镜观察,做出细胞学诊断。临床常用的细胞学检查方法有体表病变的印片(体表溃疡等)、组织刷片、刮片(食管、阴道等)及深部组织的针吸涂片(乳腺、淋巴结等)。此法具有设备简单、操作简便、病人痛苦小等优点。主要用于疾病诊断、健康普查、激素水平测定及为细胞培养提供标本等。

(二) 实验病理学的研究方法及临床应用

1. 动物实验　即在实验动物身上复制某些人类疾病的模型,研究疾病的病因、发病机制、病理变化和结局,验证药物疗效等。需要注意的是动物和人之间存在物种差异,不能将动物实验结果不加分析地直接应用于人体,只能作为研究人体疾病的参考。

2. 组织和细胞培养　即自人体或动物体内取出某种组织或细胞,在体外用适宜的培养基进行培养,动态观察在各种疾病因素作用下,细胞、组织病变的发生和发展。如研究抗癌药物对肿瘤细胞生长的影响等。

四、病理学的发展简史

病理学是在人类探索和认识自身疾病的过程中逐步发展起来的,它的发展经历了一个漫长的历史过程。

我国古代秦汉时期的医学巨著《黄帝内经》、隋唐时代巢元方的《诸病源候论》、南宋时期宋慈的《洗冤集录》等对病理学的发展做出了重大贡献。进入现代,半个多世纪以来,我国现代病理学家对长期危害人类健康的传染病、地方病、寄生虫病、恶性肿瘤以及心血管疾病等进行了广泛深入的研究,取得了丰硕的成果。在人才培养方面,通过多种形式,培养造就了一大批病理学工作者,为我国病理学事业的发展做出了巨大贡献。

在西方,公元前5世纪古希腊名医Hippocrates等提出了以火、水、空气和土地四大元素为基础的体液学说,首创了液体病理学。1761年,意大利医学家Morgagni通过700多例尸体解剖,创立了器官病理学。19世纪中叶,随着显微镜的发明和使用,德国病理学家Rudolf Virchow创立了细胞病理学,对医学科学的发展有着划时代的意义。

随着科学发展,逐渐完善了病理学学科体系,如肉眼观察器官病变,称为解剖病理学;借助于显微镜进行的组织学或细胞学研究,称为组织病理学或细胞病理学;用电子显微镜技术观察病变超微结构,称为超微结构病理学。近30多年来,细胞生物学、免疫学、分子生物学、细胞遗传学的进展以及免疫组织化学和分子生物学等理论和技术的运用,又极大地推动了传统病理学的发展。

3

知识卡片

《洗冤集录》简介

《洗冤集录》是我国古代最具科学价值的系统的法医学专著,由宋代宋慈所撰,刊于1247年,原书10余卷。书中比较系统地介绍了法医检验、鉴别中毒等有关解剖、病理、正骨、外科手术等内容。从13世纪到19世纪末,在国内沿用了600多年。它比国外最早的法医学著作早350年,先后被译成韩、日、英、德等多国文字,对国内外法医学界影响重大。

复习思考题

1. 名词解释

病理学　尸体解剖检查　活体组织检查　细胞学检查

2. 简述病理学的研究方法及其在临床医学中的应用。

案例分析

患者吴某,男性,45 岁,因"上腹部反复疼痛 2 周,伴反酸、呕吐"入院。经胃镜检查,从胃窦部位取出 3 小块灰白色胃黏膜送至病理科检查。检查结果:慢性胃炎伴胃溃疡。

讨论题：

1. 该患者进行临床检查时用了哪种病理学检查方法？

2. 该检查法有哪些临床意义？

第一章

疾 病 概 论

学习目标

1. 掌握健康、疾病、死亡、脑死亡的概念。
2. 熟悉病因的种类、疾病的经过、传统死亡观以及脑死亡的判断标准。
3. 了解疾病发生、发展过程中的一般规律。

案例导学

患者,男性,55岁。因感冒发热在门诊注射室静脉滴注青霉素,最后一天输入液体没多久,患者感到胸闷气憋,很快出现面色苍白、手脚发凉、呼吸困难、昏迷等症状,经及时抢救转危为安。

问题:

1. 请问该患者的病情发生了什么样的变化? 是由什么因素引起的?
2. 如任由病情进一步发展,可能会出现什么结果?
3. 什么叫疾病? 引起疾病的原因有哪些? 疾病发展过程分为哪几个阶段?
4. 疾病的结局有哪几种走向?

第一节　健康、亚健康状态和疾病的概念

一、健康的概念

世界卫生组织(world health organization,WHO)指出:健康(health)不仅是没有疾病和病痛,而且是一种躯体上、精神上和社会适应上的一种完好状态(state of complete well-being)。所以健康必须包括身体健康、心理健康和社会适应健康三个方面。身体健康是指没有疾病和不虚弱;心理健康是指能依照个体对环境条件的感受,做理智上和情绪上的调整;社会适应健康则是指在复杂的、激烈变化着的社会环境和人际关系中,能发出积极应对和适应行为,进行令人满意的活动。

对不同时期、地区、群体、个体和年龄的人群,健康有着不同的内涵和标准。随着经济发展和社会进步,健康的标准也在不断变化,但需要强调的是,心理健康与身体健康始终是相辅相成、相互影响的。总之,增强健康意识,保障个人和大众健康是每个人义不容辞

的责任。

二、亚健康状态的概念

亚健康状态(sub-health)是指介于健康与疾病之间的一种生理功能低下的状态,此时机体处于非病、非健康并有可能趋向疾病的状态。引起亚健康状态的真正原因目前尚未完全清楚,可能与工作压力、不良生活习惯、自我调节能力、环境污染等多种因素影响有关。亚健康状态是一种临界状态,若得不到及时纠正,则很容易引起疾病。因此,应从加强自我保健、开展体育锻炼、提高自身免疫功能、调节心理活动等方面,争取让亚健康状态及早向健康方向发展,防止逆转化为疾病。

三、疾病的概念

疾病(disease)是机体在一定病因的作用下,因自稳调节紊乱及一系列损伤与抗损伤反应而发生的异常生命活动过程。表现为疾病过程中各种复杂的机能、代谢和形态结构的异常变化,这些变化又可使机体各器官系统之间以及机体与外界环境之间的协调关系发生障碍,从而引起各种症状、体征和社会行为异常。此时,机体对环境的适应能力以及劳动能力减弱或丧失,甚至危及生命。

病理学中的所谓病理过程,是指存在于各种疾病中的一组具有内在联系的功能、代谢和形态结构的异常变化。它本身无特异性,但它是构成特异性疾病的一个基本组成部分。例如肺炎、脑炎以及所有其他炎性疾病,都是以炎症这一病理过程为基础构成的。病理过程可以局部变化为主,如血栓形成、栓塞、梗死、炎症等;也可以全身反应为主,如发热、缺氧、休克等。一种疾病可以包含多种病理过程,如患大叶性肺炎时,可有炎症、发热、缺氧甚至休克等病理过程,而一种病理过程(如炎症)又可存在于多种疾病之中。

第二节　病　因　学

病因学(etiology)主要研究疾病发生的原因与条件。

一、疾病发生的原因

疾病发生的原因称为致病因素,简称病因,是指能够引起疾病并决定该疾病特征的因素。任何疾病都是由一定的病因引起的,没有病因的疾病是不存在的。病因的种类很多,大致可分为以下几类。

（一）生物性因素

生物性因素主要是指病原微生物（细菌、病毒、支原体、衣原体、立克次体、螺旋体、真菌等）和寄生虫，是最常见的致病因素。病原体致病性主要与其侵入机体的数量、侵袭力、毒力等有关，同时也与机体对病原体的感受性及免疫防御能力有关。生物性因素侵入机体致病常构成一个特定的传染过程，其特点为有一定的侵入门户和定位，有特定的疾病经过、病理特征及临床表现等。

（二）理化性因素

物理性因素包括机械力、温度（高温或低温）、噪声、大气压、电流、电离辐射等。物理性因素致病特点是：① 物理性因素达到一定的强度或作用时间。② 大多数物理性致病因素只引起疾病的发生，而不影响疾病的进一步发展。③ 其引起的疾病潜伏期较短或无潜伏期。④ 其对机体器官组织的损伤大多无明显的选择性。

化学性因素是指具有一定浓度的或有毒的化学物质（强酸、强碱、氰化物、一氧化碳、农药和某些药物等），可造成化学损伤或中毒。如强酸、强碱引起的烧伤，有机磷农药或战争毒气中毒等。其致病特点是：① 一些化学毒物和某些药物常常对组织器官有特定的选择性损伤作用，例如四氯化碳（CCl_4）主要引起肝细胞中毒，巴比妥类药物主要作用于中枢神经。② 其在疾病的发生和发展过程中都起一定的作用。③ 除慢性中毒外，其致病作用潜伏期一般较短。④ 其致病作用除与毒物本身的性质、浓度有关外，还与作用部位和整体的功能状态有关。

（三）营养性因素

各种维持生命活动所必需物质的缺乏或过量均可导致疾病，包括基本物质（氧气、水等）、营养素（蛋白质、碳水化合物、脂肪、无机盐等）、微量元素（硒、锌、碘等）及维生素等。如蛋白质缺乏可以引起营养不良，缺碘可以引起甲状腺肿，钙缺乏可以引起佝偻病等；脂肪、糖、蛋白质等摄入过多可导致肥胖或高脂血症等。

（四）遗传性因素

遗传性因素致病包括遗传性疾病和遗传易感性两种情况。

1. 遗传性疾病 即通过基因的突变或染色体畸变直接引起子代发生的疾病，如血友病、先天愚型、白化病、两性畸形等。

2. 遗传易感性 即某些家族人员由于遗传上的缺陷，具有易患某些疾病的倾向，如肿瘤、糖尿病、精神分裂症等。

（五）先天性因素

先天性因素是指能够损害胎儿发育的因素，而非遗传物质的改变。如先天性心脏病与妊娠早期孕妇感染风疹、柯萨奇病毒等有关。

（六）免疫性因素

机体免疫系统功能状态改变是某些疾病发生发展的重要因素，许多疾病的产生与免疫反应密切相关。

1. 变态反应性疾病　某些个体的免疫系统对一些抗原或半抗原物质的刺激。可发生异常强烈的反应，并导致组织细胞的损伤和生理功能的障碍，这种异常的免疫反应称为变态反应(或超敏反应)。如某些致病微生物、异种蛋白、食物(如鱼、虾、牛乳、蛋类)、药物(如青霉素)，可在某些个体中引起诸如荨麻疹、支气管哮喘甚至过敏性休克等变态反应性疾病。

2. 自身免疫性疾病　某些个体能对自身抗原发生免疫反应并引起自身组织的损害，称为自身免疫性疾病。如系统性红斑狼疮、类风湿性关节炎等。

3. 免疫缺陷病　由于免疫系统的先天发育不全或后天受损而引起的免疫功能低下的临床综合征称为免疫缺陷病。例如先天性丙种球蛋白缺乏症、艾滋病等。其特点是容易发生感染，而细胞免疫缺陷的另一后果是易发生恶性肿瘤。

（七）精神、心理和社会因素

对应的疾病包括应激性疾病、变态人格、心身疾病等。随着医学模式的转变，社会、心理因素在疾病发生、发展中的作用日益得到重视。社会经济条件、受教育程度、劳动环境、生活方式、风俗习惯、个人卫生等，都可导致疾病的产生，如高血压、冠心病、溃疡病等的发生发展都与精神、心理和社会因素有关。

疾病发生的原因是多种多样的，可以主要由一种病因引起，也可以由多种病因同时作用或先后参与。没有病因不可能发生相关的疾病。但是，目前医学领域中还有不少疾病的病因不明，相信随着医学科学的发展，这些疾病的病因终将得到阐明。

二、疾病发生的条件

疾病发生的条件是指能影响(促进或减缓)疾病发生的各种机体内外因素。条件本身不能引起疾病，但它的存在可影响病因对机体的作用。例如结核病，营养不良、长期劳累、居住条件恶劣、长期忧郁等都可削弱机体的抵抗力，即使少量的结核杆菌进入机体也可导致结核病的发生；反之，机体对病原微生物的抵抗力增强，即使有结核杆菌侵入，也可能不发生结核病。

诱因是指能加强病因作用，促进疾病发生发展的因素，如肝硬化食管静脉曲张破裂，使血氨突然升高而诱发肝性脑病等。

疾病发生发展中的原因与条件是相对的，对于不同的疾病，某种疾病的原因可成为另一种疾病的条件。例如寒冷是冻伤的原因，是发生感冒的条件。

第三节 发 病 学

发病学(pathogenesis)主要研究疾病发生、发展过程中的一般规律和共同机制。不同的疾病,在其发展过程中既有其本身的特点,又有共同的一般规律。主要体现在以下三个方面。

一、疾病时稳态的紊乱

正常状态下,机体内环境通过自稳调节机制维持各系统功能和代谢活动的相对稳定状态,称为稳态。疾病时,由于致病因素对机体的损害作用,稳态调节的某一些方面发生紊乱,引起相应的功能障碍,进一步通过连锁反应,使稳态调节的其他方面相继发生紊乱,从而引起更为严重的生命活动障碍。

二、疾病过程中的因果交替

因果转化是疾病发生发展的基本规律。所谓因果转化,就是指在原始病因作用下,机体所发生的某些损伤性变化(结果)又可成为新的发病学原因,进一步引起新的损伤性后果。如此,原因和结果交替不已,互相转化,疾病即不断发展。以创伤性失血为例,原始病因是机械损伤,引起的结果是组织和血管的损伤破裂,发生出血,而急性大出血则引起有效循环血量急剧减少,出现血压下降,进而造成重要器官缺血、缺氧,发生机能、代谢障碍,后者进一步加重血液循环障碍,如此发展使疾病不断恶化,形成恶性循环,甚至造成死亡。在此过程中,如能及时采取止血、输血、止痛等治疗措施阻断恶性循环,并加强机体的抗损伤能力,则可防止病情恶化,使患者逐渐转向康复。因此,具体分析疾病各阶段中的因果转化和可能出现的恶性循环,抓住因果交替过程中的关键因果关系,是正确处理疾病,将其导向良性循环的关键。

三、疾病过程中的损伤与抗损伤

病因作用于机体,可引起机体细胞、组织损伤,同时机体通过各种防御、代偿反应对抗病因所引起的损伤。损伤与抗损伤的斗争贯穿于疾病的全过程,两者力量对比常常决定着疾病发展。如损伤占优势时,病情恶化,甚至死亡;而抗损伤占优势时,病情好转,直至痊愈。应注意的是,在一定的条件下,损伤与抗损伤也可互相转化。例如,创伤时,血管破裂、失血、组织破坏与缺氧等引起机体损伤,而动脉血压下降和血管收缩,有助于维持动脉血压,保证心脑血氧供应,具有抗损伤反应。但若创伤损害严重,持续长时间血管收缩加重组织缺血、缺氧,可引起组织细胞的坏死和器官功能衰竭,使抗损伤反应转变为损伤因素。因此,在临床疾病防治中,应正确区别疾病过程中的损伤与抗损伤变化,尽力排除或减轻损伤性变化,保护和增强抗损伤反应,促使病情好转。

第四节 疾病的经过与转归

一、疾病的经过

疾病都有一个发生、发展的过程,一般可以将疾病发展过程分为四期。

(一)潜伏期

潜伏期是指从病因作用于机体到机体出现最初症状前的一段时期。不同疾病的潜伏期长短不一,可数天、数月甚至更长。传染病的潜伏期比较明显,而有些疾病则无明显潜伏期。正确认识疾病的潜伏期对传染病的预防有着重要的意义。

(二)前驱期

前驱期是指疾病出现最初症状到出现典型症状之前的一段时期。此期主要表现为非特异症状,如全身不适、食欲不振、乏力、低热等。前驱期症状是提醒病人及时就医的信号,如及时就诊,有利于疾病的早期诊断和早期治疗。

(三)症状明显期

症状明显期是指疾病典型症状出现的时期。临床表现出典型的症状和体征,易于做出诊断,及时治疗和护理。

(四)转归期

转归期是指疾病过程的发展趋向和结局,也是疾病的最后阶段,取决于病因作用于机体后发生的损伤与抗损伤反应以及是否及时有效地防治疾病。

二、疾病的转归

大多数疾病在经历一定时间或若干阶段以后,终将趋于结束,这就是疾病的转归。而诊断和治疗的是否及时、正确,对疾病的转归起着极为重要的作用。疾病的转归有康复和死亡两种情况。

(一)康复

康复(recovery)可分为完全康复(complete recovery)及不完全康复(incomplete

recovery)两种。

1. 完全康复　病因去除,疾病所引起的损伤性变化完全消失,机体的功能、代谢及形态完全恢复正常,心理和适应环境的能力恢复到正常状态,称为完全康复。临床上大多数疾病都可以完全康复,如大叶性肺炎患者,治愈后肺部炎症消退,肺组织结构恢复正常,发热、咳嗽、咳痰等症状完全消失,心理和劳动能力恢复到正常状态。

2. 不完全康复　疾病所引起的损伤性变化得到控制,主要症状和体征消失,机体通过代偿调节可维持相对正常的生命活动,但疾病基本病理变化尚未完全消失,有时可留有后遗症,称为不完全康复。如皮肤烧伤愈合后留有疤痕等。

(二) 死亡

死亡(death)是个体生命活动的终止,是生命过程的必然结局。传统观念把呼吸、心跳的永久性停止作为死亡的标志,死亡是一个过程(process),包括濒死期(agonal stage)、临床死亡期(stage of clinical death)及生物学死亡期(stage of biological death)。但是近年来随着医疗技术和水平的不断进步、心肺复苏术的普及和提高、器官移植的开展,人们对死亡有了新的认识。现在一般认为死亡是指机体作为一个整体功能的永久性停止,以脑死亡(brain death)作为判断死亡的标志。脑死亡是指枕骨大孔以上全脑功能(包括大脑、间脑、脑干)不可逆的永久性丧失。脑死亡的判断标准:① 不可逆性深昏迷(coma),对外界刺激毫无反应。② 自主呼吸停止(apnea),需不停地进行人工呼吸。③ 脑干神经反射(brain-stem reflexes)消失(如角膜反射、瞳孔对光反射、咳嗽反射等)。④ 瞳孔固定或散大。⑤ 脑电波(brain wave)消失,呈平直线。⑥ 脑血管造影证明脑血液循环完全停止。以脑死亡作为死亡标志,一方面有利于医护人员准确判断死亡时间和确定终止抢救,节约医疗资源;另一方面为器官移植提供了更多更好的供体。此外,必须将脑死亡与"植物人"(vegetative patient)或"植物状态"(vegetative state)区别开来(表1.1)。总之,明确宣布脑死亡一定要十分谨慎。

表 1.1　脑死亡和植物状态的区别

项目	脑死亡	植物人
定义	全脑功能永久性丧失	脑干的功能正常,大脑皮层严重受损或处于抑制状态
自主呼吸	无	有
意识	无	有睡眠-醒觉周期,但无意识
脑干反射	无	有
能否恢复	无	有

(三) 临终关怀与安乐死

近些年来,临终关怀(hospice care)和安乐死(euthanasia)受到社会的广泛关注。临终关怀是指为临终病人及其家属提供医疗、护理、心理和社会等方面的全方位服务与照顾,使病人在较为安详、平静的状态下接纳死亡。国内的一些医院和老年护理院已出现临终关怀服务。安乐死是指对患有不治之症的患者在濒死状态时，为了免除其精神和躯体上的极端痛苦，用医学方法结束生命的一种措施。对于安乐死，因其涉及医学、社会学和伦理学的许多问题，大多数国家(包括我国)尚未通过立法施行。

知识卡片

安乐死

安乐死是指对无法救治的病人停止治疗或使用药物，让病人无痛苦地死去。目前在世界上，荷兰是第一个将安乐死合法化的国家，日本、瑞士、澳大利亚、德国和比利时等国和美国的一些州随后也通过了安乐死法案。从医学、法学和伦理学的角度，对安乐死的争论非常激烈。各国规定，实施安乐死的行为在满足法定的实体条件的前提下，还必须严格按照程序规则来操作。我国最早在 1988 年第七届人大会议上提出过安乐死议案，但由于安乐死的问题比较复杂，涉及道德、伦理、法律、医学等诸多方面，我国尚未为之立法。

复习思考题

1. 名词解释
健康　疾病　原因　条件　脑死亡
2. 简述疾病的经过与转归。

案例分析

患者钱某，男性，60 岁。患高血压十余年，近年常有便秘。5 日前大便时突然昏倒，大、小便失禁并伴有上、下肢麻痹。体格检查：T 37.5℃，P 100 次/min，R 23 次/min，BP 170/100 mmHg。两肺(一)，心界扩大，心律齐，肝脾未触及。临床初步诊断为高血压合并脑出血，给予降压、止血等治疗。入院后第 2 天，患者意识逐渐丧失，反应迟钝，呼吸慢且不规则，BP 80/50 mmHg。昨日患者突发心跳、呼吸停止，经抢救无效死亡。

讨论题：

1. 何为死亡？传统死亡过程可分为哪几个阶段？各阶段有何不同？

2. 临床上判断病人死亡的主要标志是什么？

3. 什么是脑死亡？其主要依据有哪些？

第二章

细胞和组织的适应、损伤与修复

13

学习目标

1. 掌握细胞水肿、脂肪变性、凝固性坏死、干酪样坏死、液化性坏死、坏疽的病理变化特点,肉芽组织的形态结构和功能。

2. 熟悉萎缩的类型,细胞再生的分类,皮肤创伤愈合的基本过程及类型;骨折愈合的过程。

3. 了解肥大的类型,化生常见原因及意义,细胞损伤的原因,纤维素样变性、病理性色素沉着的病变特点,各种组织的再生过程,影响再生修复的因素。

案例导学

患者王某,男性,68 岁。患动冠心病 20 多年,半年前患者右下肢开始发凉、发麻,有针刺感,走路时经常出现阵发性疼痛,休息后缓解。近一个月因右足剧痛,感觉渐消失就诊。体格检查:患者右下肢皮肤温度降低,足背动脉搏动减弱,足趾发黑、变硬、干燥。

问题:

1. 患者足趾最为可能的病变是什么? 为什么会发生此病变?

2. 患者足趾发黑、变硬、干燥的原因是什么?

机体器官和组织的基本单位是细胞。正常细胞和组织可以对体内、外环境变化等持续性刺激做出形态结构、功能和代谢的反应性调整和适应。如果刺激超过了细胞和组织的耐受与适应能力,则可能引起损伤,表现出代谢、功能和结构三方面的变化。细胞的轻度损伤大部分是可逆的(变性),严重时可导致不可逆性损伤(坏死)(图 2.1)。

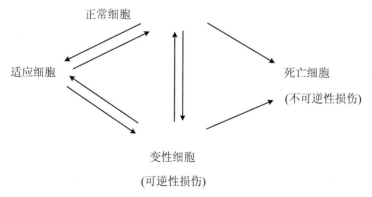

图 2.1 正常细胞、适应细胞和损伤细胞之间的关系

第一节 细胞和组织的适应

适应(adaptation)是指细胞、组织、器官对于内、外环境中各种有害因素的刺激而产生的非损伤性应答反应。适应在形态学上表现为萎缩、肥大、增生和化生。

一、萎缩

发育正常的细胞、组织或器官的体积缩小称为萎缩(atrophy)。组织与器官萎缩时不仅实质细胞体积缩小，数量也减少，而间质细胞增生，同时伴有代谢的减弱和功能的降低。萎缩和发育不全及未发育不同，后两者是指器官或组织未充分发育至正常大小，或处于根本未发育的状态。

(一) 原因与分类

萎缩可分为生理性萎缩和病理性萎缩两类。生理性萎缩是指随年龄增长而发生的萎缩，如青春期后胸腺的萎缩；女性绝经后的卵巢、子宫的萎缩；老年人全身脏器不同程度的萎缩等。病理性萎缩可根据原因的不同，分为营养不良性萎缩、废用性萎缩、压迫性萎缩、去神经性萎缩、内分泌性萎缩五种类型。

1. 营养不良性萎缩 全身营养不良性萎缩见于消化道慢性梗阻、长期饥饿和慢性消耗性疾病，如严重的结核病、恶性肿瘤、糖尿病等。萎缩首先开始于脂肪组织，其次为肌肉及肝、脾、肾等器官，心肌和脑的萎缩发生最晚。局部营养不良性萎缩见于局部血管阻塞或压迫，如脑动脉粥样硬化导致脑组织缺血引起脑萎缩，与正常脑相比，萎缩的大脑体积缩小，脑回变窄，脑沟加深、加宽(图2.2)。

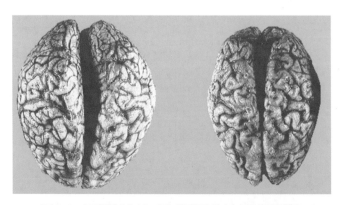

图 2.2 正常脑(左)与老年性萎缩脑(右)的肉眼观察

2. 废用性萎缩 肢体、器官长期不活动，可导致局部组织细胞的功能、代谢降低而发生萎缩。如肢体骨折后因长期固定、长期不活动导致局部肌肉及骨组织发生萎缩。

3. 压迫性萎缩　器官组织受到外力的长期压迫可发生萎缩。如脑脊液循环障碍导致脑积水,引起脑的压迫性萎缩;尿路结石堵塞输尿管引起肾盂积水,导致肾实质压迫性萎缩。

4. 去神经性萎缩　运动神经元或神经纤维损伤,导致相应的器官和组织丧失了神经支配而发生萎缩。如脊髓灰质炎患者,前角运动神经元受损,导致相应肌肉和骨组织发生萎缩。

5. 内分泌性萎缩　内分泌功能下降,可引起靶器官细胞萎缩。如腺垂体肿瘤或缺血坏死等可引起肾上腺萎缩。

(二)病理变化

1. 肉眼观察　萎缩的组织、器官体积缩小,重量减轻,颜色加深,包膜皱缩,一般保持原有形态。脑萎缩一般由脑动脉粥样硬化引起,可见脑回变窄,脑沟加深加宽,体积缩小,重量减轻;心脏萎缩时,心脏体积缩小,重量减轻,呈现深褐色,冠状动脉迂曲呈蛇形。

2. 镜下观察　实质细胞体积缩小,数量减少,有时在胞质内可出现脂褐素颗粒(是细胞内未被彻底消化的富含磷脂的细胞器残体)(图2.3)。

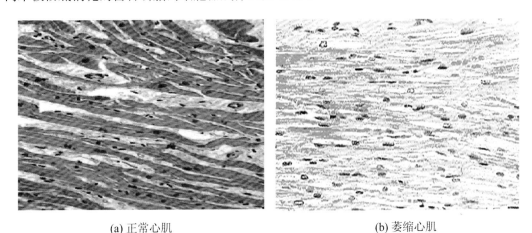

|(a) 正常心肌|(b) 萎缩心肌|

图 2.3　正常心肌与萎缩心肌的镜下观察

(三)影响和结局

萎缩的细胞、组织或器官代谢减弱,功能降低,属可逆性变化。对于轻度的萎缩,当原因消除后,萎缩的细胞、组织、器官仍可逐渐恢复正常。但如果引起萎缩的原因长期存在,则萎缩的细胞最终可死亡。

二、肥大

细胞、组织或器官体积增大称为肥大(hypertrophy)。肥大分为生理性肥大和病理性肥大两种。前者是在生理情况下发生的,如妊娠期子宫的肥大、体力劳动者和运动员的肌肉肥大等。病理性肥大的类型有以下两种。

1. 代偿性肥大　由于器官、组织的工作负荷增加引起,具有功能代偿意义。如高血压病晚期引起的左心室的心肌肥大、一侧肾脏切除后对侧肾脏的肥大等。肥大的器官功能代偿是有一定限度的,长时间负荷过重将导致器官功能失代偿,如高血压患者左心室肥大,最终导致左心衰竭。

2. 内分泌性肥大 由于内分泌激素增多引起靶细胞的肥大称为内分泌性肥大,如垂体病变引起的肢端肥大等。

三、增生

组织或器官内实质细胞数目增多称为增生(hyperplasia)。增生分为生理性增生和病理性增生。生理性增生常见于女性青春期和哺乳期的乳腺上皮增生、月经周期子宫内膜的增生等。病理性增生的类型有以下三种。

1. 再生性增生 组织或细胞损伤后的增生,如肝细胞坏死后肝细胞的增生等。

2. 内分泌性增生 如雌激素水平增高引起的子宫内膜过度增生、甲状腺功能亢进时甲状腺滤泡上皮的过度增生等。

3. 代偿性增生 如低钙血症时可引发甲状旁腺增生、肾代偿性肥大时肾小管上皮的增生等。

四、化生

一种分化成熟的细胞或组织转化为另一种分化成熟的细胞或组织的过程,称为化生(metaplasia)。化生通常发生在同源性细胞之间,即上皮细胞之间或间叶细胞之间。如柱状上皮化生为鳞状上皮,纤维组织化生为骨组织。化生多见于再生能力较强的细胞和组织。常见的类型有以下三种。

1. 鳞状上皮化生 如长期吸烟或慢性炎症刺激时,支气管假复层纤毛柱状上皮可转化为鳞状上皮;慢性子宫颈炎时,子宫颈管的柱状上皮化生为鳞状上皮(图 2.4、图 2.5)。

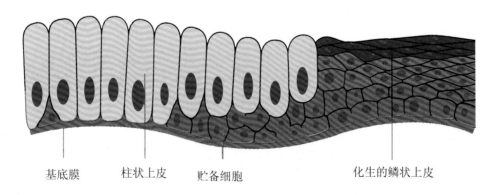

基底膜　　　柱状上皮　　　贮备细胞　　　　　　化生的鳞状上皮

图 2.4 柱状上皮的鳞状上皮化生

2. 肠上皮化生 慢性萎缩性胃炎时部分胃黏膜上皮被肠型上皮取代称为肠上皮化生。

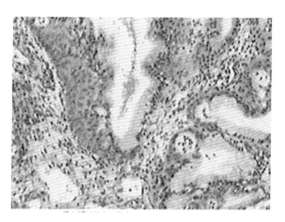

图 2.5　子宫颈鳞状上皮化生

3. 间叶组织之间的化生　间叶组织中幼稚的成纤维细胞在损伤后,可转变为成骨细胞或成软骨细胞,称为骨或软骨化生。如骨骼肌的慢性劳损可在肌组织内形成骨组织而发生骨化性肌炎等。

化生是机体对不利环境和局部损伤因素的一种适应性反应,具有一定的保护作用。但发生化生的组织丧失原有功能,如支气管黏膜上皮鳞状上皮化生后,丧失了纤毛,导致自净功能下降,甚至导致感染的发生。如果引起化生的因素持续存在,则可能引起细胞恶变。

第二节　细胞和组织的损伤

机体受到不能耐受的有害因素刺激后,局部组织细胞发生物质代谢障碍、功能异常和形态结构的异常改变,称为损伤(injury)。轻度损伤为可逆性的,在病因消除后受损伤的细胞恢复正常,称为变性。重度损伤为不可逆的,导致细胞死亡,细胞死亡有两种形式,即坏死和凋亡。

一、变性

变性(degeneration)是因物质代谢障碍引起的细胞内或细胞间质内出现异常物质或正常物质异常蓄积的现象。变性可发生在细胞内,也可发生在间质中。常见的变性有以下五种类型。

(一) 细胞水肿

细胞水肿是指细胞内钠和水的过多积聚,又称为细胞水变性。这是细胞损伤中最早出现的病理变化,常发生在肝、肾和心等器官的实质细胞。常见原因为缺氧、感染、中毒等,使线粒体受损,ATP 生成减少,细胞膜 $Na^+ - K^+$ 泵功能障碍,细胞内钠离子和水过多积聚,引起细胞水肿。

1. 病理变化　肉眼观察:发生细胞水肿的器官体积增大,包膜紧张,切面隆起,边缘外翻,颜色苍白,失去正常光泽,犹如开水烫过。镜下观察:病变初期,细胞线粒体和内质网肿胀,以致胞浆内出现许多细小红染的颗粒,故又称为颗粒变性。若水、钠进一步积聚,胞质疏松、淡染、透明,称为水样变性(图2.6)。最严重时,整个细胞高度膨大如气球,圆而透亮,称为气球样变(图2.7)。

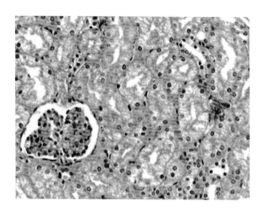

图2.6　肾小管上皮细胞水样变性

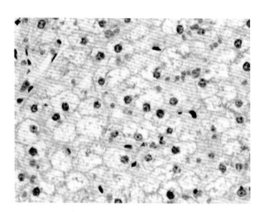

图2.7　肝细胞气球样变

2. 影响和结局　细胞水肿的组织器官功能降低,是一种轻度损伤,当病因消除后,细胞形态和功能可恢复正常。若病因持续发展,可使细胞发生坏死。

(二)脂肪变性

脂肪变性是指中性脂肪(即三酰甘油)蓄积于非脂肪细胞的细胞质中。常见于心、肝、肾等器官的实质细胞,其中肝细胞脂肪变性最常见。脂肪变性的常见原因有严重感染、中毒(酒精、四氯化碳)、缺氧、营养(蛋氨酸、胆碱、磷脂)缺乏等。

1. 病理变化　肉眼观察:脂肪变性的器官体积增大,包膜紧张,切面呈淡黄色,触之有油腻感(图2.8)。镜下观察:脂肪变性的细胞体积增大,胞浆内出现大小不等的空泡(在石蜡切片中,脂滴被酒精、二甲苯等有机溶剂溶解)(图2.9),严重者细胞核被挤向细胞一侧。用苏丹Ⅲ或锇酸染色可将脂肪染成橘红色或黑色。

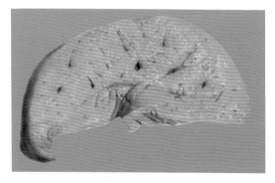

图2.8　肝脂肪变性的肉眼观察

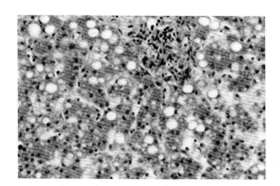

图2.9　肝细胞脂肪变性的镜下观察

肝脂肪变性在肝小叶内的分布与病因有关。慢性肝淤血时,由于肝小叶中央区淤血、缺氧较重,脂肪变性首先发生于肝小叶中央区;磷中毒时,常是小叶周边带肝细胞受累,这可能是此区肝细胞代谢较为活跃,对毒物更为敏感的缘故;严重的中毒和传染病时,脂肪变性常累及全部肝细胞。

心肌脂肪变性常见于贫血、缺氧、中毒(磷、砷等)和细菌感染性疾病。可见心内膜下平行黄色条纹与暗红色心肌相间排列,形如虎皮斑纹,称为"虎斑心"。

肾脂肪变性常见于严重贫血、缺氧、中毒和一些肾脏疾病,肾近曲小管上皮细胞可发生脂肪变性。严重时,肾脏体积增大,包膜紧张,呈浅黄色。

2. 影响和结局 脂肪变性也是可逆性损伤,病因去除可恢复正常。轻度肝脂肪变性,由于肝脏代偿能力强,一般无明显的肝功能障碍;长期重度肝脂肪变性,可使肝细胞坏死,继发纤维化,导致肝硬化。

(三)玻璃样变性

细胞或细胞间质内出现均质红染的半透明样蛋白质蓄积称为玻璃样变性,又称透明变性。常见的玻璃样变性有以下三种类型。

1. 结缔组织玻璃样变性 结缔组织的玻璃样变性常发生在创伤愈合的瘢痕、纤维化的肾小球以及动脉粥样硬化的纤维斑块中。肉眼观察:玻璃样变的纤维结缔组织呈灰白色,半透明状,质韧无弹性。镜下观察:纤维细胞明显减少,胶原纤维增粗并相互融合成梁状、带状或片状的半透明均质红染物质(图2.10)。

2. 血管壁玻璃样变性 最常见于高血压和糖尿病的肾、脑、脾及视网膜等脏器的细动脉壁,因血浆蛋白渗入并沉积于血管内膜下而使管壁增厚、管腔狭窄甚至闭塞(图2.11)。

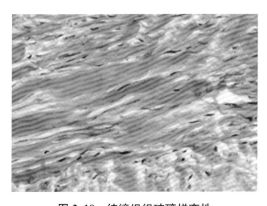

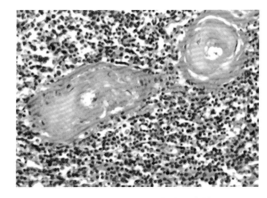

图 2.10 结缔组织玻璃样变性　　图 2.11 脾动脉壁玻璃样变性

3. 细胞内玻璃样变性 细胞浆内出现均质红染的圆形小体。如慢性肾小球肾炎,由于大量血浆蛋白滤出到肾小管腔中,被肾近曲小管上皮细胞吞饮后在胞质中融合成玻璃样小滴;在酒精中毒时,肝细胞核周胞浆内亦可出现红染玻璃样物质,称为 Mallory 小体;再如浆细胞胞浆中由于免疫球蛋白的蓄积而形成的红染蛋白小体,称为 Russell 小体。

(四)纤维素样变性

胶原纤维及血管壁内出现颗粒状、强嗜酸性、状似纤维素的物质称为纤维素样变性,有时又称为纤维素样坏死,是纤维崩解、免疫球蛋白、黏多糖和纤维蛋白增多的结果,多见于风湿病、结节性多动脉炎、排斥反应等。

（五）病理性色素沉着

有色物质在细胞内、外的异常蓄积称为病理性色素沉着。沉着的色素主要是由体内生成的，包括含铁血黄素、脂褐素、胆红素和黑色素等。

1. 含铁血黄素 是指血红蛋白分解后析出的铁蛋白微粒聚集体。镜下呈金黄色或褐色颗粒，具有折光性。如肺淤血时，肺泡腔内可见吞噬含铁血黄素的巨噬细胞。

2. 脂褐素 是细胞胞浆中的自噬溶酶体内未被消化的细胞器碎片所形成的不溶性残存小体，呈黄褐色颗粒状。多见于老年人和慢性消耗性疾病患者萎缩的心肌细胞和肝细胞。

3. 胆红素 主要是血液中红细胞衰老破坏后的产物，见于胆道阻塞和某些肝病的肝细胞、毛细胆管和小胆管内。血中胆红素增高时，患者皮肤、黏膜出现黄疸。

4. 黑色素 是指由黑色素细胞产生的深褐色颗粒，存在于正常人的皮肤、毛发、虹膜、脉络膜中。病理状态常出现于色素痣、黑色素瘤及基底细胞癌。

二、细胞死亡

当细胞发生不可逆性损伤，呈现代谢停止、结构破坏和功能丧失，称细胞死亡。包括坏死和凋亡两大类型。

（一）坏死

活体内局部组织、细胞的死亡，称为坏死（necrosis）。坏死可因致病因素较强直接导致，但大多由可逆性损伤发展而来。

1. 坏死的基本病变 细胞核的变化是组织学上细胞坏死的主要标志，表现为：① 核固缩：由于水分脱失使细胞核染色质浓缩，嗜碱性增强，核体积变小。② 核碎裂：核膜破裂，核染色质崩解为小碎片并分散在细胞质中。③ 核溶解：在 DNA 酶的作用下，染色质分解，核淡染，只能看到核的轮廓，最后完全消失（图 2.12）。由于胞浆内溶酶体的作用，胞浆内结构崩解呈颗粒状或碎片状，胞浆红染。最后胞膜破裂，细胞解体消失。实质细胞坏死后，间质基质和胶原纤维也逐渐崩解液化，最后融合成片状模糊无结构的颗粒状红染物质。

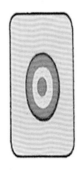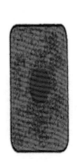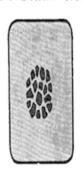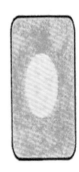

图 2.12　坏死时细胞核的变化示意图

2. 坏死的类型　根据坏死的形态变化不同可分为以下几类。

（1）凝固性坏死：常发生于蛋白质含量较高的心、肾、脾等器官。组织坏死后，蛋白质变性、凝固，坏死区呈灰白或土黄色、较干燥、质实，与健康组织分界明显（图 2.13）。干酪样坏死（caseous necrosis）是凝固性坏死的一种特殊类型，主要见于结核病灶的坏死，病变呈淡黄色，质地松软，状似奶酪，是坏死更为彻底的凝固性坏死。

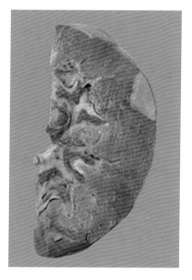

图 2.13　肾凝固性坏死

（2）液化性坏死：组织坏死后，酶的消化、水解占优势，则坏死组织溶解呈液态，称为液化性坏死。如脑组织因蛋白含量少，水及磷脂含量较多，坏死后常形成囊状软化灶，故脑液化性坏死也称脑软化；急性胰腺炎时，胰脂酶外溢，消化胰周围组织也可形成液化性坏死；化脓性炎症时形成的脓液也属于液化性坏死。

（3）纤维素样坏死：是发生在结缔组织及小血管壁常见的一种病变。病变处为均质或颗粒状无结构物质，强嗜酸性，染色似纤维素，旧称为纤维素样变性，但病灶本质为结缔组织或血管壁的坏死。多发生于某些变态反应性疾病，如风湿病、新月体性肾小球肾炎等，也见于急进型高血压、胃溃疡底部的动脉壁等。

（4）坏疽：较大范围的组织坏死并伴有不同程度的腐败菌感染。因细菌分解坏死组织释放出硫化氢，故坏死组织有臭味。硫化氢和红细胞破坏释放的铁结合形成硫化铁，使坏死组织呈黑色。坏疽分为干性、湿性和气性三种类型：① 干性坏疽：常见于动脉阻塞但静脉尚通畅的四肢末端，因水分散失较多，故坏死区干燥、皱缩，呈黑色，与正常组织分界清楚（图 2.14）。病变进展慢，全身中毒症状轻。② 湿性坏疽：多发生于与外界相通的内脏，如肺、肠、子宫、阑尾、胆囊等，也发生于动脉阻塞及静脉回流受阻的肢体，坏死区水分较多使局部组织肿胀，呈暗绿或污黑色，并伴恶臭，与正常组织分界不清，全身中毒症状重（图 2.15）。③ 气性坏疽：属于湿性坏疽的特殊类型。常由深部肌肉的开放性创伤伴厌氧菌感染所致，厌氧菌分解坏死组织的过程中产生大量气体，坏死组织肿胀，呈蜂窝状，按之有捻发感。病变进展迅速，大量毒素被吸收，可引起严重中毒症状，甚至危及生命。

21

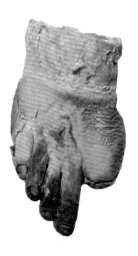

图 2.14 足干性坏疽

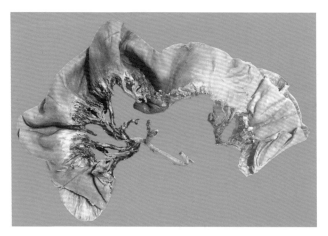

图 2.15 肠湿性坏疽

3. 坏死的结局

（1）溶解吸收：较小范围的坏死组织可被坏死细胞及周围中性粒细胞释放的水解酶溶解液化，被血管、淋巴管吸收，不能吸收的碎片则由巨噬细胞吞噬、消化。

（2）分离排出：坏死灶较大，难以吸收时，坏死灶周围的中性粒细胞释放蛋白水解酶，将局部坏死组织溶解液化，使坏死组织与健康组织分离并脱落。皮肤、黏膜的坏死组织脱落后留下的浅表性缺损，称为糜烂（erosion），如形成较深的缺损称为溃疡（ulcer）。内脏器官（肺、肾）坏死组织经自然管道（支气管、输尿管）排出体外后，留下的空腔称为空洞（cavity）。

（3）机化与包裹：新生肉芽组织取代坏死组织、血栓、血肿、炎性渗出物、异物等的过程，称为机化（organization）。如坏死组织范围太大而不易机化时，则由新生肉芽组织将其包绕，使病变局限，称为包裹（encapsulation）。

（4）钙化：坏死组织内有钙盐沉积，称钙化（calcification）。

表 2.1 三种坏疽的比较

	干性坏疽	湿性坏疽	气性坏疽
好发部位	四肢末端	与外界相通的内脏及四肢深部	肌肉的开放性创伤
发生原因	动脉阻塞、静脉回流通畅	动脉、静脉均受阻	深部肌肉损伤 合并厌氧菌感染
病变特点	干、黑、硬、皱,与周围组织分界清楚	局部湿肿、暗绿或污黑,与周围组织分界不清	肿胀、污秽、局部蜂窝状,有捻发音
对机体影响	中毒轻,进展慢	中毒重,进展快	全身中毒重,进展快

(二) 凋亡

凋亡(apoptosis)是由体内外某些因素触发细胞内预存的死亡程序而导致的细胞主动性死亡,又称为程序性细胞死亡(programmed cell death)。凋亡可见于生理状态,也可见于病理状态。生理性凋亡与保持成年个体器官的大小和功能、参与器官的发育和改建有关。病理性凋亡可见于肿瘤中的细胞死亡及某些病毒感染(如病毒性肝炎中的嗜酸性小体)等(图 2.16)。

凋亡是与传统的坏死完全不同的细胞死亡形式,其发生与基因调节有关。镜下观察:凋亡多为单个细胞或小团细胞,其特征是细胞首先固缩,与邻近细胞脱离。细胞核及胞质浓缩,胞膜内陷将细胞内容物包被成一些囊状小泡,称为凋亡小体(apoptotic body)。凋亡小体可被巨噬细胞和相邻的其他实质细胞吞噬、降解。周围没有炎症反应,也没有增生修复反应,这是凋亡与坏死的区别点,但凋亡和坏死可同时存在。

23

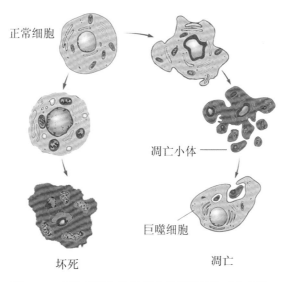

图 2.16 细胞坏死与细胞凋亡的超微结构形态比较

第三节　细胞和组织的修复

修复(repair)是指局部组织和细胞损伤后,机体对所形成的缺损进行修补恢复的过程。修复主要是通过细胞的再生来完成的,可完全或部分恢复原组织的结构和功能。

一、再生

细胞和组织损伤后,由周围存活的细胞增殖,进行修复的过程称为再生(regeneration)。

(一) 再生的类型

1. 生理性再生　生理过程中,有些细胞不断衰老、死亡,由新生的同种细胞不断再生代替,始终保持原有的结构与功能。如皮肤鳞状上皮的表层角化细胞不断脱落,基底层细胞不断增生、分化予以补充;血细胞衰老死亡后,骨髓造血干细胞不断产生新的血细胞予以补充等。

2. 病理性再生　指病理情况下,组织、细胞受损后的再生。分为完全再生和不完全再生。

(1) 完全再生:指受损的组织、细胞完全恢复原有的结构和功能。常发生于损伤范围小、再生能力强的组织。

(2) 不完全再生:指损伤的组织不能完全恢复原有的结构和功能,而由肉芽组织代替,最后形成瘢痕组织。常发生于损伤严重、再生能力弱或缺乏再生能力的组织。

(二) 各种组织的再生能力

机体各种细胞、组织再生能力不同。通常,幼稚组织比高分化组织再生能力强;平时易受损伤的组织、细胞再生能力较强;生理情况下经常更新的细胞再生能力较强。按再生能力的强弱,可将人体细胞分为以下三类。

1. 不稳定细胞　即再生能力很强的细胞。这类细胞在生理情况下不断地进行着更新,以代替衰亡或被破坏的细胞。如表皮细胞、造血细胞、淋巴细胞,呼吸道、消化道及泌尿生殖道黏膜的被覆上皮细胞等。

2. 稳定细胞　即具有潜在较强再生能力的细胞。这类细胞在生理状态下不显示再生能力,一旦受到损伤刺激后,表现出较强的再生能力。如肝、胰、内分泌腺、汗腺、皮脂腺的实质细胞和肾小管上皮细胞,还有原始间叶细胞及其衍生细胞,如成纤维细胞、血管内皮细胞、软骨及骨细胞等。

3. 永久性细胞　这类细胞再生能力缺乏或非常微弱,一旦破坏将永久缺失。如神经细胞完全无再生能力,骨骼肌及心肌细胞再生能力非常微弱,没有再生修复的实际意义。

（三）各种组织的再生过程

1. 上皮组织的再生

（1）被覆上皮的再生：鳞状上皮缺损后，由创缘或底部的基底层细胞分裂增生，向缺损中心移动，先形成单层的上皮细胞覆盖缺损表面，然后分化成复层扁平上皮并出现角化，形成典型的鳞状上皮。黏膜的柱状上皮缺损后由邻近的基底部细胞分裂增生覆盖。

（2）腺上皮的再生：腺上皮的再生能力一般较被覆上皮弱，其再生依损伤轻重而不同，如腺上皮损伤而基膜完整，可由残存的细胞完全再生修复；如腺体结构被完全破坏，则难以再生，仅能由结缔组织代替。

2. 血管的再生

（1）毛细血管的再生：多以生芽的方式进行。先由内皮细胞分裂增生形成实心的幼芽，幼芽处的细胞不断增生、延长形成一条实心的细胞索，细胞索在血流冲击下逐渐出现管腔，形成新生毛细血管，以后彼此吻合构成毛细血管网。为适应功能需要，新生的毛细血管可进一步分化，形成小动脉或小静脉。

（2）大血管的再生：较大血管离断后需手术吻合，吻合两端的内皮细胞再生连接，恢复内膜结构。血管的肌层则由结缔组织增生连接，形成瘢痕修复。

3. 纤维组织的再生 纤维组织再生能力强，纤维组织损伤后，由成纤维细胞分裂增生修复。在损伤的刺激下，受损的成纤维细胞进行分裂、增生。当成纤维细胞停止分裂后在细胞周围形成胶原纤维，以后成纤维细胞逐渐成熟转变为纤维细胞。

4. 神经组织的再生 脑和脊髓的神经细胞破坏后不能再生，由神经胶质细胞及其纤维修复，形成胶质瘢痕。外周神经受损时，如与之相连的神经细胞仍然存活，则可完全再生。但如果断离的两断端相距太远，或者两断端之间有瘢痕或其他异物，或者因截肢失去远端，再生的轴突不能到达远端，而与增生的纤维结缔组织混杂卷曲成团，形成创伤性神经瘤，常可引起顽固性疼痛。

二、纤维性修复

因各种疾病或创伤引起的组织破坏，除了损伤很小和组织再生能力很强，可以完全再生外，大都属不完全再生，即由肉芽组织填补修复，最终纤维化并转变为瘢痕组织，这种过程称为纤维性修复（fibrous repair）。

（一）肉芽组织

肉芽组织（granulation tissue）是由新生的毛细血管、增生的成纤维细胞构成并伴有炎细胞浸润的幼稚结缔组织。

1. 肉芽组织的形态结构

肉眼观察：呈鲜红色，湿润、柔软、分泌物少，表面呈颗粒状，形似鲜嫩的肉芽，触之易出血，因无神经分布，故无疼痛感。镜下观察：新生的毛细血管与创面垂直，并在创缘表面处相互吻合，形成弓状突起，在新生的毛细血管之间有大量的成纤维细胞及少量的炎细胞（以中性粒细胞和巨噬细胞为主)(图 2.17)。

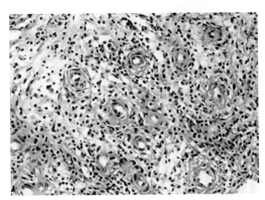

图 2.17　肉芽组织的镜下观察

不健康的肉芽组织,颜色苍白,水肿,松弛无弹性,表面有脓性分泌物,颗粒不均匀,触之不易出血。不健康的肉芽组织常高出皮肤,造成伤口愈合困难,必须清除后才能长出新鲜的肉芽组织,才有利于组织的修复。

2. 肉芽组织的功能　肉芽组织在组织损伤修复过程中的作用非常重要,其功能主要表现为以下三个方面:① 抗感染和保护创面。② 机化坏死组织、血栓、血凝块、炎性渗出物及其他异物(如虫卵、缝线)等。③ 填补创口及其他组织缺损。

(二) 瘢痕组织

瘢痕组织(scartissue)是指肉芽组织经改建成熟后形成的纤维结缔组织。肉眼观察:瘢痕组织呈收缩状、灰白色,半透明,质地坚韧,缺乏弹性。镜下观察:瘢痕组织由大量平行或交错分布的胶原纤维束组成,胶原纤维束常有玻璃样变性,均质红染,纤维细胞很少,核细长深染,血管减少。

瘢痕组织形成对机体有利的一面是填补伤口的缺损,并起到连接作用,保持了器官的完整性。瘢痕组织中因含有大量的胶原纤维,有较强的抗拉力。所以,这种填补或连接是相当牢固的,有利于保持器官的坚固性。但瘢痕组织形成也存在对机体不利的一面,如发生在关节处的瘢痕收缩造成局部活动受限;心肌梗死瘢痕向外膨出形成室壁瘤;腹壁瘢痕处连同内脏向外膨出引起腹壁疝;瘢痕组织还可继发挛缩导致组织和器官狭窄变形等。瘢痕组织过度增生,可以形成瘢痕疙瘩,影响美观或功能。

三、创伤愈合

创伤愈合(woundhealing)是指机体在外力作用下,皮肤等组织出现离断或缺损后的愈合过程。

(一) 皮肤创伤愈合

1. 创伤愈合的基本过程

(1) 伤口的早期变化:伤口局部有不同程度的组织坏死和血管断裂出血,数小时内便出现炎症反应,局部红肿。伤口中的血液和渗出液中的纤维蛋白原很快凝固成纤维蛋白凝块,干燥后形成痂皮,有保护伤口的作用。

(2) 伤口收缩:伤口收缩2~3天后,炎症消退,创缘的皮肤及皮下组织向中心移动,伤口缩小。

(3) 肉芽组织增生和瘢痕形成:大约从第3天开始,从伤口底部及边缘长出的肉芽组织填平伤口。第5~6天起,成纤维细胞产生胶原纤维,随着胶原纤维越来越多,出现瘢痕形成过程,在伤后1个月左右,瘢痕完全形成。

(4) 表皮及其他组织再生:伤后24 h内,伤口周围上皮的基底层细胞就开始增生,向创面中心移动,形成单层上皮,覆盖在肉芽组织表面,以后逐渐分化为鳞状上皮。

2. 创伤愈合的类型

根据组织损伤程度及有无感染等,将创伤愈合分为以下三种类型:

(1) 一期愈合:见于组织缺损小、创缘整齐、对合严密、无感染的伤口。如外科的无菌手术切口就是典型的一期愈合。创伤后,伤口内只有少量血凝块,炎症反应轻。表皮再生24~48 h便可将伤口覆盖。第3天即有肉芽组织从伤口边缘长出,并逐渐将伤口填满,第5~7天胶原纤维形成,约1周伤口达临床愈合标准,可拆除缝线,留下一条线状瘢痕。一期愈合时间短,形成的瘢痕小,对机体一般无大的影响(图2.18)。

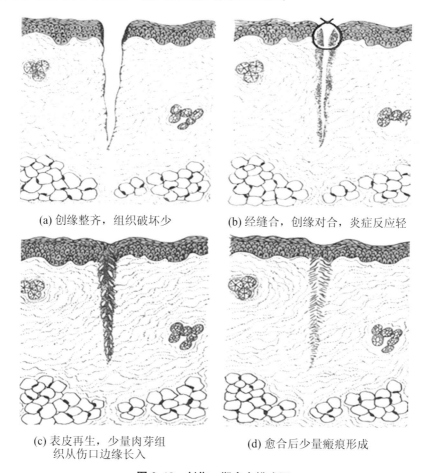

(a) 创缘整齐,组织破坏少　　(b) 经缝合,创缘对合,炎症反应轻

(c) 表皮再生,少量肉芽组
织从伤口边缘长入　　(d) 愈合后少量瘢痕形成

图 2.18　创伤一期愈合模式图

（2）二期愈合：见于组织缺损大、创缘不整齐、无法对合或伴有感染的伤口。这种伤口愈合与一期愈合比较有以下不同：① 由于坏死组织多或伴有感染，故炎症反应明显，只有在坏死组织被清除，感染被控制后才能愈合。② 由于伤口较大，需从伤口底部及边缘长出大量的肉芽组织将其填平。表皮的再生发生较迟，一般在肉芽组织填平伤口后才开始，自边缘开始增生，将伤口覆盖。因此，这种伤口愈合时间长，形成的瘢痕大（图 2.19）。

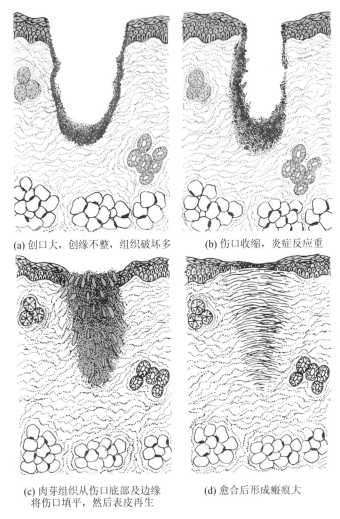

(a) 创口大，创缘不整，组织破坏多　(b) 伤口收缩，炎症反应重

(c) 肉芽组织从伤口底部及边缘
将伤口填平，然后表皮再生　(d) 愈合后形成瘢痕大

图 2.19　创伤二期愈合模式图

（3）痂下愈合：指伤口表面的渗出物、血液和坏死组织干燥后形成黑色硬痂，在痂下进行上述的愈合过程。上皮再生完成后，硬痂即脱落，其愈合时间往往较无痂者长。痂皮对伤口有一定保护作用，但如果痂下渗出液较多易继发感染，不利于愈合。

（二）骨折愈合

骨的再生能力强。骨折愈合的好坏、所需的时间与骨折部位、性质、错位程度、年龄以及引起骨折的原因等因素有关。一般而言，经过良好的复位和固定，多数情况下能完全愈合，恢复正常的结构和功能。骨折愈合过程可分为以下几个阶段（图 2.20）。

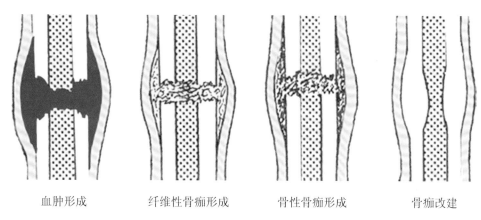

| 血肿形成 | 纤维性骨痂形成 | 骨性骨痂形成 | 骨痂改建 |

图 2.20　骨折愈合过程模式图

1. 血肿形成　骨组织和骨髓都含有大量丰富的血管,骨折后常伴有大量出血,形成血肿,数小时后血肿发生凝固,将骨折的断端连接起来,局部出现炎症反应。

2. 纤维性骨痂形成　骨折 2～3 天后,从骨外膜及骨内膜增生的成纤维细胞及新生毛细血管长入血肿,血肿很快被肉芽组织取代机化,逐渐形成纤维性骨痂,或称临时骨痂,起初步固定作用。血肿完全机化需 2～3 周。

3. 骨性骨痂形成　纤维性骨痂内的成纤维细胞逐渐分化为骨母细胞,分泌大量骨基质后形成骨样组织。骨样组织的结构似骨,但无钙盐沉着,以后钙盐沉积变为骨性组织。纤维性骨痂中的软骨组织也可经过软骨内化骨形成骨性骨痂。此时,骨折的两断端牢固地结合在一起,但骨小梁排列紊乱,结构不致密,达不到正常骨组织的功能需要。

4. 骨痂改建或再塑　骨性骨痂为适应功能的需要,仍需进一步改建为成熟的板层骨,恢复骨皮质与骨髓腔的正常关系,使骨小梁呈现正常的排列结构。这种改建是在破骨细胞的骨质吸收及骨母细胞的新骨质形成的协调作用下完成的。改建所需时间较长,一般经历数月甚至数年才能完成。

四、影响再生修复的因素

(一) 全身因素

1. 年龄　儿童和青少年的组织再生能力强,愈合快;老年人组织再生能力差,愈合慢,这与老年人血管硬化、血液供应减少有关。

2. 营养　严重的蛋白质缺乏,尤其是含硫氨基酸缺乏时,肉芽组织及胶原纤维形成不良,伤口愈合延缓。维生素 C 缺乏时胶原纤维难以形成,微量元素锌缺乏也会影响伤口愈合。

3. 药物　促肾上腺皮质激素及肾上腺皮质激素能抑制炎症,不利于消除伤口感染,还能抑制肉芽组织生长和胶原纤维合成,加速胶原纤维分解。抗癌药中的细胞毒药物,也可延缓伤口愈合。

4. 疾病　糖尿病、心力衰竭、尿毒症、肝硬化及某些免疫缺陷病等,均对创伤愈合不利。

（二）局部因素

1. 感染与异物　伤口内有感染时，细菌感染产生的毒素和酶等能引起组织坏死，使基质和胶原纤维溶解，加重组织损伤；异物（如死骨片、丝线、纱布等）和坏死组织对局部有刺激作用，引起炎症反应，不利于愈合。故临床上施行外科清创术时，应清除坏死组织和异物，促进创伤愈合。

2. 局部血液循环　良好的局部血液循环有利于坏死物质的吸收及抗感染，并提供组织再生所需的氧和营养物质，促进伤口愈合。反之，则影响愈合。

3. 神经支配　正常的神经支配对组织再生有一定的作用。局部神经受到损伤可造成所支配的组织发生神经性营养不良，影响伤口愈合。自主神经损伤，可使局部血液供应障碍，也不利于再生修复。

复习思考题

1. 名词解释

萎缩　化生　变性　坏死　再生　肉芽组织　坏疽　机化

2. 概述坏死的基本病理变化。

3. 简述肉芽组织的形态特点及功能。

4. 一期愈合与二期愈合的主要区别是什么？

案例分析

患者李某，男性，30 岁。因急性阑尾炎入院手术，术后第 2 天创口红肿并逐渐有脓性分泌物溢出，经抗感染治疗，1 个月后创口愈合。

讨论题：

1. 该患者创口属于哪一种类型的愈合？为什么？

2. 请分析患者创口愈合过程。

第三章

局部血液循环障碍

学习目标

1. 掌握淤血的病理变化、后果及重要器官的淤血;血栓形成的条件和机制、转归;栓子的运行途径;梗死的类型、病理变化。

2. 熟悉淤血的原因;血栓的形态及对机体的影响;栓塞的类型及对机体的影响;梗死的原因和条件。

3. 了解充血的原因、类型、结局和影响;梗死的影响和结局。

案例导学

患者,女性,36 岁。因大面积皮肤烧伤而急诊入院。给予抗炎和反复经股静脉输血输液等治疗,历时近 3 个月,终因抢救无效死亡。尸体解剖:大面积皮肤烧伤伴化脓感染,股静脉,脾静脉,肠系膜上、下静脉均有血栓形成,左肺中叶有一暗红色楔形出血性梗死。

问题:

1. 患者股静脉血栓形成的因素有哪些?

2. 血栓有哪些类型? 该患者静脉内形成的血栓最可能是哪种类型?

3. 试描述栓子是如何到达左肺并引起出血性梗死的?

4. 血栓的结局有哪些?

机体组织、器官功能代谢正常进行必须依赖于正常的血液循环。一旦血液循环发生障碍,并超过了生理调节范围时,就会影响相应器官和组织的功能代谢、功能及形态结构改变,严重者甚至导致机体死亡。血液循环障碍分为全身性和局部性两大类,两者既相互联系,又相互影响。全身性血液循环障碍常见于心力衰竭、休克;局部血液循环障碍表现为:① 局部血量异常,如充血和淤血。② 局部血液状态改变,如血栓形成、栓塞和梗死。③ 局部血管异常,如出血和水肿。本章主要对局部血液循环障碍进行重点叙述。

第一节　充血和淤血

充血(hyperemia)和淤血(congestion)是指机体局部组织或器官的血管内血液含量增多的现象(图 3.1)。

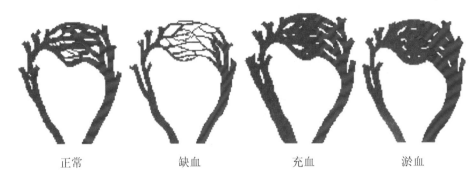

正常　　　　　　缺血　　　　　　充血　　　　　　淤血

图 3.1　充血和淤血示意图

一、充血

充血是指动脉血输入过多,引起局部组织或器官血液含量增多的状态,因发生在动脉,故又称动脉性充血(arterial hyperemia)。

(一) 原因和类型

充血是各种原因使机体局部组织细动脉扩张,血流加快,从而导致局部组织输入血液增多而引起。通常分为生理性和病理性两种类型:

1. 生理性充血　为适应组织、器官生理需要和代谢增强需要而发生的充血。如运动时的骨骼肌充血,情绪激动时的面、颈部充血,妊娠时子宫的充血等。

2. 病理性充血　根据原因不同分为以下三种类型。

(1) 炎症性充血:见于局部炎症反应的早期,在致炎因子的作用下,使炎症局部组织细动脉扩张充血。

(2) 减压后充血:局部组织或器官长期受压,其动脉管壁张力降低,当压力突然解除时(如止血带、绷带突然解除后),受压部位的细动脉发生反射性扩张,导致局部充血。

(3) 侧支性充血:是由于局部组织缺血、缺氧,为改善供血状态而导致缺血组织周围的动脉吻合支扩张充血。

> **知识卡片**
>
> 　　如一次性快速大量放腹水或摘除腹腔内的巨大肿瘤后,腹腔内压力骤减,细、小动脉发生反射性扩张充血,严重时可造成脑缺血而引起患者晕厥等严重后果。
>
> 　　患者膀胱高度膨胀又极度虚弱的时候,护士为其导尿时,第一次放尿不应超过 1 000 mL,避免腹腔内压突然下降,血液大量滞留在腹腔血管内,导致患者血压下降而虚脱。

(二) 病理变化

1. 肉眼观察　充血的组织和器官内动脉血液含量增多,体积轻度肿胀,颜色鲜红,温度升高。

2. 镜下观察　充血的组织和器官内的细动脉和毛细血管扩张,充满血细胞。

(三) 结局及影响

动脉性充血时局部血液循环加快,氧及营养物质供应增多,促进物质代谢,增强组织、器官的功能,因此在大多数情况下,对机体是有利的。临床上常采用按摩、热敷等方法引起充血,来改善血液循环以达到预防和治疗的作用。但是,在某些情况下,充血也可引起不利影响,如在有高血压或动脉粥样硬化等疾病的基础上,发生脑动脉充血,易导致脑血管破裂、出血,造成严重后果。动脉性充血是短暂的血管反应,原因消除后即可恢复正常。

二、淤血

局部组织或器官由于静脉血液回流受阻,血液淤积在小静脉和毛细血管内,称淤血(congestion),因发生在静脉,也称静脉性充血(venous hyperemia)。

(一) 原因

1. 静脉受压　由于静脉管壁较薄及静脉内压较低,轻微的压迫就可以致管腔狭窄或闭塞,阻碍静脉血液回流而引起淤血。如肿瘤压迫局部静脉;妊娠的子宫压迫髂静脉引起下肢淤血等。

> **知识卡片**
>
> 　　护士为患者缠绷带、做静脉穿刺扎止血带时,要注意掌握时间和松紧度,随时进行观察并听取患者的反应,适当调节松紧度,避免组织淤血导致组织损伤。

2. 静脉管腔阻塞　常见于静脉内血栓形成、栓塞以及静脉炎引起的静脉管壁增厚、管腔狭窄,而侧支循环不能完全代偿的情况下引起。

3. 心力衰竭　当二尖瓣狭窄、原发性高血压等引起左心衰竭时,肺静脉血液回流受阻,导致肺淤血;当肺源性心脏病等引起右心衰竭时,体循环静脉回流受阻引起心、肝、脾、肾等体循环淤血。

(二) 病理变化

肉眼观察:淤血的组织、器官体积增大,重量增加,包膜紧张,边缘钝圆,切面湿润多血。由于淤积的血液中氧合血红蛋白减少,脱氧血红蛋白增多,当血液中脱氧血红蛋白超过 $50\,g/L$ 时,皮肤、黏膜则呈紫蓝色,称发绀(cyanosis)。发生于体表部位的淤血,因血流缓慢,代谢降低,该处的体表温度常降低。

镜下观察:淤血的组织内小静脉、细静脉及毛细血管扩张,管腔内充满血液,有时可伴有组织水肿及淤血性出血。

（三）后果

淤血的后果取决于淤血发生的部位、速度、程度、持续时间以及侧支循环建立的状况等，引起淤血的原因若能及时去除，淤血的组织或器官一般可恢复正常，但淤血严重时可引起以下后果。

1. 淤血性水肿　较长期的淤血，使局部组织缺氧、营养物质供应不足和中间代谢产物蓄积，导致毛细血管壁通透性增高，血管内的液体漏出，引起局部组织出现水肿。

2. 出血　持续的淤血导致局部组织严重缺氧，使血管壁的通透性明显增高，红细胞经血管壁漏出，引起淤血性出血。

3. 实质细胞萎缩、变性及坏死　由于长期淤血、缺氧和氧化不全，产物堆积，可引起实质细胞代谢障碍而发生萎缩、变性，甚至坏死。

4. 淤血性硬化　长期淤血，实质细胞萎缩消失，间质纤维组织增生，网状纤维胶原化，使淤血的组织、器官质地变硬，称淤血性硬化。

（四）重要器官的淤血

1. 肺淤血　常见于左心衰竭。

肉眼观察：肺淤血时肺体积增大，重量增加，呈暗红色，质地变实，切面可见淡红色泡沫状液体或暗红色血性液体（图 3.2）。

镜下观察：肺细小静脉及肺泡壁毛细血管高度扩张淤血，肺泡壁增厚，肺泡腔内有水肿液，形成肺水肿，严重时可见红细胞漏出。肺泡腔内的红细胞被巨噬细胞吞噬后，其血红蛋白被分解转变为含铁血黄素，这种含有含铁血黄素的巨噬细胞称为心力衰竭细胞（heart failure cells）（图 3.3）。心力衰竭细胞是肺淤血的特征性细胞。

长期慢性肺淤血引起肺纤维组织增生，使肺组织质地变硬，加上大量含铁血黄素的沉积，肺呈深褐色，故称之为肺褐色硬化（brown duration）。临床上病人常出现气促、缺氧、发绀和咯粉红色泡沫痰等表现。

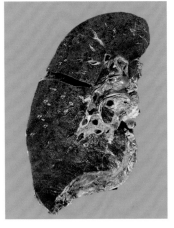

图 3.2　肺淤血的肉眼观察

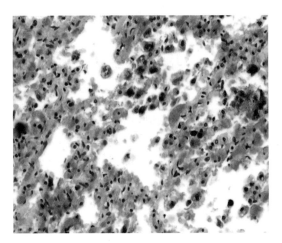

图 3.3　慢性肺淤血的镜下观察

2. 肝淤血　常见于右心衰竭。

肉眼观察:肝体积增大,被膜紧张,颜色暗红,质地变实。肝切面出现红(淤血区)黄(肝细胞发生脂肪变性)相间的切面花纹,似槟榔样,故称为槟榔肝(nutmeg liver)(图3.4)。

镜下观察:肝小叶中央静脉及其附近的肝血窦高度扩张淤血,肝细胞萎缩、变性、坏死,肝小叶周边的肝细胞发生脂肪变性(图3.5)。

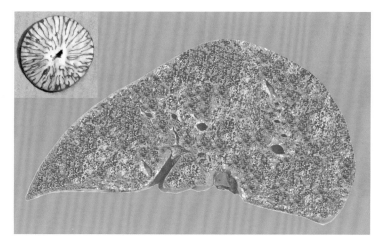

图3.4　肝淤血的肉眼观察

注:左上为槟榔的切面

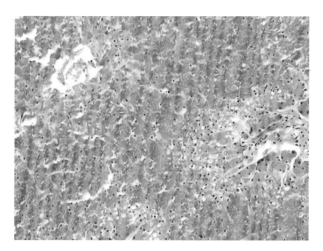

图3.5　肝淤血的镜下观察

长期慢性肝淤血、缺氧可导致肝内纤维组织增生及网状纤维胶原化,使肝质地变硬而形成淤血性肝硬化(congestive liver cirrhosis)。

第二节　出　　血

血液从血管或心腔内逸出到血管外的过程称为出血(hemorrhage)。

一、类型

根据血管壁损伤程度可将出血分为以下两类。

1. 破裂性出血 是由心脏或血管壁破裂所致,可以发生在心脏、动脉、静脉和毛细血管的任何部位。一般情况下,破裂性出血的出血量较大。

2. 漏出性出血 是由于毛细血管的通透性增强,血液通过扩大的内皮细胞间隙和受损的基底膜漏出血管外所引起的出血。一般情况下,漏出性出血的出血量较小。

根据血液流向可将出血分为以下两类。

1. 内出血 是指逸出的血液流入组织间隙或体腔内。

2. 外出血 是指逸出的血液流出到体外。

二、原因

(一) 破裂性出血的常见原因

1. 外伤 如各种机械损伤(刀割伤、刺伤)、枪弹伤等。

2. 心脏或血管壁病变 如心肌梗死、动脉粥样硬化、室壁瘤破裂等。

3. 血管壁周围病变侵蚀 如恶性肿瘤、结核病、胃及十二指肠溃疡等对血管的侵蚀。

4. 静脉破裂 如肝硬化时食管下端静脉曲张破裂出血。

(二) 漏出性出血的常见原因

1. 血管壁的损害 是常见的出血原因,常由于缺氧、感染中毒、维生素 C 缺乏等因素的损害引起。

2. 血小板减少或功能障碍 如原发性或继发性血小板减少性紫癜、弥散性血管内凝血(DIC)使血小板破坏或消耗过多;再生障碍性贫血、白血病等可使血小板生成减少;细菌的内毒素和外毒素也有破坏血小板作用。当血小板数少于 $5 \times 10^9/L$ 时,即出现出血倾向。

3. 凝血因子缺乏 如血友病凝血因子 Ⅷ 的缺乏;肝实质疾病,如肝炎、肝硬化时,凝血因子Ⅶ、Ⅸ、Ⅹ合成减少;弥散性血管内凝血时凝血因子大量消耗等。

三、病理变化

新鲜的出血呈红色,以后随着红细胞的崩解、血红蛋白降解形成含铁血黄素而带有棕黄色,皮肤、黏膜出血灶的颜色呈现紫红色—蓝绿色—棕黄色的典型程序性变化。镜下见组织的血管外出现红细胞和巨噬细胞,组织内和巨噬细胞胞浆内可见含铁血黄素。

出血可见于体内任何部位。血液积聚于体腔内,成为体腔积血,如胸腔积血、腹腔积血和心包腔积血等;血液积聚在组织内称为血肿(hematoma),如皮下血肿、脑硬膜下血肿。

临床上对一些部位的出血有特定的称谓。鼻黏膜出血流至体外称鼻衄;呼吸道出血经口咳出体外称咯血；上消化道出血经口呕出体外称呕血；下消化道出血经肛门排出称血便（黑便）；泌尿道出血经尿排出称血尿；皮肤、黏膜、浆膜面较少出血点（直径 1～2 mm）称为淤点（petechiae）；皮肤、黏膜稍大范围出血（直径 3～5 mm）称为紫癜（purpura）；直径超过 1～2 cm 的皮下出血称为淤斑（ecchymosis）。

四、后果及结局

出血对机体的影响取决于出血的类型、出血量、出血速度和出血部位。漏出性出血速度较缓慢，出血量较少，一般不会引起严重后果；破裂性出血如果出血速度较快，在短时间内丧失循环血量的 25%～30% 时，可发生失血性休克。出血若发生在重要器官，即使出血量不多，也可引起严重后果，如心脏破裂引起心包积血，造成急性心功能衰竭；脑干出血可导致重要的神经中枢受压而使人死亡；脑内囊出血可引起对侧肢体的偏瘫；视网膜出血可引起视力减退或失明等。

除心和大血管破裂出血外，缓慢少量的出血，受损处血管发生反射性收缩以及血管受损处形成血凝块，阻止血液外流，多可自行止血。流入体腔或组织的血液可通过分解吸收或机化清除，较大的血肿因吸收不完全可机化或纤维包裹。

第三节　血　栓　形　成

在活体的心脏、血管内，血液发生凝固或血液中的某些有形成分析出、凝集形成固体质块的过程称为血栓形成（thrombosis）。所形成的固体质块称为血栓（thrombus）。

生理状态下，血液的凝血功能和抗凝血功能处于动态平衡的结果，这既保证了血液潜在的可凝性，又保证了血液的流体状态。在某些促进凝血因素的作用下，打破了这种动态平衡，触发了凝血过程，便可引发血栓形成。

一、血栓形成的条件和机制

（一）心血管内膜损伤

心血管内膜损伤是血栓形成最重要和最常见的因素。心血管内膜的内皮细胞具有抗凝和促凝的两种特性，在生理情况下，以抗凝为主。内皮细胞损伤后，暴露内皮下胶原纤维，激活血小板和凝血因子Ⅻ，启动内源性凝血系统。与此同时，损伤的内皮又释放组织因子，启动外源性凝血系统，从而在损伤的局部形成血栓。在凝血过程启动中，血小板的活化具有极为重要的作用。

受损的内皮改变了细胞表面的膜电荷，易于吸引血小板，使血小板黏附，黏附后的血小板释出 ADP、血栓素 A_2、Ca^{2+}、血小板因子等，促进更多的血小板不断黏附与凝集（图 3.6）。

心血管内膜损伤导致血栓形成,多见于风湿性、感染性心内膜炎心内膜,创伤性或炎症性动脉或静脉损伤部位,动脉粥样硬化斑块的溃疡灶和心肌梗死区心内膜等。缺氧、休克和败血症等可以引起全身广泛的内皮损伤,造成弥散性血管内凝血,在全身微循环内形成血栓。

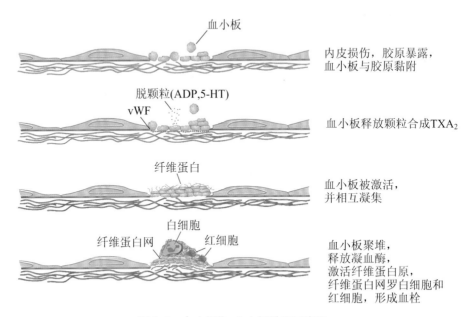

血小板

内皮损伤,胶原暴露,
血小板与胶原黏附

脱颗粒(ADP,5-HT)
vWF

血小板释放颗粒合成TXA$_2$

纤维蛋白

血小板被激活,
并相互凝集

纤维蛋白网　白细胞　红细胞

血小板聚堆,
释放凝血酶,
激活纤维蛋白原,
纤维蛋白网罗白细胞和
红细胞,形成血栓

图 3.6　内皮损伤、血小板黏集示意图

(二) 血流状态的改变

血流状态的改变主要是指血流缓慢和涡流形成。正常血流时,血液中的红细胞、白细胞位于血流的中轴构成轴流,其外是血小板,最外是一层血浆带构成边流。边流将血液的有形成分与血管壁隔开,阻止了血小板和内膜的接触。当血流缓慢或有涡流形成时,血小板可进入边流,增加了血小板与血管内膜接触的机会,血小板易于黏附于内膜。同时,被激活的凝血因子和凝血酶在局部易达到凝血所需的浓度。此外,血流缓慢易引起内膜缺氧,导致内皮细胞损伤,暴露其下的胶原纤维,亦可触发内、外源性的凝血过程。

据统计,静脉血栓比动脉血栓多4倍,下肢静脉血栓比上肢静脉血栓多3倍。静脉血栓常见于心力衰竭、长期卧床、大手术后的卧床患者;心脏和动脉内的血流快,不易形成血栓,但在二尖瓣狭窄时左心房、动脉瘤内或血管分支处血流缓慢及出现涡流时,易并发血栓形成(图3.7、图3.8)。

(三) 血液凝固性增加

血液凝固性增加是指血液中血小板和凝血因子增多,或纤维蛋白酶溶解系统的活性降低,导致血液的高凝状态。在严重创伤、大面积烧伤、产后或大手术后机体严重失血,血液浓缩,血液中纤维蛋白原、凝血酶原及其他凝血因子(XIII、VII)含量增多,以及血中补充了大量幼稚的血小板,其黏附性增加,易发生黏集形成血栓。某些肿瘤(如肺、肾及前列腺癌等)以及胎盘早期剥离的患者,可因大量组织因子入血,激活机体的外源性凝血系统,导致静脉内血栓形成。此外,血小板增多、黏性增加也可发生于妊娠中毒症、高脂血症、吸烟和肥胖症等。

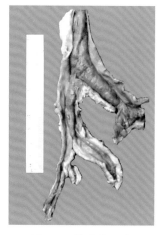
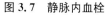

图 3.7 静脉内血栓

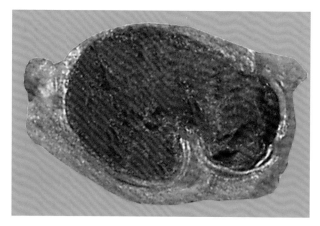

图 3.8 静脉内血栓(横断)

必须强调的是,在血栓形成过程中,往往是多种因素综合作用的结果。上述血栓形成的条件可以同时存在和相互影响,也可以是其中某一条件起主要作用。

> **知识卡片**
>
> **临床工作中防止血栓形成的措施**
>
> ① 静脉输液时,应避免在同一部位反复多次进行静脉穿刺或使用留置针,应尽可能选择上肢粗静脉。② 对长期卧床的患者,应尽量避免在下肢远端使用留置针,而且留置时间不能过长。③ 对于严重失血、失液的患者,应尽早输血、输液。④ 鼓励手术患者主动活动,尽早下床。

二、血栓形成过程及血栓的形态

无论是心腔、动脉或静脉内的血栓,其形成过程都从血小板黏附于内膜损伤后裸露的胶原开始,分成两个阶段:① 血小板的黏附和凝集:血小板黏附于内膜损伤后裸露的胶原纤维表面,血小板被激活,血流中血小板不断在局部黏集形成血小板堆,最后形成血小板梁,边缘附着白细胞。② 血液凝固:血小板梁间血流逐渐变慢,凝血因子的作用逐渐增加,形成更多的纤维蛋白网,其间网罗大量红细胞和少量白细胞,血栓逐渐增大,导致管腔阻塞,一旦局部血流停止,血液迅速凝固(图 3.9)。血栓根据其形态可分为以下四种类型。

(一) 白色血栓

白色血栓(pale thrombus)多见于血流速度较快的心瓣膜和动脉内,静脉内的白色血栓是静脉血栓的起始部,即血栓的头部。肉眼观察:呈灰白色小结节状或疣状赘生物,表面粗糙,质地坚硬,与瓣膜或血管壁黏着紧密,不易脱落。镜下观察:主要由血小板和少量的纤维蛋白构成。因此,白色血栓又称血小板血栓。

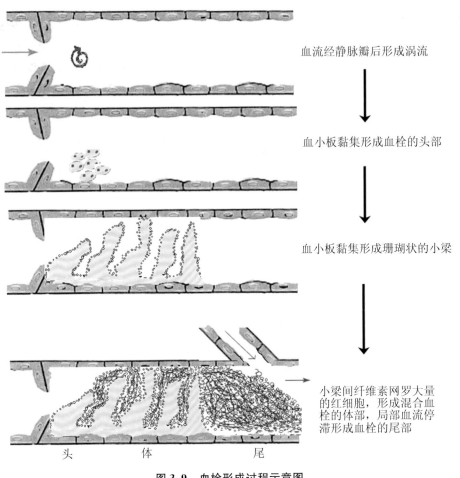

血流经静脉瓣后形成涡流

血小板黏集形成血栓的头部

血小板黏集形成珊瑚状的小梁

小梁间纤维素网罗大量的红细胞,形成混合血栓的体部,局部血流停滞形成血栓的尾部

头　　　　体　　　　尾

图 3.9　血栓形成过程示意图

(二) 混合血栓

混合血栓(mixed thrombus)多见于血流缓慢的静脉,即血栓的体部。肉眼观察:混合血栓呈灰白、红褐相间的层状结构,粗糙干燥,与血管壁粘连。镜下观察:主要由血小板小梁、纤维蛋白网及红细胞组成,血小板小梁周围可见有中性粒细胞附着。

(三) 红色血栓

红色血栓(red thrombus)主要见于静脉,构成血栓的尾部。肉眼观察:呈暗红色,新鲜的红色血栓湿润,有一定的弹性,和坏死后的凝血块相似;陈旧的红色血栓由于水分被吸收,变得干燥、易碎,失去弹性,易于脱落进入血流成为血栓栓子,造成血栓栓塞。镜下观察:主要由纤维蛋白和红细胞构成。

（四）透明血栓

透明血栓(hyaline thrombus)最常见于弥散性血管内凝血（DIC），是一种发生于微循环的毛细血管内的血栓，只能通过显微镜才能观察到，故又称微血栓（microthrombus）。主要由纤维蛋白构成。

各种血栓类型的比较见表3.1。

表3.1　各种血栓类型的比较

	白色血栓	混合血栓	红色血栓	透明血栓
主要成分	血小板	血小板小梁、WBC、纤维蛋白、RBC	纤维蛋白、RBC	纤维蛋白
肉眼观察	灰白、质硬、粗糙，不易脱落	灰白色和红褐色相间的层状结构	变得干燥、易碎、失去弹性、易于脱落	不易观察到
常见部位	心瓣膜、动脉内或静脉血栓起始部	动、静脉血栓体部，心房球形血栓	动、静脉内延续性血栓的尾部	微循环（DIC）

三、血栓的转归

血栓形成后的结局转归主要有以下几种(图3.10)。

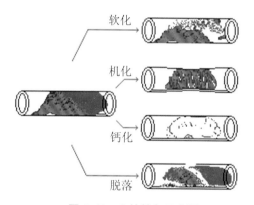

图3.10　血栓转归示意图

（一）溶解、吸收

新近形成的血栓，可被血栓内激活的纤维蛋白溶解酶和白细胞崩解后释放的蛋白溶解酶逐渐溶解，变成细小颗粒或液体被血流冲走或被巨噬细胞吞噬。血栓溶解的速度取决于血栓的大小和新旧程度。小的新鲜血栓可完全溶解吸收，不留痕迹。

（二）软化、脱落

较大的血栓仅部分软化或溶解，被血流冲击后，整个或部分血栓脱落，形成血栓栓子，随血流运行至组织器官,引起该部位与血栓大小相应的血管阻塞,造成血栓栓塞。

(三) 机化与再通

血栓形成后,若长时间不被溶解,则在血栓附着处,由新生的肉芽组织逐渐替代血栓,此过程称为血栓机化(thrombus organization)。较大的血栓约2周便可完全机化,机化的血栓和血管壁紧密相连,不易脱落。经过一段时间后,由于水分被吸收,机化的血栓发生收缩或部分溶解,使血栓内或血栓与血管壁之间出现裂隙,周围血管内皮细胞通过再生覆盖裂隙表面形成新的管腔,相互吻合沟通,使被阻塞的血管部分地重建血流,这一过程称之为再通(recanalization)(图3.11)。

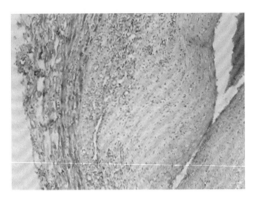

图3.11　血栓机化与再通

(四) 钙化

如血栓未能被溶解吸收又未完全机化,可发生钙盐的沉积,称为钙化(calcification)。静脉内血栓的钙化称为静脉石(phlebolith),动脉内血栓的钙化称为动脉石(arteriolith)。

知识卡片

血栓与死后血凝块的区别

① 死后血液凝固的过程不像血栓那样在流动中缓慢地、有规律的黏集。② 死后血液成分均匀地分布,血凝块呈暗红色,均匀一致,湿润而有弹性。血栓干燥易碎,与血管壁粘连,色泽混杂、灰红相间,有横行的灰白色波浪形条纹(血栓尾部为暗红色),血管被胀大,饱满。③ 在尸检工作中,红色血栓和死后血凝块有时很难甚至不能区别,如果显微镜下见该血凝块表面有一层膜状的血小板黏集层,则为生前的红色血栓。

四、血栓对机体的影响

血栓对机体产生的影响既有有利的一面,又有不利的一面。

（一）有利方面

有利方面主要表现为止血和防止细菌扩散。如：血管受到损伤而破裂时，在血管损伤处血栓形成，有利于止血；消化性溃疡或肺结核空洞，其病变周围血管内的血栓形成，可以避免病灶内的血管破裂出血。

（二）不利的方面

多数情况下，血栓形成对机体造成不同程度的不利影响，这取决于血栓形成的大小、部位、类型和阻塞管腔的程度以及有无侧支循环建立。

1. 阻塞血管腔　发生在动脉的血栓，当管腔未被完全阻塞时，可引起局部组织或器官缺血，导致组织细胞变性和萎缩；若血管腔被完全阻塞，且未建立有效的侧支循环时，则可引起组织或器官缺血性坏死（梗死）。如心冠状动脉血栓形成引起的心肌梗死。静脉血栓形成，若未能建立有效的侧支循环，则引起局部淤血、水肿、出血，甚至坏死等。如肠系膜静脉血栓可引起肠的出血性坏死。

2. 栓塞　在血栓与血管壁黏着不牢固时，血栓可因患者下床活动或者在软化破裂、过程中整体或部分脱落，形成血栓栓子，随血液流动而引起血栓栓塞。

3. 心瓣膜病　发生在心瓣膜上的血栓，机化后可以引起瓣膜增厚、皱缩、粘连、变硬，形成慢性心瓣膜病。如风湿性心内膜炎时的二尖瓣狭窄或二尖瓣关闭不全。

4. 出血　DIC 时，微循环内广泛透明血栓形成，消耗了大量血小板和凝血因子，使血液呈低凝状态，引起全身广泛性出血和休克，甚至死亡。

第四节　栓　　塞

在循环血液中出现不溶于血液的异常物质，随血流运行阻塞血管腔的现象称为栓塞（embolism）。阻塞血管腔的异常物质称为栓子（embolus）。栓子可以是固体、液体或气体。其中最常见的栓子是血栓栓子，此外有脂肪栓子、空气栓子、瘤细胞栓子、细菌栓子、羊水栓子、寄生虫及其虫卵栓子等。

一、栓子运行途径

栓子运行途径一般与血流方向一致（图 3.12），最终停留在口径与其相当的血管内并阻断血流。

1. 来自体循环静脉系统和右心的栓子　随血流进入肺动脉主干或其分支，造成肺栓塞。但某些体积小、具有一定弹性的栓子（如空气栓子、脂肪栓子）可以通过肺泡壁毛细血管进入左心及体循环动脉系统，阻塞动脉小分支。

2. 来自主动脉系统和左心的栓子　随动脉血流运行，阻塞于各器官小动脉，常造成脑、脾、肾、四肢等部位栓塞。

3. 门静脉系统的栓子　来自肠系膜静脉及脾静脉等门静脉系统的栓子,可引起肝内门静脉分支的栓塞。

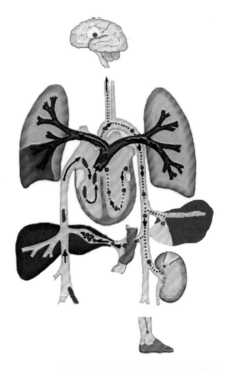

图 3.12　栓子运行途径及栓塞部位示意图

二、栓塞的类型及其对机体的影响

(一) 血栓栓塞

由血栓脱落所引起的栓塞称为血栓栓塞(thrombo embolism),是最常见的栓塞类型。

1. 肺动脉栓塞　引起肺动脉栓塞的栓子 95% 以上来自下肢深静脉,主要来自腘静脉、股静脉和髂静脉。根据栓子的大小和数量,其引起栓塞的后果不同:① 中、小栓子多栓塞肺动脉的小分支,一般不产生严重后果。因为肺有双重血液循环,相应的肺组织可以通过肺动脉与支气管动脉间丰富的吻合支得到血液供应;但若栓塞前,肺已有严重淤血(如左心衰)时,肺循环内的压力增高,肺动脉与支气管动脉之间的侧支循环难以建立,则可引起肺梗死。② 虽然栓子体积较小,但是数目较多,栓塞多数肺动脉小分支(达 60% 以上)时,可引起猝死。③ 大的血栓栓子,往往栓塞于肺动脉主干或大的分支(图 3.13),常导致患者突然出现呼吸困难、发绀、休克,甚至死亡。

2. 体循环的动脉栓塞　栓子大多数来自左心及动脉系统的血栓。栓塞多见于脑、脾、肾、肠和下肢。动脉栓塞后果取决于栓子的大小、栓塞部位和局部侧支循环建立的情况以及组织对缺血的耐受性。当栓塞动脉的小分支时,又有足够、有效的侧支循环,不会造成严重后果。如果栓塞动脉的大分支,且不能建立有效的侧支循环,局部可发生缺血性坏死。若栓塞发生在冠状动脉或脑动脉分支,常可发生严重后果,甚至危及生命。

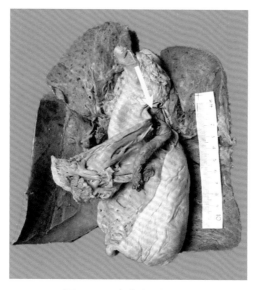

图 3.13　肺动脉血栓栓塞

（二）脂肪栓塞

循环血流中出现脂肪滴阻塞血管腔的现象称脂肪栓塞(fat embolism)。多见于长骨粉碎性骨折或脂肪组织严重挫伤时,脂肪细胞破裂释放出脂滴,脂滴通过破裂的小静脉血管进入血液循环,引起脂肪栓塞。脂肪栓塞常见于肺、脑和肾等器官。脂肪栓塞的后果,取决于脂滴的多少和栓塞部位。少量脂滴入血,可由巨噬细胞吞噬或被血液中的脂酶分解清除,对机体无不良影响。但大量的脂滴进入肺循环,致肺部血管广泛受阻并引起反射性痉挛,可引起窒息和急性右心衰竭。

（三）气体栓塞

大量气体迅速进入血液循环或原已溶解于血液中的气体迅速游离,形成气泡并阻塞心、血管腔,称为气体栓塞(gas embolism)。常见的有空气栓塞和氮气栓塞。

1. 空气栓塞(air embolism)　多因静脉损伤破裂,外界空气通过破裂口进入血流所致。常见于头颈、胸壁和肺手术或创伤致锁骨下静脉、颈静脉和胸腔内大静脉的损伤,使用正压静脉输液以及人工气胸或气腹误伤静脉,空气可因吸气时胸腔负压增高,这些大静脉也呈负压,由破裂口进入静脉管腔,随血流到达右心。亦可见于分娩、人工流产及胎盘早期剥离时,由于子宫强烈收缩,子宫腔内压力升高可将空气压入子宫破裂的静脉窦内。

空气进入血液循环的后果取决于进入的速度和气体量。少量空气进入血液,可溶解于血液,不会引起气体栓塞。大量空气(超过 100 mL)快速进入静脉,随血流到达右心后,由于心室搏动,将空气与血液搅拌形成大量血气泡,充满右心室,影响静脉血液回流和右心室向肺动脉的输出,造成严重的循环障碍。患者出现呼吸困难,重度发绀,甚至猝死。部分气泡可进入肺动脉,引起肺动脉分支栓塞。体积较小的气泡还可以通过肺泡壁毛细血管进入左心和体循环内的动脉系统,引起其他器官的栓塞。

2. 氮气栓塞(减压病) 当人体从高气压环境急速进入低气压环境时,原来已经溶解于血液、组织液中的气体迅速游离形成气泡,造成栓塞,称为减压病(decompression sickness)。主要见于潜水员从深海迅速浮出水面或者飞行员从低空迅速升入高空而机舱又未密封时。

(四) 羊水栓塞

羊水栓塞(amniotic fluid embolism)是在分娩过程中,羊水进入母体血液循环所引起,是一种非常罕见且严重的并发症,死亡率极高。在分娩过程中,胎盘早期剥离、羊膜破裂或早破、胎儿阻塞产道口时,由于子宫强烈收缩,宫腔内压增高,可将羊水挤入子宫壁破裂的静脉窦,经血液循环进入肺动脉分支、小动脉及肺泡壁毛细血管引起羊水栓塞。少量羊水成分可以通过肺泡壁毛细血管到达左心,并通过体循环动脉系统到达相应器官,引起心、脑、肾、肝、脾等器官的栓塞。本病发病急,后果严重,羊水栓塞的产妇在分娩过程中或分娩后突然出现呼吸困难、发绀、休克,甚至猝死。

(五) 其他栓塞

恶性肿瘤细胞侵入血管,可引起肿瘤细胞栓塞,造成肿瘤转移;含大量细菌的血栓,侵入血管或淋巴管后引起管腔阻塞,导致炎症的扩散;寄生虫及其虫卵可栓塞于肝内门静脉分支。

第五节 梗　　死

局部组织或器官由于动脉血流阻断而引起的缺血性坏死称为梗死(infarction)。

一、梗死形成的原因和条件

(一) 原因

1. 动脉血栓形成 是梗死最常见的原因。如冠状动脉和脑动脉粥样硬化继发血栓形成时引起心肌梗死和脑梗死等。

2. 动脉栓塞 多为血栓栓塞,亦可为气体、羊水、脂肪栓塞等,常引起肾、脾、脑和肺梗死。

3. 动脉受压闭塞 当动脉受到肿块或其他机械性压迫时,导致动脉管腔阻塞,血流供应中断而引起坏死。如肠扭转、肠套叠时肠系膜动脉、静脉均受压而引起肠梗死。

4. 动脉痉挛 在严重冠状动脉粥样硬化时,血管发生持续性痉挛,可导致血流中断而引起心肌梗死。

（二）条件

1. 侧支循环情况　梗死是否形成主要取决于血管阻塞后能否及时建立有效的侧支循环。有双重血液循环的器官，当某一支血管阻塞后，另一支血管可以维持供血，不易引起梗死。如肺、肠具有双重血液供应，吻合支丰富，通常不易发生梗死。有些动脉吻合支较少的器官，如脾、肾及脑，动脉迅速发生阻塞时，常易发生梗死。

2. 局部组织对缺血缺氧的敏感程度　大脑的神经细胞对缺氧的耐受性最差，3～4 min 的缺血即可引起梗死。心肌细胞对缺血也很敏感，缺血 20～30 min 就会死亡。骨骼肌、纤维结缔组织对缺血耐受性最强。严重的贫血或心功能不全，血氧含量低，可促进梗死的发生。

二、梗死的类型及病理变化

根据梗死灶内含血量的多少，可将梗死分以下两种类型。

（一）贫血性梗死

贫血性梗死(anemic infarct)发生的条件为组织结构较致密、侧支循环不丰富的实质器官，常见于脾、肾、心肌和脑组织。因梗死区内含血量少而呈灰白色，故称为贫血性梗死。

贫血性梗死呈灰白色或灰黄色，梗死灶形状取决于该器官的血管分布。如脾、肾等器官血管呈锥形分布，其梗死灶呈锥形，切面呈三角形或楔形(图3.14)。心冠状动脉的分布不规则，心肌梗死灶的形状也不规则，呈地图状。梗死早期：梗死灶与正常组织交界常有暗红色的充血出血带。梗死晚期：病灶表面凹陷，质地变坚实，出血带消失，梗死灶发生机化，形成瘢痕组织。

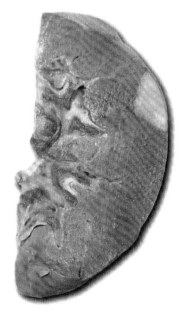

图 3.14　肾贫血性梗死

（二）出血性梗死

出血性梗死（hemorrhagic infarct）发生的条件是组织结构疏松、具有双重动脉血液供应或者侧支循环丰富的器官，常见于肺和肠。通常在伴严重淤血的情况下发生，这也是出血性梗死的前提条件。

肺出血性梗死常见于肺小叶肋膈缘，梗死灶大小不等，呈锥体形，切面为楔形（图3.15）。临床上可出现胸痛、咳嗽及咯血、发热及白细胞总数升高等症状。

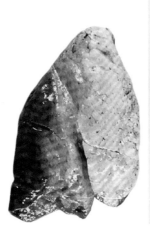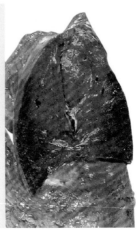

图 3.15 肺出血性梗死

肠出血性梗死多由于肠扭转、肠套叠、嵌顿疝、肠系膜动脉栓塞等引起，呈节段性，暗红色（图3.16）。临床上，可有剧烈的腹痛、呕吐，麻痹性肠梗阻，肠穿孔，弥漫性腹膜炎，引起严重后果。

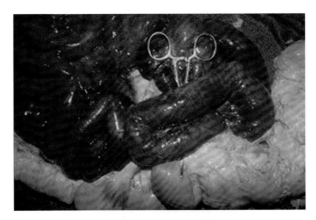

图 3.16 肠出血性梗死

三、梗死的影响和结局

（一）梗死对机体的影响

取决于梗死发生的器官、部位和梗死灶的大小，以及有无细菌感染等因素。肾梗死可出现肾区疼痛和血尿等；脾梗死可引起左季肋区疼痛；心肌梗死可影响心脏功能，严重者可导致心功能不全甚至猝死；脑梗死可出现失语、偏瘫等，严重者可致死亡；肺梗死可引起胸痛和咯血；肠梗死可引起剧烈腹痛、血便和肠穿孔后弥漫性腹膜炎；四肢、肺和肠的梗死，若继发腐败菌感染，造成坏疽，后果严重。

（二）梗死的结局

梗死灶形成时，引起病灶周围的炎症反应，血管扩张充血，有中性粒细胞渗出，继而形成肉芽组织。在梗死发生 24～48 h 后，肉芽组织已开始从梗死灶周围长入病灶内，小的梗死灶可以被肉芽组织取代机化，最后形成瘢痕组织；大的梗死灶不能完全机化时，形成纤维包裹，并钙化。脑的梗死灶则液化成囊腔，周围有增生的胶质瘢痕包裹。

复习思考题

1. 名词解释
淤血　血栓形成　栓塞　梗死　心力衰竭细胞
2. 简述血栓形成的条件。
3. 比较贫血性梗死和出血性梗死。
4. 淤血产生的后果。

案例分析

患者，女性，28 岁。自然分娩约 20 min 后，突然出现呼吸困难、发绀、休克，病情迅速恶化，经抢救无效死亡。尸检：双肺明显水肿、淤血及出血，部分区域实变，切面红褐色，病变肺组织切片中多数血管内可见数量不等的有形羊水成分，如胎粪、胎脂等。

讨论题：

1. 本例患者可能发生什么疾病？为什么？
2. 试分析产妇死亡的原因。

49

第四章

水、电解质代谢紊乱

学习目标

1. 掌握水肿的原因和发病机制。

2. 熟悉各型脱水的原因、发生机制和对机体的影响;低钾和高钾血症的原因和对机体的影响。

3. 了解水肿对机体的影响。

案例导学

患者李某,男性,35 岁。因"持续性腹部隐痛、伴有呕吐"入院。患者近日出现腹部阵发性绞痛,伴有肠鸣,进食、饮水均引起呕吐,今日呕吐频繁,尿量减少。体格检查:脉搏细速,血压下降,面色苍白,眼窝内陷,有腹部肿块。临床诊断为肠梗阻。

问题:

1. 患者发生了何种类型的水、电解质紊乱?

2. 导致上述水、电解质紊乱的原因是什么?

3. 患者出现上述体征的病理基础是什么?

水和电解质广泛分布于细胞内、外,体液容量、渗透压及电解质的相对恒定对维持正常代谢和各器官功能协调进行起着十分重要的作用。许多疾病或病理过程、外环境的剧烈变化以及某些医源性的因素等都会导致水、电解质代谢紊乱,而水、电解质代谢紊乱又可引起各器官和系统的代谢和功能障碍,如不能及时得到纠正,往往会导致严重后果,甚至危及生命。因此,熟悉水和电解质代谢紊乱的发生机制及其演变规律,掌握纠正水和电解质代谢紊乱的方法,对于医护工作者非常重要。

第一节 水、电解质平衡

一、水的平衡

水是机体中含量最多的组成成分,对维持人体正常生理功能活动有重要的作用。其生理功能主要表现为以下几个方面:① 促进物质代谢:水是良好的溶剂,能使许多物质溶解,有利于营养物质和代谢产物的运输。② 调节体温:水的比热大,对体温调节起重要作用。

③ 润滑作用：如泪液有助于眼球的转运，滑液有助于关节的活动等。④ 结合水（与蛋白质结合的水）能够保证各种肌肉具有独特的机械功能。

正常机体不断从外界摄取水，又不断向体外排出水，每天水的摄取和排出处于动态平衡（表 4.1）。

表 4.1　正常人每日水的摄入和排出量

水的摄入量(mL)		水的排泄量(mL)	
食物水	700～900	皮肤蒸发	500
饮水	1 000～1 300	呼吸蒸发	350
代谢水	300	尿量	1 000～1 500
		粪便水	150
合计	2 000～2 500	合计	2 000～2 500

二、电解质的平衡

（一）电解质的生理功能

机体的电解质分为有机电解质（如蛋白质）和无机电解质（即无机盐）两部分。无机电解质的主要功能是维持体液的渗透压平衡和酸碱平衡，维持神经、肌肉和心肌细胞的静息电位，并参与其动作电位的形成，参与新陈代谢和生理功能的活动等。

（二）钠的平衡

正常成人体内含钠总量为 40～50 mmol/kg 体重，其中 60%～70% 是可以交换的，约 40% 是不可交换的，主要结合于骨骼的基质。总钠的 50% 左右存在于细胞外液，10% 左右存在于细胞内液。血清 Na^+ 浓度的正常范围是 130～150 mmol/L。

成人每天饮食摄入钠 100～200 mmol，天然食物中含钠甚少，故人们摄入的钠主要来自食盐。摄入的钠几乎全部由小肠吸收，Na^+ 主要经肾随尿排出。肾脏对钠的调节功能很好，摄入多，排出亦多；摄入少，排出亦少。正常情况下排出和摄入钠量几乎相等。此外，随着汗液的分泌也可排出少量的钠，钠的排出通常也伴有氯的排出。

（三）钾的平衡

正常成人体内的含钾量为 50～55 mmol/kg，其中 98% 存在于细胞内，2% 在细胞外，血清钾浓度为 3.5～5.5 mmol/L。钾的摄入和排出处于动态平衡，且保持血清钾浓度在正常范围内。天然食物中含钾比较丰富，成人每天随饮食摄入 50～200 mmol。摄入钾的 90% 经肾随尿排出。排钾量与摄入量相关，即多吃多排、少吃少排，但是不吃也排，说明机体每天必须摄入少量的钾。

51

三、水、电解质平衡的调节

机体水、电解质的动态平衡主要通过肾的功能来实现,而肾的调节功能又受神经-内分泌系统调节。下丘脑-垂体后叶-抗利尿激素系统调控体液的渗透压,肾素-血管紧张素-醛固酮系统调节血容量。

(一) 抗利尿激素

抗利尿激素(antidiuretic hormone,ADH)主要是指下丘脑视上核神经细胞所分泌的一种激素。ADH 能提高肾远曲小管和集合管对水的通透性,从而使水的重吸收增加,排出减少。

促使 ADH 释放的主要刺激是血浆晶体渗透压的增高和循环血量的减少。当机体失去大量水分而使血浆晶体渗透压增高时,便可刺激下丘脑视上核或其周围区的渗透压感受器而使 ADH 释放增多。血浆渗透压可因肾重吸收水分增多而有所回降。大量饮水时的情况正好相反。由于 ADH 释放减少,肾排水增多,血浆渗透压得以回升。血量过多时,可刺激左心房和胸腔内大静脉的容量感受器,反射性地引起 ADH 释放减少,结果引起利尿而使血量回降。反之,当失血等原因使血量减少时,ADH 可因容量感受器所受刺激减弱而释放增加,尿量因而减少而有助于血量的恢复。

此外,疼痛刺激和情绪紧张可使 ADH 释放增多;血管紧张素I增多也可刺激 ADH 的分泌。

(二) 醛固酮的作用

醛固酮(aldosterone)是肾上腺皮质球状带分泌的盐皮质激素。醛固酮的主要作用是促进肾远曲小管和集合管对 Na^+ 的主动重吸收,同时通过 Na^+、K^+ 和 Na^+-H^+ 交换而促进 K^+ 和 H^+ 的排出,所以说醛固酮有排钾、排氢、保钠的作用。随着 Na^+ 主动重吸收的增加,Cl^- 和水的重吸收也增多,可见醛固酮也有保水作用

醛固酮的分泌主要受肾素-血管紧张素系统和血浆 Na^+、K^+ 浓度的调节。当失血等原因使血容量减少,动脉血压降低时,肾入球小动脉管壁的牵张感受器就因入球小动脉血压下降和血容量减少而受到刺激,近球细胞的肾素分泌增多。同时由于肾小球滤过率相应减少,流经致密斑的 Na^+ 亦因而减少,这也可使近球细胞的肾素分泌增多。肾素增多后,血管紧张素 Ⅰ、Ⅱ、Ⅲ 便相继增多,血管紧张素 Ⅱ 和 Ⅲ 都能刺激肾上腺皮质球状带使醛固酮的合成和分泌增多。

此外,近球细胞处的小动脉管内有交感神经末梢支配,肾交感神经兴奋时能使肾素的释放量增加。肾上腺素和去甲肾上腺素也可直接刺激近球细胞,使肾素释放增加。血浆 K^+ 浓度升高或 Na^+ 浓度降低,可直接刺激肾上腺皮质球状带使醛固酮分泌增多;反之,当血浆 K^+ 浓度降低或 Na^+ 浓度升高时,醛固酮的分泌减少。

(三) 利钠激素

当细胞外液量增加时,在肾脏中产生一种物质,它可抑制近曲小管对钠的重吸收,使尿钠排出量增加,因此,这种物质被称为利钠激素。

第二节 水、钠代谢紊乱

水、钠代谢紊乱是常见的病理过程。临床上常见的水、钠代谢紊乱包括脱水、水中毒和水肿三大类。

一、脱水

脱水(dehydration)是指体液容量明显减少(>2%)并出现一系列功能、代谢变化的病理过程。根据脱水时细胞外液渗透压的变化可分为高渗性脱水、低渗性脱水和等渗性脱水三种类型。

(一)高渗性脱水

高渗性脱水(hypertonic dehydration)是指失水多于失钠,血清钠浓度>150 mmol/L、血浆渗透压>310 mmol/L,伴有细胞外液量的减少。

1. 原因和发病机制

(1)水摄入不足。一般见于:① 水源断绝:如沙漠迷路、航海遇难等。② 不能饮水:口腔、咽部和食管等疾患时,昏迷等。③ 口渴中枢障碍:脑外伤、脑血管意外等。以上原因均可导致体内水分摄入不足,而肺和皮肤又不断丢失低渗水,引起体液量减少,细胞外液量减少,细胞外液电解质浓度升高,体液渗透压升高,形成高渗性脱水。

(2)水丢失过多。一般见于:① 经肾丢失:尿崩症病人排出大量低渗尿,大量使用脱水剂如甘露醇、高渗葡萄糖等引起渗透性利尿而丢失大量水。② 经皮肤丢失:高温环境作业、剧烈活动后大量出汗、高热、甲状腺功能亢进时通过皮肤丢失大量低渗液,体温每升高1.5 ℃,经皮肤蒸发的水每天约增加 500 mL。③ 经胃肠道丢失:婴幼儿大量水样腹泻,排出大量钠浓度低的低渗性水样便,严重呕吐时也可丢失低渗液。④ 经肺丢失:哮喘状态、过度通气、代谢性酸中毒等丢失低渗性液体。以上四条途径均可造成失水大于失钠,引起高渗性脱水。

在临床实践中,高渗性脱水的原因常是综合性的,如婴幼儿腹泻时高渗性脱水的原因除了丢失肠液、水不足外,还有发热出汗、呼吸增快等因素引起的失水过多。

2. 对机体的影响

(1)口渴:因失水多于失钠,细胞外液渗透压增高,刺激口渴中枢(渴感障碍者除外),促使患者找水喝。

(2)尿量减少而比重增高:除尿崩症患者外,细胞外液渗透压增高刺激下丘脑渗透压感受器而使 ADH 释放增多,从而使肾重吸收水增多。

(3)脑功能障碍:细胞外液渗透压增高可使渗透压相对较低的细胞内液中的水向细胞外转移,严重者发生脑细胞脱水,出现嗜睡、肌肉抽搐、昏迷甚至死亡。

（4）脱水热：脱水严重的病例，尤其是小儿，由于从皮肤蒸发的水分减少，散热受到影响，从而导致体温升高。

（5）脱水征：细胞外液明显减少，病人出现眼窝凹陷及婴儿囟门凹陷，皮肤、黏膜干燥等表现。

（二）低渗性脱水

低渗性脱水（hypotonic dehydration）是指失钠多于失水，血清钠浓度小于 130 mmol/L，血浆渗透压小于 280 mmol/L，伴有细胞外液量减少。

1. 原因和发病机制　常见的原因是丢失大量的液体后处理措施不当所致，如只补水而未注意电解质的补充。

（1）消化液丢失：这是临床上引起低渗性脱水最常见的原因。多由于剧烈呕吐、腹泻、胃肠道引流等丢失大量消化液，若只补充水分而忽略钠的补充，则可导致失钠大于失水，引起低渗性脱水。

（2）体液丧失：大面积烧伤、大量出汗、大量胸腔积液和腹水形成等情况下，仅补水而未补盐者。

（3）肾性失钠：见于长期大量使用噻嗪类、利尿酸等排钠性利尿剂；失盐性肾病、急性肾衰竭多尿期、肾小管性酸中毒和糖尿病酮症酸中毒等，肾小管重吸收 Na^+ 减少；肾上腺皮质功能减退，醛固酮分泌减少等，均使肾小管对钠的重吸收减少，导致低渗性脱水。

2. 对机体的影响

（1）细胞外液明显减少，易发生休克：由于失钠大于失水，细胞外液渗透压降低，水由细胞外液向渗透压相对较高的细胞内转移，从而使细胞外液进一步减少，导致血容量减少，严重时可发生低血容量性休克；表现为直立性眩晕、血压下降、四肢厥冷、脉搏细速等。

（2）脱水体征：表现为皮肤弹性降低、眼窝凹陷和婴儿囟门内陷等。

（3）口渴不显著：细胞外液渗透压降低，口渴中枢兴奋性降低，患者一般无口渴感。

（4）尿的变化：早期因细胞外液低渗，ADH 分泌减少，肾小管对水的重吸收相应减少，排出低渗尿，尿比重降低；严重时，由于血容量明显减少，可刺激容量感受器，使 ADH 分泌增多，肾小管重吸收水分增多，而使尿量减少，尿比重升高。

（5）尿钠含量：由于细胞外液低渗，引起醛固酮分泌增多，使肾小管对钠的重吸收增多，尿钠减少。

（6）脑细胞水肿：因细胞外液低渗，水向细胞内转移，导致细胞内液渗透压降低而容量增加。严重者可导致脑细胞水肿、颅内压增高，引起头痛、头晕、惊厥、昏迷等中枢神经系统功能紊乱的表现。

（三）等渗性脱水

等渗性脱水（isotonic dehydration）是指水与钠按其在正常血浆中的浓度成比例丢失时引起体液容量减少，血清钠浓度仍在 130～150 mmol/L 之间，血浆渗透压在 280～310 mmol/L 之间。

1. 原因和发病机制

（1）大量消化液丢失：严重呕吐、腹泻、肠梗阻、各种瘘管引流等。

（2）血浆丢失：大面积烧伤时，大量血浆在烧伤部位渗出而导致血浆丢失。

（3）体液丢失：反复大量抽吸胸水、腹水等。

2. 对机体的影响

细胞外液容量减少而渗透压在正常范围，故细胞内、外液之间维持了水的平衡，细胞内液容量无明显变化。血容量减少又可通过醛固酮和 ADH 的增多而使肾对钠、水的重吸收增加，因而细胞外液得到一定的补充，同时尿钠含量减少，尿比重升高。如血容量迅速地减少，患者也可发生休克。

如不予及时处理，则可通过不断蒸发继续丧失水分而转变为高渗性脱水；如只补充水分而不补钠盐，又可转变为低渗性脱水。

（四）防治和护理原则

1. 防治原则　消除病因，积极治疗原发病，如呕吐、腹泻、烧伤等。

2. 护理原则　严格观察患者的脉搏、血压等体征；以尿量及尿比重、皮肤弹性、口渴、精神状态等作为补液的依据。

二、水中毒

水中毒（overhydration）是指水摄入量超出人体排水量的能力，以致水在体内潴留，引起血液渗透压下降和循环血量增多的病理现象。其特点是：血清钠浓度<130 mmol/L，血浆渗透压<280 mmol/L，体内总钠量正常或增多，细胞内外液量均增多，故其又被称为水过多、水潴留性低钠血症或稀释性低钠血症。正常人摄入较多的水时，由于神经-内分泌系统和肾脏的调节作用，可将体内多余的水很快经由肾脏排出，故不易发生水潴留，更不会发生水中毒（water intoxication）。但给处在 ADH 分泌过多或肾脏排水功能低下的患者输入过多的水分时，则可引起水在体内潴留，即出现水中毒。

（一）原因

1. ADH 分泌过多　由于 ADH 是具有促进肾脏远曲小管和集合管上皮细胞重吸收水的作用，故各种原因引起的 ADH 分泌过多，均可使水分经肾排出减少，从而使机体易于发生水中毒。ADH 分泌过多的原因包括：ADH 分泌异常增多综合征、药物、手术、创伤及强烈精神刺激等。

2. 肾排水功能不足　在急慢性肾功能不全少尿期，因肾脏排水功能急剧降低，如果入水量不加限制，则可引起水在体内潴留；严重心力衰竭或肝硬变时，由于有效循环血量和肾血流量减少，肾脏排水也明显减少，若增加水负荷亦易引起水中毒。

3. 治疗不当　低渗性脱水晚期由于细胞外液低渗，细胞外液向细胞内转移。可造成细胞内水肿，如此时输入大量水分就可引起水中毒。

（二）对机体的影响

1. 细胞外液因水过多而被稀释 故血钠浓度降低,渗透压下降。

2. 细胞水肿 肾脏不能将过多的水分及时排出,水分向渗透压相对高的细胞内转移而引起细胞水肿,导致细胞内、外液容量均增多而渗透压都降低。由于细胞内液的容量大于细胞外液的容量,所以潴留的水分大部分积聚在细胞内,因此在轻度水中毒患者,组织间隙中水潴留的程度尚不足以引起明显的凹陷性水肿。

3. 中枢神经系统症状 急性水中毒时,由于脑神经细胞水肿和颅内压增高,故脑症状出现最早而且突出,可发生各种神经精神症状,如凝视、失语、精神错乱、定向失常、嗜睡、烦躁等并可有视神经乳头水肿;严重者可因发生脑疝而致呼吸心跳骤停;轻度或慢性水中毒患者,发病缓慢,症状常不明显,多被原发病的症状、体征所掩盖,可有嗜睡、头痛、恶心、呕吐、软弱无力及肌肉挛痛等症状。

（三）防治原则

（1）首先应防治原发病,防止引起水中毒。

（2）密切注意观察患者的生命体征、尿量变化、神志变化等,静脉输入甘露醇、山梨醇等渗透性利尿剂。

三、水肿

过多的液体在组织间隙或体腔中积聚的病理过程,称为水肿(edema)。水肿按分布范围可分全身水肿和局部水肿。也可按发生部位命名,如脑水肿、肺水肿、皮下水肿等。

（一）原因和发病机制

正常人体液容量和组织液容量保持相对恒定,这种恒定有赖于机体内、外液体交换平衡和血管内、外液体交换平衡的调节。当某些原因导致这种动态平衡失调,就会发生水肿。

1. 血管内外液体交换平衡失调

（1）毛细血管流体静压升高:毛细血管流体静压升高使平均有效流体静压增高,平均有效滤过压增大,组织液生成增多。当组织液生成超过淋巴回流的代偿限度,就会引起水肿。

（2）血浆胶体渗透压降低:血浆胶体渗透压高低取决于血浆白蛋白的含量。血浆白蛋白含量减少,血浆胶体渗透压下降,使平均有效滤过压增大,组织液生成增加,超过淋巴代偿能力,可发生水肿。

（3）微血管壁通透性增加:微血管壁通透性增加时,血浆白蛋白从毛细血管和微静脉壁滤出增多,血浆胶体渗透压下降,组织间液胶体渗透压升高,导致组织液生成增加,回流减少,从而发生水肿。

（4）淋巴回流受阻:某些原因导致淋巴管阻塞,淋巴回流受阻,液体在组织间积聚,形成淋巴性水肿。

2. 体内、外液体交换平衡失调 水、钠的摄入和排出的相对恒定依赖于神经内分泌的调节和肾脏的排泄功能,某些原因导致水、钠调节平衡失调,水钠潴留,常见于:① 肾小球滤过率下降:如肾小球肾炎、大量失血、大面积烧伤等。② 肾小管重吸收钠、水增加:如交感神经兴奋引起肾皮质血流减少、髓质血流增加等。

(二) 常见的水肿类型

1. 心性水肿 心性水肿的分布与心力衰竭发生的部位有关,左心衰竭主要引起肺水肿(心源性肺水肿),右心衰竭主要引起全身水肿。

(1)临床特点:右心衰竭时水肿的典型表现是皮下水肿,常先出现于低垂部。在立、坐位时,一般以内踝和胫前区较明显;若卧床日久,则以骶部最明显。水肿可波及躯体各部,严重时还可有腹水、胸水和心包积水。

(2)发病机制:右心衰竭时水肿的发生与多种因素有关,最重要的原因是钠水滞留和毛细血管流体静压增高。

2. 肝性水肿 肝原发疾病引起的体液异常积聚,称为肝性水肿(hepatic edema),多表现为腹水,最常见的原因是肝硬化。

(1)临床特点:往往以腹水为主要表现,下肢及皮下水肿不明显。若患者长期保持坐或立位,或因其他原因致下肢静脉明显淤血,则下肢皮下水肿也会明显。腹水病人因腹腔积液的牵张作用,加上肠道积气,可使腹部尤其两侧显著鼓胀;脐部外翻,腹腔内压过高易致肠疝,还可妨碍膈肌运动而影响呼吸。

(2)发病机制:肝性腹水的形成机制主要表现为以下几个方面:① 肝静脉回流受阻和肝淋巴生成增多。② 门静脉高压和肠系膜淋巴生成增多。③ 钠水滞留。④ 血浆胶体渗透压的下降。

3. 肾性水肿 肾原发功能障碍引起的全身水肿,称为肾性水肿(renal edema),是肾疾病的重要体征。

(1)临床特点:肾性水肿起始时,往往是晨起先见眼睑或面部水肿,随后才扩展到其他部位。这是因为体静脉压及外周毛细血管流体静压无明显增高,肺循环没有淤血,病人尚能平卧,故大量积滞的液体首先分布于组织间压较低和皮下组织疏松的部位。

(2)发病机制:肾性水肿可分两类,即以蛋白尿导致低蛋白血症为主的肾病性水肿和以肾小球滤过率明显下降为主的肾炎性水肿。

① 肾病性水肿:肾病性水肿(nephrotic edema)是肾病综合征的四大特征之一。后者除全身水肿外,还有高蛋白尿、低蛋白血症和高脂血症。引起肾病综合征的原因包括脂性肾病、膜性肾小球肾病、膜性增生性肾小球肾炎、肾淀粉样变性病、肾小球硬化等,这些都能引起肾病性水肿。

② 肾炎性水肿:主要见于急性肾小球肾炎患者。本病多由循环血中的免疫复合物所引起。临床表现为尿的变化(血尿、蛋白尿、红细胞管型、少尿等)、高血压和水肿。急性期过后水肿可消退。慢性肾小球肾炎有时也可伴有水肿,但不及急性肾小球肾炎明显,因残存肾单位能在一定程度上代偿。如出现水肿,其发生机制为:a. 正常肾单位明显减少使滤过总面积明显下降。b. 持续的肾性高血压加重左心负担,严重时导致心力衰竭。c. 长期蛋白尿所

致的低蛋白血症。

4. 肺水肿　过多液体在肺组织间隙或肺泡腔内积聚的现象,称为肺水肿。水肿液先在组织间隙中积聚,形成间质性肺水肿(interstitial edema),然后发展为肺泡水肿(alveolar edema)。

(1) 临床特点:急性肺水肿常突然发生甚至呈暴发性,表现为严重呼吸困难、端坐呼吸、响亮吸气和呼气性喘鸣,听诊有水泡音,咳嗽时痰多,严重时分泌物从鼻腔或口腔流出,泡沫状痰,呈无色或粉红色(带血红染),痰中含大量蛋白质。慢性肺水肿症状和体征往往不严重,水肿液主要在肺间质中积聚,也有一定程度肺泡水肿,偶尔出现急性肺水肿发作。

(2) 发病机制:① 肺毛细血管流体静压升高,通透性增高:主要见于左心衰竭。② 肺微血管通透性增高:主要见于吸入毒气、氧中毒、肺炎等。③ 血浆胶体渗透压下降:是促进肺水肿形成的重要因素,如休克患者输入大量晶体溶液时,除可使肺血容量增加外,还可使血浆胶体渗透压降低,容易引起水肿。

知识卡片

为什么大手术后快速、大量地输液易导致患者肺水肿

　　快速、大量的输液可引起血容量增加,由于血液稀释而导致血管内流体静压升高,胶体渗透压下降,导致组织液生成增多;大手术患者机体处于应激状态,交感-肾上腺髓质系统兴奋,引起外周血管收缩,导致血液由体循环急速转移到肺循环,肺循环血容量急剧增加,使肺毛细血管内皮细胞间隙增大,导致血管通透性增大,使肺水肿发生。

---

5. 脑水肿　脑组织的液体含量增多,称为脑水肿。

(1) 临床特点:脑水肿的临床表现视发展速度和严重程度而异,轻者无明显症状和体征,重者引起一系列功能紊乱:① 颅内压增高引起的综合征:如头痛、头晕、呕吐、视神经乳头水肿,血压升高、心动过缓及意识障碍等。② 局灶性脑体征:如一时性麻痹、半身轻瘫、单或双侧椎体性体征等。③ 脑疝引起的继发体征:脑扩大和颅内高压达临界点时,某些脑部因压力作用可脱位进入底池(basal cistern),出现压迫性脑疝。可表现中脑或延髓急性压迫综合征,后者可致呕吐、头晕、高血压、颈强直、角弓反张、意识丧失、呼吸间断甚至停止。

(2) 发病机制:① 血管源性脑水肿的基本发病机制是微血管通透性增高。正常血脑屏障只容许一些小分子溶质通过,因脑毛细血管通透性很低,平时组织间液几乎不含蛋白。但血管源性脑水肿时的水肿液含较多蛋白质表明微血管通透性已增高。② 在细胞中毒性脑水肿的发展中,微血管通透性不增高。目前认为这类水肿是脑细胞摄水增多而致肿胀。③ 间质性脑水肿液来自脑脊髓液,当脑脊髓液生成和回流的通路受阻(如导水管被肿瘤或炎性增生所堵塞)时,它就在脑室中积聚,过多积聚使室内压上升,以致脑室管膜通透性增高甚至破裂,而溢入附近间质引起周围白质的间质性脑水肿。

(三) 水肿对机体的影响

1. 有利的一面　稀释细菌及其毒素,阻碍细菌扩散,增加局部抵抗力等;水肿的发生使大量液体转移到组织间隙,可防止循环系统压力急剧上升,从而避免引起血管破裂和急性心力衰竭的危险。

2. 不利的一面　水肿对机体产生的不利影响取决于水肿发生的部位、程度、速度及持续时间。发生在四肢和体表的水肿一般对生命活动无明显影响;而发生于重要的生命器官或部位的水肿则可引起生命危险。如喉头水肿可导致窒息,肺水肿可导致急性呼吸功能障碍,脑水肿可引起颅内压增高引起脑疝。

(四) 防治和护理原则

(1) 治疗原发病。

(2) 动态测量体重变化:动态测量体重的增减是观察水肿消长最具有价值的指标。

(3) 密切观察患者的一般情况变化和神志的变化,尽早发现窒息、急性呼吸功能衰竭、脑疝等危重病情,及时抢救治疗和护理。

第三节　钾代谢紊乱

正常人血清钾浓度的范围为 $3.5 \sim 5.5$ mmol/L。钾代谢紊乱主要是指细胞外液中钾离子浓度的异常变化,包括低钾血症和高钾血症两种。

一、低钾血症

血清钾浓度低于 3.5 mmol/L,称为低钾血症(hypokalemia)。

(一) 原因和发病机制

1. 钾摄入不足　一般饮食含钾都比较丰富。故只要能正常进食,机体就不会缺钾。消化道梗阻、昏迷、手术后较长时间禁食的患者,不能进食。如果给这些患者静脉内输入营养时没有同时补钾或补钾不够,就可导致缺钾和低钾血症。

2. 钾丢失过多

(1) 经胃肠道失钾:这是小儿低钾最重要的原因,常见于严重腹泻、呕吐等伴有大量消化液丧失的患者。

(2) 经肾失钾:是成人低钾血症的常见原因。主要见于:① 长期大量使用排钾利尿剂,如噻嗪类、利尿酸、呋塞米等;其机制包括远端尿流速增加,促进钾分泌;利尿后血容量减少引起的继发性醛固酮分泌增多,使肾保钠排钾作用加强而失钾。② 盐皮质激素过多,见于原发性和继发性醛固酮增多症,其机制为盐皮质激素排钾作用导致钾丢失过多。③ 各种肾脏疾病,如急性肾功能衰竭多尿期、肾小管性酸中毒、失钾性肾病等,使肾排钾增多。④ 渗透性利尿,如糖尿病人常伴有尿排钾增多。⑤ 镁缺失,可使肾小管上皮细胞 Na^+-K^+-ATP 酶失活,钾重吸收障碍,导致钾丢失过多。

（3）经皮肤失钾：汗液含钾不多，约为 9 mmol/L，一般情况下出汗不易引起低钾血症。但在高温环境中进行体力劳动时，可因大量出汗丢失较多的钾，若没有及时补充可引起低钾血症。

3. 细胞外钾转入细胞内 细胞外液的钾较多地转入细胞内时，可引起低钾血症，但机体的总钾量并不减少。主要见于以下几种。

（1）碱中毒：无论是代谢性还是呼吸性碱中毒均可促使 K^+ 进入细胞内。其发生机制是：碱中毒时 H^+ 从细胞内溢出细胞外，细胞外 K^+ 进入细胞内，以维持体液的离子平衡。

（2）过量胰岛素使用：一方面可直接激活细胞膜上 Na^+—K^+—ATP 酶的活性，使细胞外钾转入细胞内；另一方面可促进细胞糖原合成，使细胞外钾随同葡萄糖转入细胞内。

（3）某些药物：如 β 受体激动剂肾上腺素。

（4）某些毒物中毒：如钡中毒、粗制棉籽油中毒（主要毒素为棉酚），机制为钾通道阻滞，使细胞内 K^+ 外流受阻。

（5）低钾性周期性麻痹：是一种遗传性少见病，发作时细胞外液钾进入细胞内，血浆钾急剧减少，出现骨骼肌瘫痪。常在剧烈运动、应激等情况下发生。但发生机制目前尚不清楚。

（二）对机体的影响

低钾血症对机体的影响，在不同的个体有很大的差别。低钾血症的临床表现也常被原发病和钠水代谢紊乱所掩盖。低钾血症的症状取决于失钾的快慢和血钾降低的程度。低钾血症对机体的影响如下。

1. 对骨骼肌的影响 低钾血症时细胞兴奋性降低，严重时甚至不能兴奋，亦即细胞处于超极化阻滞状态。临床上最先出现肌肉无力。继而可发生弛缓性麻痹。这种变化在四肢肌肉最为明显，严重者可发生呼吸肌麻痹，这是低钾血症患者的主要死亡原因之一。

2. 对心脏的影响 包括心肌的兴奋性增高、自律性增高和心室内传导性降低。低钾血症时由于心肌兴奋性增高、超常期延长和异位起搏点自律性增高等原因，容易发生心律失常。传导性降低所致的传导缓慢和单向传导阻滞，加上有效不应期的缩短有助于兴奋折返，因而也可引起包括心室纤维颤动在内的心律失常（图 4.1）。应注意的是，低钾血症对心肌收缩性的影响因缺钾的程度和持续时间而异，在早期或轻度低钾血症时，心肌收缩性增强；但在严重的慢性缺钾时，心肌收缩性减弱。

3. 对肾脏的影响 长期或严重低钾血症可导致肾小管上皮细胞变性坏死而影响肾功能。表现为肾脏对尿的浓缩功能减弱，病人可出现持久性的多尿、低渗尿甚至发生肾性尿崩症。

4. 对酸碱平衡的影响 低钾血症时常伴有代谢性碱中毒。细胞外液 K^+ 浓度降低，细胞内液 K^+ 外流，细胞外液 H^+ 内移，结果导致细胞外液的 pH 升高；同时肾远曲小管内 K^+—Na^+ 交换减少而 H^+—Na^+ 交换增多，HCO_3^- 重吸收增多，尿排 K^+ 减少，排 H^+ 增加。此时血液呈碱性，而尿液呈酸性，称反常性酸性尿。

5. 对胃肠的影响 钾缺乏可引起胃肠运动减弱。患者常发生恶心、呕吐和厌食，严重缺钾可致难以忍受的腹胀甚至麻痹性肠梗阻。

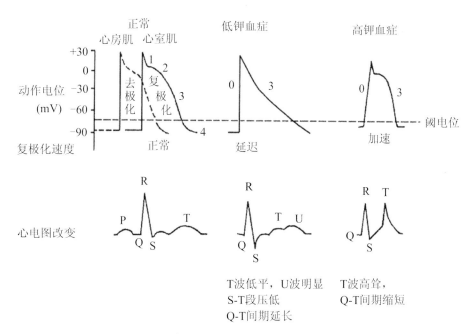

图 4.1 血清 K^+ 变化对心肌细胞膜电位和心电图的影响

6. 对内分泌的影响 血浆钾浓度的降低可抑制胰腺分泌胰岛素,因而低钾血症患者的糖原合成发生障碍,对葡萄糖的耐量不足,易发生高血糖。

(三)防治和护理原则

1. 防治原发疾病 去除引起缺钾的原因(如停用某些利尿药等)。

2. 补钾 如果低钾血症较重(血清钾低于 $2.5 \sim 3.0$ mmol/L)或者还有显著的临床表现,如心律失常、肌肉瘫痪等,则应及时补钾。轻度低钾血症,首选口服补钾;不能口服者或病情严重时才考虑静脉滴注补钾。静脉补钾时须注意:① 见尿补钾:每天尿量在 500 mL 以上时才能静脉补钾。② 稀释补钾:输入液钾浓度不得超过 40 mmol/L。③ 缓慢补钾:每小时输入量为 $10 \sim 20$ mmol 为宜。④ 少量补钾:每天滴入量不宜超过 120 mmol。

3. 纠正水和其他电解质代谢紊乱 引起低钾血症的原因常常同时引起水和其他电解质代谢紊乱,应及时检查并加以纠正。同时低钾血症易伴发低镁血症,由于缺镁可引起低钾,故补钾同时必须补镁,方才有效。

4. 密切观察心率、心律,定时测定血钾浓度

二、高钾血症

血清钾浓度高于 5.5 mmol/L,称为高钾血症(hyperkalemia)。

(一)原因和发病机制

1. 钾摄入过多 在肾功能正常时,因钾摄入过多而引起高钾血症比较罕见。口服钾不足以引起威胁生命的高钾血症,因为胃肠道对钾的吸收有限,而且在大量口服钾盐时还会引起呕吐或腹泻。多见于医源性因素导致钾摄入过多,如误食钾盐,经静脉过多过快输入钾盐,大量输入库存血等。

2. 肾排钾减少　这是引起高钾血症的主要原因。临床上高钾血症最常见于各原因引起的急性而且严重的肾小球滤过率减少、少尿,主要见于急性肾功能衰竭。

3. 细胞内钾转运到细胞外　常见于酸中毒、缺氧、高钾性周期性麻痹、细胞和组织的损伤和破坏等。

(二) 对机体的影响

1. 对骨骼肌的影响　轻度高钾血症(血清钾 5.5~7 mmol/L)时,肌肉的兴奋性增高,临床上可出现肢体感觉异常、刺痛、肌肉震颤等症状。在严重高钾血症(血清钾 7~9 mmol/L)时,骨骼肌细胞不能被兴奋,临床上可出现肌无力甚至弛缓性麻痹等症状。肌肉症状常先出现于四肢,然后向躯干发展,也可波及呼吸肌。

高钾血症对骨骼肌的影响比较次要,因为在骨骼肌完全麻痹以前,病人往往已因致命性的心律失常或心搏骤停而死亡。

2. 对心脏的影响　主要危害是心室颤动和心搏骤停。在轻度高钾血症时,心肌兴奋性增高。当血清钾显著升高时,由于静息电位过小,心肌兴奋性也将降低甚至消失,心搏可因此而停止。高钾血症时,心肌自律性降低,传导性降低,收缩性降低。

心电图上可见 T 波高尖,代表心房去极化的 P 波压低、增宽或消失,代表房室传导的 P-R 间期延长,代表心室去极化的 R 波降低,代表心室内传导的 QRS 综合波增宽。

3. 对电解质、酸碱平衡的影响　高钾血症似能减少肾产氨,从而使 H^+ 排出减少而倾向于发生代谢性酸中毒。酸中毒的另一原因是高钾血症时细胞外液 K^+ 移入细胞内而细胞内的 H^+ 移向细胞外。高钾血症还有利钠作用。高钾血症又能直接刺激肾上腺皮质球状带,使醛固酮的分泌增多,醛固酮的增多能促进 K^+ 的排出,故有代偿意义。而且,醛固酮的增多还能抵消高钾血症的利钠作用,从而减少机体失钠。

(三) 防治和护理原则

1. 防治原则　积极治疗原发疾病,去除引起高钾血症的原因,禁止使用含钾药物和进食富含钾的食物,严禁静脉内推注钾溶液等。

2. 护理原则　密切观察生命体征、尿量变化、血钾浓度、心电图变化等;准确记录患者出、入水量和电解质变化等。

复习思考题

1. 名词解释
脱水　高渗性脱水　低渗性脱水　水肿　高钾血症　低钾血症
2. 简述水肿的发生机制。
3. 简述低钾血症时的补钾原则。

病例分析

病案一　患者谭某,女性,38 岁。因"发热 3 天,乏力,眩晕、恶心、呕吐加重"入院。体格检查:脉搏 86 次/min,呼吸 16 次/min,血压 114/78 mmHg,四肢软弱无力,两膝腱反射消失。实验室检查:血钾浓度 1.7 mmol/L,尿酸性。心电图示:窦性心率,T 波低平,U 波明显,ST 段压低。

入院后给予复方氯化钠注射液 500 mL 加 10% KCl 20 mL 静脉滴注并口服 KCl 13 g,次日使用 20% 枸橼酸钾 90 mL,分 3 次口服。第三天清晨,病人能自行下床活动,血钾升至 4.02 mmol/L,以后四肢肌力逐渐恢复正常。

讨论题:

1. 病人发生了何种类型的水、电解质代谢紊乱? 病因是什么?

2. 导致"恶心,呕吐,腹胀,神志淡漠,全身乏力,四肢软弱无力,两膝腱反射消失"的机制是什么?

3. 导致心电图改变的机制是什么?

病例二　患者汤某,男性,56 岁。因"呕吐、腹泻伴发热 4 天"入院。患者自述虽口渴厉害但饮水即吐。体格检查:体温 38.2 ℃,呼吸、脉搏正常,血压 110/83 mmHg,有烦躁不安、口唇干裂症状。尿量约 700 mL/d。实验室检查:血清钠 150 mmol/L,尿钠 25 mmol/L。

入院后给予静脉滴注 5% 葡萄糖溶液(3 000 mL/d)和抗生素等。2 天后,情况不见好转,反而面容憔悴,软弱无力,嗜睡,浅表静脉萎陷,脉搏加快,尿量较前更少,血压 72/50 mmHg,血清钠 122 mmol/L,尿钠 8 mmol/L。

讨论题:

1. 该病人治疗前发生了哪种类型的脱水? 阐述其发生的原因和机制。

2. 为什么该病人治疗后不见好转? 说明其理由。应如何补液?

3. 阐述该病人治疗前后临床表现与检查结果变化的发生机制。

第五章
酸碱平衡紊乱

学习目标

1. 掌握各种单纯性酸碱平衡紊乱的概念。

2. 熟悉机体对酸碱平衡的调节方式、酸碱平衡的常用指标及意义，代谢性酸中毒和呼吸性酸中毒的原因、发病机制及机体的代偿方式。

3. 了解体内酸性和碱性物质的来源，代谢性酸、碱中毒和呼吸性酸、碱中毒对机体的影响及临床防治原则，混合性酸碱平衡紊乱的类型。

4. 学会分析单纯性酸碱平衡紊乱类型。

案例导学

患者刘某，男性，65 岁，有 5 年糖尿病史，入院检查其血气检测结果：pH 7.30，$PaCO_2$ 32 mmHg，HCO_3^- 16 mmol/L，血 Na^+ 142 mmol/L，Cl^- 104 mmol/L。

问题：

1. 结合检查结果分析患者发生了哪种类型的酸碱平衡紊乱。其发生的原因及机制是什么？

2. 酸碱平衡紊乱对机体有哪些影响？

机体的组织细胞必须处于适宜的酸碱度环境中，才能进行正常的生命活动。正常人血浆的 pH 保持在 7.35～7.45 之间，平均值是 7.40，是一个变动范围狭窄的弱碱性环境。虽然机体在新陈代谢过程中不断产生酸或碱性物质，也经常摄入一些酸性和碱性食物，但依靠体内各种缓冲系统以及肺和肾脏的调节，以维持 pH 在恒定范围内。这种在生理条件下维持体液酸碱度相对稳定的过程，称为酸碱平衡。

病理情况下，多种原因引起体内酸碱负荷过度、严重不足或调节功能障碍，破坏体液酸碱度的相对稳定性，称为酸碱平衡紊乱。酸碱平衡紊乱是临床常见的基本病理过程，及时发现和正确处理尤为重要。

第一节　酸　碱　平　衡

一、机体对酸碱平衡的调节

机体对酸碱平衡的调节主要包括以下四个方面。

(一) 血液的缓冲作用

缓冲系统是由弱酸(缓冲酸)及其相对应的缓冲碱组成的。血液中的缓冲系统主要有碳酸氢盐缓冲系统(HCO_3^-/H_2CO_3)、磷酸氢盐缓冲系统(NaH_2PO_4/Na_2HPO_4)、血浆蛋白缓冲系统(Pr^-/HPr)、血红蛋白和氧合血红蛋白缓冲系统(Hb^-/HHb、HbO_2^-/$HHbO_2$)。其中最重要的是碳酸氢盐缓冲系统、血红蛋白和氧合血红蛋白缓冲系统。血浆 pH 主要取决于[HCO_3^-]/[H_2CO_3]的比值。正常情况下,动脉血[HCO_3^-]为 24 mmol/L,[H_2CO_3]为 1.2 mmol/L,两者的比值为 20/1 时,血浆 pH 保持在正常范围。但是碳酸氢盐缓冲系统不能缓冲挥发酸,挥发酸的调节可以通过血红蛋白和氧合血红蛋白缓冲系统。

当血中酸过多时,缓冲系统中缓冲碱发挥中和作用;当碱过多时,缓冲系统中缓冲酸发挥中和作用,通过调节,血液 pH 能维持在 7.35～7.45 之间。

(二) 肺的调节作用

肺通过改变呼吸的频率和幅度来控制 CO_2 的排出量,调节血浆 H_2CO_3 的浓度,维持[HCO_3^-]/[H_2CO_3]的比值,以保持血浆 pH 稳定。当动脉血 $PaCO_2$ 增多或 H^+ 浓度升高时,通过刺激中枢和外周化学感受器,反射性地使呼吸中枢兴奋,呼吸加深加快,CO_2 大量排出体外。反之,动脉血 $PaCO_2$ 减少或 H^+ 浓度降低时,呼吸中枢兴奋性降低,呼吸变浅变慢,CO_2 排出量减少。此调节作用发生迅速,数分钟内即可达高峰。

(三) 肾的调节作用

肾脏通过肾小管上皮细胞分泌 H^+ 和 NH_3、重吸收 $NaHCO_3$ 等方式来调节血浆中 HCO_3^- 的含量,维持 pH 相对稳定。当体内 H^+ 浓度升高时,肾小管上皮细胞内的碳酸酐酶和谷氨酰胺酶活性增强,分泌 H^+ 和 NH_3 的功能增强,重吸收 HCO_3^- 增多。反之,体内 H^+ 浓度降低时,肾小管上皮细胞内的碳酸酐酶和谷氨酰胺酶活性抑制,分泌 H^+ 和 NH_3 的功能减弱,重吸收 HCO_3^- 减少。

肾主要调节固定酸,以上调节功能称为肾的排酸保碱功能。肾脏对酸碱平衡的调节效率高,作用持久,但是肾的调节速度较慢,通常在酸碱平衡紊乱发生 12～24 h 后才起作用。

（四）组织细胞的调节作用

组织细胞的调节作用主要是通过离子交换进行的,如 H^+-K^+,H^+-Na^+,Na^+-K^+ 交换以维持电中性。当细胞外液 H^+ 浓度增加时,H^+ 弥散进入细胞内,细胞内液 K^+ 则移出细胞外,因此酸中毒时,机体往往出现继发性的高钾血症。反之,当细胞外液 H^+ 浓度降低时,细胞内 H^+ 向细胞外转移,细胞外 K^+ 则移入细胞内,故碱中毒时机体往往出现继发性的低钾血症。

以上四个方面的调节方式共同维持机体的酸碱平衡,但在作用时间和强度上是有差别的。血液缓冲系统反应迅速,但不持久;肺的调节效能最大,调节作用约 30 min 达到最高峰,但仅对 CO_2 有调节作用,不能缓冲固定酸;肾的调节作用最慢,但效能强大,对排出固定酸及保留 $NaHCO_3$ 有重要作用;细胞内外的离子交换缓冲能力较强,但一般 3~4 h 后才发挥作用。

二、酸碱平衡的常用指标及其意义

（一）pH

pH 是表示血液中酸碱度的简明指标,正常人动脉血 pH 的正常值为 7.35~7.45,平均值为 7.40,相当于血液中 $[HCO_3^-]/[H_2CO_3]$ 的比值为 20:1。凡 pH 低于 7.35 为失代偿性酸中毒,高于 7.45 为失代偿性碱中毒。单凭 pH 的变化不能判断是代谢性还是呼吸性的酸、碱中毒,即使 pH 在正常范围,也有可能是:① 体内酸碱平衡。② 机体可能存在代偿性酸、碱中毒。③ 出现了混合性酸碱平衡紊乱。因此 pH 不能准确反映体内实际的酸碱度变化,临床上还应进一步观测其他指标,综合判断。

（二）动脉血二氧化碳分压

动脉血二氧化碳分压（$PaCO_2$）是指物理溶解于动脉血浆中的 CO_2 分子所产生的张力。正常值为 33~46 mmHg,平均值为 40 mmHg,是判断呼吸性酸碱平衡紊乱的重要指标。当 $PaCO_2<33$ mmHg 表示肺通气过度,CO_2 排出过多,见于呼吸性碱中毒;当 $PaCO_2>46$ mmHg 表示肺通气不足,体内有 CO_2 潴留,见于呼吸性酸中毒。在代谢性酸、碱中毒时,亦可继发性降低或升高。

（三）标准碳酸氢盐和实际碳酸氢盐

1. 标准碳酸氢盐（standard bicarbonate,SB） 指全血在标准条件下（温度为 38 ℃,血红蛋白氧饱和度为 100%,用 $PaCO_2$ 为 40 mmHg 的气体平衡）所测得的血浆 HCO_3^- 的含量。正常值为 22~27 mmol/L,平均值为 24 mmol/L。由于标准化后 HCO_3^- 不受呼吸因素的影响,因此 SB 是反映酸碱平衡代谢性因素的指标。代谢性酸中毒时,SB 降低,代谢性碱中毒时,SB 升高,在呼吸性酸、碱中毒时,由于肾脏的代偿作用,SB 可继发性增高或降低。

2. 实际碳酸氢盐（actual bicarbonate,AB） 指隔离空气的血液标本,在实际 $PaCO_2$ 和

血氧饱和度条件下测出的血浆 HCO_3^- 的含量。AB 受呼吸和代谢两方面的影响，AB 与 SB 的差值反映呼吸因素对酸碱平衡的影响。正常情况下，AB＝SB。如果 AB＞SB，表明血液中有 CO_2 潴留，见于呼吸性酸中毒或代偿后的代谢性碱中毒；如果 AB＜SB，表明 CO_2 排出过多，见于呼吸性碱中毒或代偿后的代谢性酸中毒；两者均减低，见于代谢性酸中毒或代偿后的呼吸性碱中毒；两者均增高，见于代谢性碱中毒或代偿后的呼吸性酸中毒。

（四）缓冲碱

缓冲碱（buffer base，BB）是指血液中所有具有缓冲作用的负离子碱的总和。它包括 HCO_3^-、Hb^-、HbO_2^-、Pr^- 等，正常值为 $45\sim52$ mmol/L，平均值为 48 mmol/L。它是反映代谢性因素的指标，代谢性酸中毒时，BB 降低；代谢性碱中毒时，BB 升高。

（五）碱剩余

碱剩余（base excess，BE）指在标准条件下，用酸或碱滴定全血标本至 pH 7.40 时所需要的酸或碱量。正常值为 $-3.0\sim+3.0$ mmol/L。BE 不受呼吸因素影响，是反映代谢性因素的指标。如果用酸滴定，使血液 pH 达 7.40，则表示被测血液中碱过剩，BE 用正值来表示，见于代谢性碱中毒；如果用碱滴定，使血液 pH 达 7.40，则表示被测血液中酸过剩，BE 用负值来表示，见于代谢性酸中毒。

（六）阴离子间隙

阴离子间隙（anion gap，AG）是血浆中未测定阴离子（UA）与未测定阳离子（UC）的差值。即 AG＝UA－UC。正常机体血浆中阳离子与阴离子总量相等，从而维持电荷的平衡。血浆 Na^+ 占可测定阳离子的 90%，HCO_3^-、Cl^- 占可测定阴离子的 85%。血浆中还有未测定的阳离子 K^+、Ca^{2+} 和 Mg^{2+}，未测定的阴离子 HPO_4^{2-}、Pr^-、SO_4^{2-} 和有机酸阴离子等。

AG 正常值为 $10\sim14$ mmol/L，平均值为 12 mmol/L。AG 可升高，也可降低，但升高的意义较大，目前多以 AG＞16 mmol/L 作为判断是否有 AG 增高型代谢性酸中毒的界限。AG 对区分代谢性酸中毒的类型和诊断某些混合性酸碱平衡紊乱有重要价值。

第二节　酸碱平衡紊乱

一、代谢性酸中毒

代谢性酸中毒（metabolic acidosis）是指血浆 HCO_3^- 原发性减少，导致 pH 低于正常。根据 AG 的变化，将代谢性酸中毒分为 AG 增高型代谢性酸中毒（血氯正常型）和 AG 正常型代谢性酸中毒（高血氯型）（图 5.1）。

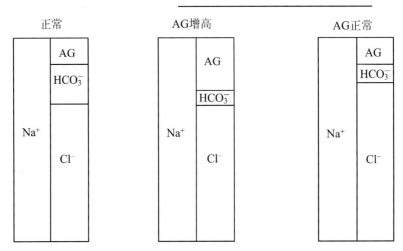

图 5.1　正常和代谢性酸中毒时阴离子间隙

（一）原因和发生机制

1. AG 增高型代谢性酸中毒　此型特点是 AG 增高,但血氯含量正常,发生机制是血浆固定酸增多,血浆 HCO_3^- 因中和 H^+ 而降低。

（1）固定酸摄入过多:服用过多阿司匹林等水杨酸类药物,降低了血浆 HCO_3^- 含量。

（2）固定酸生成过多:各种原因引起的缺氧,无氧酵解增强导致乳酸生成增多,出现乳酸酸中毒;糖尿病和酒精中毒等情况导致酮体生成增多,出现酮症酸中毒。

知识卡片

酮症酸中毒

糖尿病患者因体内胰岛素不足出现糖代谢紊乱,葡萄糖利用减少,脂肪分解加速,大量脂肪酸入肝脏,形成过多的酮体(乙酰乙酸、β-羟丁酸、丙酮),出现酮症酸中毒。患者表现疲乏无力、口渴、多饮多尿、呼吸深大、呼吸有烂苹果味,甚至出现嗜睡、意识不清和昏迷。

（3）固定酸排出减少:固定酸主要经肾代谢排出,严重肾功能衰竭时,肾小球滤过率下降,体内代谢产生的固定酸不能正常排出而在体内积聚导致代谢性酸中毒。

2. AG 正常型代谢性酸中毒　此型特点是 AG 正常,血氯含量增高,机制是血浆 HCO_3^- 丢失过多。

（1）经消化道丢失 HCO_3^-:如严重腹泻、小肠及胆道瘘管、肠道引流等可引起含大量 HCO_3^- 的肠液丢失,肾小球滤过的 $NaHCO_3$ 减少,肾小管 H^+—Na^+ 交换减少,Na^+ 更多地和 Cl^- 一起被重吸收,使血氯浓度升高。

（2）经肾丢失 HCO_3^-:① 肾功能不全时,肾小管上皮细胞泌 H^+ 和重吸收 HCO_3^- 的能力降低。② 应用碳酸酐酶抑制剂,肾小管上皮细胞内 H_2CO_3 生成减少,泌 H^+ 和重吸收 HCO_3^- 均减少。

（3）摄入过多含氯的酸性药物:长期或过量服用氯化铵、盐酸精氨酸时,药物在代谢过程中可生成 H^+ 和 Cl^-,引起高血氯性酸中毒。

（4）高钾血症:高钾血症时,细胞外 K^+ 向细胞内转移,细胞内的 H^+ 转向细胞外,导致代谢性酸中毒,患者可有反常性碱性尿出现。

(二) 机体的代偿调节

1. 血液的缓冲作用 代谢性酸中毒时,血浆中增多的 H^+ 可立即被血浆缓冲系统所缓冲,HCO_3^- 及缓冲碱被消耗,生成 H_2CO_3 转变为 CO_2 可经肺排出。

2. 肺的代偿作用 血液中 H^+ 浓度增加可刺激化学感受器,反射性地引起呼吸中枢兴奋,呼吸加深加快,CO_2 排出增多,使 pH 维持正常。

3. 肾的代偿作用 肾小管上皮细胞内的碳酸酐酶和谷氨酰胺酶活性增强,肾泌 H^+、NH_3 和重吸收 HCO_3^- 作用增强,使血液 HCO_3^- 浓度有所恢复。

4. 细胞内缓冲 细胞外 H^+ 向细胞内转移,并被细胞内缓冲碱所缓冲;细胞内 K^+ 向细胞外转移,血钾升高。

经过以上代偿,如果血浆 pH 维持稳定,即血液中 $[HCO_3^-]/[H_2CO_3]$ 的比值为 20：1,称为代偿性代谢性酸中毒;如果血液中 $[HCO_3^-]/[H_2CO_3]$ 的比值偏离 20：1,pH 下降,称为失代偿性代谢性酸中毒。

血气分析:因血浆 HCO_3^- 原发性减少,AB、SB、BB 均降低,BE 负值增大,pH 降低或代偿后正常;通过呼吸代偿,$PaCO_2$ 继发性下降,AB<SB,AG 可正常,也可增高。

(三) 对机体的影响

代谢性酸中毒主要是引起心血管系统和中枢神经系统的功能障碍。

1. 心血管系统的改变

（1）心律失常:酸中毒可引起高钾血症,导致心肌传导阻滞和兴奋性降低,严重时造成心律失常和心搏骤停。

（2）心肌收缩力降低:心肌收缩力下降可能与下列机制有关:① H^+ 竞争性地抑制 Ca^{2+} 与肌钙蛋白结合,影响心肌的兴奋-收缩耦联。② H^+ 影响心肌 Ca^{2+} 内流和心肌细胞肌浆网释放 Ca^{2+}。

（3）血管对儿茶酚胺的反应性降低:H^+ 浓度升高时,可降低外周血管对儿茶酚胺的反应性,使血管扩张,尤其是微循环中毛细血管前阻力血管最为明显,血管容量扩大,回心血量减少,血压下降。

2. 中枢神经系统 中枢神经系统功能障碍主要表现为抑制,如乏力、知觉迟钝、嗜睡、昏迷,甚至可因呼吸循环衰竭而危及生命,是酸中毒使脑细胞能量生成减少、脑内抑制性神经递质生成增多而引起的。

二、呼吸性酸中毒

呼吸性酸中毒（respiratory acidosis）是指血浆中 H_2CO_3 原发性增多，导致 pH 低于正常。

（一）原因和发生机制

呼吸性酸中毒主要是因 CO_2 排出障碍所致，少数情况下也可由于 CO_2 吸入过多引起。

1. CO_2 排出障碍　常见于各种原因引起的外呼吸功能障碍：如呼吸中枢抑制、呼吸肌麻痹、呼吸道阻塞、胸廓和肺部病变等。

2. CO_2 吸入过多　主要见于坑道、矿井等通风不良环境或呼吸机使用不当，使 CO_2 吸入过多。

（二）机体的代偿调节

呼吸性酸中毒主要是肺通气功能障碍引起的，因此肺不能发挥代偿作用，机体主要通过细胞内缓冲系统和肾代偿。

1. 细胞内外离子交换和细胞内缓冲　这是急性呼吸性酸中毒时的主要代偿方式。当血浆 CO_2 不断升高时，可在红细胞内和血浆中进行代偿：① 血浆中过多的 H_2CO_3 解离成 H^+ 和 HCO_3^-，H^+ 与细胞内 K^+ 交换，由细胞外进入细胞内，在细胞内被蛋白质缓冲，HCO_3^- 留在血浆中发挥代偿作用。② 血浆中 CO_2 迅速弥散进入红细胞，在碳酸酐酶的作用下生成 H_2CO_3，后者解离出 H^+ 和 HCO_3^-，H^+ 主要被血红蛋白缓冲，HCO_3^- 则进入血浆与 Cl^- 交换，使血浆 HCO_3^- 升高，血氯降低。

2. 肾的代偿调节　它是慢性呼吸性酸中毒的主要代偿方式。当 $PaCO_2$ 和 $[H^+]$ 升高时，肾小管上皮细胞内碳酸酐酶和谷氨酰胺酶活性增强，肾小管泌 H^+、NH_3 和重吸收 HCO_3^- 增加，血 HCO_3^- 代偿性升高。这种代偿作用的发挥常需 3～5 天才能完成。

血气分析：急性呼吸性酸中毒时，由于肾来不及发挥代偿调节作用，细胞内外离子交换和细胞内缓冲作用是有限的，因此，血 pH 降低，$PaCO_2$ 升高，SB、BB、BE 等变化不大；慢性呼吸性酸中毒时，由于肾脏强大的代偿作用，血 pH 可正常也可下降，$PaCO_2$ 升高，AB、SB、BB 继发性升高，AB＞SB，BE 正值增大。

（三）对机体的影响

呼吸性酸中毒对机体的危害，与代谢性酸中毒相似，但它对中枢神经系统的危害更为突出，常导致中枢神经系统功能障碍。

1. 中枢神经系统　血液 $PaCO_2$ 升高，患者出现持续性头痛、震颤、精神错乱及嗜睡等症状，称为肺性脑病（pulmonary encephalopathy）。发生机制可能是：① CO_2 浓度过高，可使脑血管扩张，脑血流增加，从而导致颅内压升高。② 因 CO_2 为脂溶性，可迅速通过血脑屏障，而 HCO_3^- 为水溶性，不易通过血脑屏障。因此，急性呼吸性酸中毒时，脑脊液 pH 降低的程度比急性代谢性酸中毒时更为显著,中枢神经系统功能紊乱更加严重。

2. 心血管系统　可因血浆[H^+]升高和高钾血症引起心肌收缩力减弱、心律失常,血管扩张、血压下降等。

三、代谢性碱中毒

代谢性碱中毒(metabolic alkalosis)是指血浆 HCO_3^- 原发性增多,导致 pH 高于正常。

(一)原因和发生机制

1. 酸性物质丢失过多

(1)经消化道丢失:常见于剧烈呕吐及胃液引流等引起胃酸大量丢失,这是代谢性碱中毒最常见的原因。引起碱中毒的机制为:① 胃液中 H^+ 丢失,使肠液中的 HCO_3^- 不能被中和而大量地被吸收入血。② 胃液中 Cl^- 丢失,引起低氯性碱中毒。③ 胃液中 K^+ 丢失,引起低钾性碱中毒等。

(2)经肾丢失:常见于大量使用利尿剂和肾上腺皮质激素过多,造成 H^+ 丢失,HCO_3^- 重吸收增多。

2. 碱性物质摄入过多　多为医源性的,服用过量 $NaHCO_3$ 或输入大量库存血液(库存血中枸橼酸钠在体内氧化成 $NaHCO_3$)可出现代谢性碱中毒。

3. 低钾血症　低血钾时,细胞内 K^+ 外移以补充血钾浓度,细胞外 H^+ 移入细胞内,可使细胞外碱性物质增多。此外,肾小管上皮细胞泌 H^+ 增多,HCO_3^- 重吸收也会增多,造成低钾性碱中毒。

(二)机体的代偿调节

1. 血液的缓冲调节和细胞内外的离子交换　血液的缓冲系统首先代偿,细胞内缓冲系统随后也发挥代偿调节,但缓冲能力有限。此外,细胞内 H^+ 移至细胞外,细胞外 K^+ 移入细胞内,出现继发性低钾血症。

2. 肺的代偿调节　血液中 H^+ 浓度降低,呼吸中枢抑制,呼吸浅慢,肺泡通气量减少,CO_2 排出减少,血液中 H_2CO_3 继发性升高,以维持血液中[HCO_3^-]/[H_2CO_3]的比值为 20:1,pH 在正常范围。肺的调节迅速,在碱中毒发生后的数分钟内出现,但代偿能力有限。

3. 肾的代偿调节　肾的代偿作用起效晚,当血液中 H^+ 浓度降低时,肾小管上皮细胞的碳酸酐酶和谷氨酰胺酶活性抑制,肾小管泌 H^+、NH_3 和重吸收 HCO_3^- 作用减弱,血液 HCO_3^- 浓度有所下降。

血气分析:HCO_3^- 原发性增多,AB、SB、BB 均升高,BE 正值增大,$PaCO_2$ 继发性升高,AB>SB。

(三)对机体的影响

1. 中枢神经系统　pH 升高,脑组织内 γ-氨基丁酸转氨酶活性增强,γ-氨基丁酸分解增多而生成减少,对中枢神经系统的抑制功能减弱。患者出现烦躁不安、精神错乱、意识障碍等表现。

2. 血红蛋白氧离曲线左移　血液 pH 升高可使血红蛋白与氧气的亲和力增强,导致血红蛋白氧离曲线左移,血红蛋白不易将结合的氧气释放供机体利用,组织缺氧。

3. 神经肌肉　pH 升高,血浆游离钙浓度下降,神经肌肉的应激性增高,出现腱反射亢进、面部和肢体肌肉抽动、手足抽搐等症状。

4. 低钾血症　碱中毒常伴有低钾血症。这是由于碱中毒时,细胞外 H^+ 浓度降低,细胞内 H^+ 移出细胞外,而细胞外 K^+ 移入细胞内;同时,肾小管上皮细胞内 H^+ 减少,H^+—Na^+ 交换减少,K^+—Na^+ 交换增多,肾小管排 K^+ 增多,导致血清 K^+ 浓度下降。

四、呼吸性碱中毒

呼吸性碱中毒(respiratory alkalosis)是指血浆 H_2CO_3 原发性减少,导致 pH 高于正常。

(一) 原因和发生机制

肺通气过度是各种原因引起呼吸性碱中毒的基本机制,常见原因如下。

1. 低氧血症　如肺炎、肺水肿导致外呼吸功能障碍;初入高原者,因缺氧刺激呼吸运动增强,反射性引起肺通气过度,CO_2 排出过多。

2. 中枢神经系统疾病　如癔病发作、颅脑损伤、脑炎及脑肿瘤等。

3. 某些药物服用过量　如水杨酸类药物可刺激呼吸中枢引起肺通气过度。

4. 机体代谢旺盛　如甲亢、高热等引起肺通气过度。

5. 人工呼吸机使用不当　常因通气量过大使 CO_2 排出过多。

(二) 机体的代偿调节

1. 细胞内外离子交换和细胞内缓冲　这是急性呼吸性碱中毒的主要代偿方式。血浆 H_2CO_3 降低,HCO_3^- 相对升高,H^+ 从细胞内转移至细胞外结合 HCO_3^-,生成 H_2CO_3。此外,血浆中部分 HCO_3^- 进入红细胞与红细胞内 Cl^- 交换,进入红细胞的 HCO_3^- 与 H^+ 生成 H_2CO_3,再分解成 CO_2 和 H_2O,CO_2 进入血浆形成 H_2CO_3。通过以上方式,可以增加血液中的 H_2CO_3 量,但这种缓冲作用十分有限,因此,急性呼吸性碱中毒往往是失代偿的。

2. 肾的代偿　这是慢性呼吸性碱中毒的主要代偿方式。肾小管上皮细胞泌 H^+、NH_3 和重吸收 HCO_3^- 作用减弱,使血中 HCO_3^- 继发性降低。

血气分析:$PaCO_2$ 原发性降低,pH 升高或正常,AB<SB,代偿后,AB、SB、BB 继发性降低,BE 负值增大。

(三) 对机体的影响

呼吸性碱中毒对机体的影响与代谢性碱中毒相似,但前者症状更易出现,表现更为严重。易出现窒息感、气促、眩晕、意识障碍、抽搐等症状。除与碱中毒对脑功能的损伤有关外,还与 $PaCO_2$ 降低引起脑血管收缩和脑血流量减少有关。

四种单纯性酸碱平衡紊乱的比较见表5.1。

表5.1 四种单纯性酸碱平衡紊乱的比较

区别项目	代谢性酸中毒	呼吸性酸中毒	代谢性碱中毒	呼吸性碱中毒
pH	↓或正常	↓或正常	↑或正常	↑或正常
血[HCO_3^-]	原发性↓	继发性↑	原发性↑	继发性↓
血[H_2CO_3]	继发性↓	原发性↑	继发性↑	原发性↓
[HCO_3^-]/[H_2CO_3]	↓或正常	↓或正常	↑或正常	↑或正常
AB↓	↑	↑	↓	
SB、BB	↓	↑或正常	↑	↓或正常
BE	负值↑	正值↑或正常	正值↑	负值↑或正常
呼吸变化	深、快	代偿不明显	浅、慢	代偿不明显
腱反射	↓		↑	
尿 pH	↓(高钾引起的呈反常性碱性尿)	↓	↑(低钾引起的呈反常性酸性尿)	↑

五、混合性酸碱平衡紊乱

混合性酸碱平衡紊乱是指患者同时发生两种或两种以上的酸碱平衡紊乱。

(一) 双重性酸碱平衡紊乱

1. 呼吸性酸中毒合并代谢性酸中毒 常见于严重的通气障碍引起呼吸性酸中毒,同时因持续缺氧而发生代谢性酸中毒。如慢性阻塞性肺疾病合并心力衰竭或休克。

2. 呼吸性碱中毒合并代谢性碱中毒 低氧血症、败血症、颅脑外伤、肝脏疾患等引起呼吸性碱中毒,同时伴有因呕吐、胃肠引流、大量输入库存血等而发生代谢性碱中毒。

3. 呼吸性酸中毒合并代谢性碱中毒 见于慢性阻塞性肺部疾患,由于通气障碍引起呼吸性酸中毒,又因伴有严重呕吐和心功能不全时,使用排钾利尿剂,出现低氯或低钾性代谢性碱中毒。

4. 代谢性酸中毒合并呼吸性碱中毒 见于:① 糖尿病、肾衰竭、感染性休克等患者伴发热时。② 慢性肝病,高血氨,并发肾功能衰竭时。③ 水杨酸或乳酸盐中毒时,水杨酸盐刺激呼吸中枢可发生经典的代谢性酸中毒合并呼吸性碱中毒。

5. 代谢性酸中毒合并代谢性碱中毒 见于肾功能衰竭或糖尿病伴剧烈呕吐;严重胃肠炎时呕吐、腹泻伴有低钾和脱水等。

(二) 三重性酸碱平衡紊乱

1. 呼吸性酸中毒合并代谢性酸中毒及代谢性碱中毒 该型特点是 $PaCO_2$ 升高,AG>

16 mmol/L，HCO_3^- 浓度一般升高，血 Cl^- 浓度明显下降。

2. 呼吸性碱中毒合并代谢性酸中毒及代谢性碱中毒 其特点是 $PaCO_2$ 降低，AG＞16 mmol/L，HCO_3^- 浓度可高可低，血 Cl^- 一般低于正常。

临床所见到的酸碱平衡紊乱非常复杂。由于病因、严重程度各异，以及机体的代偿状态各不相同，因此临床诊断时要结合病史、体格检查、血气分析结果和其他化验检查结果，进行全面的分析，才能做出准确判断，为临床提供防治和护理依据。

知识卡片

判断单纯性酸碱平衡紊乱的方法

单纯性酸碱平衡紊乱主要靠血气分析判断，通过血气分析测得 pH、$PaCO_2$、HCO_3^- 的值进行分析，一般应遵循以下规律。

1. 依据 pH 的变化，判断是酸中毒还是碱中毒。pH＜7.35 为酸中毒，pH＞7.45 为碱中毒。

2. 根据病史和原发性失衡可判断是呼吸性还是代谢性酸碱平衡紊乱。

3. 根据代偿情况可判断是单一性酸碱平衡紊乱还是混合性酸碱平衡紊乱。

代谢性酸碱平衡紊乱主要靠肺代偿，呼吸性酸碱失衡主要靠肾代偿，单一性酸碱失衡所引起的继发性代偿变化与原发性失衡同向，但继发性代偿变化一定小于原发性失衡。

复习思考题

1. 名词解释

酸碱平衡紊乱　代谢性酸中毒　呼吸性酸中毒　代谢性碱中毒　呼吸性碱中毒

2. 简述代谢性酸中毒的原因及对机体的影响。

案例分析

患者黄某，男性，35 岁，因"严重呕吐不能进食，伴有幽门梗阻数日"来院就诊。实验室检查：pH 7.56，$PaCO_2$ 50 mmHg，PaO_2 65 mmHg，HCO_3^- 42 mmol/L，BE 8.0 mmol/L，Na^+ 160 mmol/L，Cl^- 92 mmol/L，K^+ 3.3 mmol/L。

讨论题：

1. 结合检查结果分析患者发生了哪种类型的酸碱平衡紊乱，为什么？

2. 血浆 pH 在正常范围内能否判断机体有无酸碱平衡紊乱，为什么？

3. 简述机体调节酸碱平衡的方式及特点。

第六章

炎　症

学习目标

1. 掌握炎症的概念、炎症的基本病理变化、临床表现及各型炎症的病理变化特点。
2. 熟悉炎症介质的作用、炎细胞的种类和功能、渗出液与漏出液的区别。
3. 了解炎症的结局。

案例导学

　　患者,女性,18岁,因发热伴腿部疼痛加剧入院,精神萎靡。7天前,小腿内侧靠近膝关节处出现红肿、疼痛、活动受限,伴有头痛、头晕等症状,并逐渐加重。体格检查:T 38.8 ℃,P 97 次/min,小腿内侧靠近膝关节处有一 2 cm×3 cm 红肿区,略隆起,触之有波动感,局部发热,压痛明显,同侧腹股沟淋巴结肿大,触之有疼痛感。化验室检查:WBC $21×10^9$/L,中性 0.85。入院后手术切开排出黄色脓液约 15 mL,并给予抗生素治疗。

　　问题:

1. 该患者临床诊断是什么? 有哪些依据?
2. 试联系病理变化解释患者的临床表现。

　　炎症(inflammation)是具有血管系统的活体组织对各种致炎因子造成的损伤所发生的以防御为主的反应。它通过一系列血管反应及液体、白细胞渗出,稀释、中和毒素,吞噬病原微生物,清除致炎因子和坏死组织,并通过细胞增生使受损伤的组织得以修复愈合。但是炎症有时也会给机体带来危害,例如纤维素性心包炎引起的心包纤维性粘连会影响心脏的收缩和舒张功能。

　　炎症局部的基本病变有变质、渗出和增生。临床局部表现为红、肿、热、痛和功能障碍,并伴有不同程度的全身反应,如发热、白细胞计数改变及单核-巨噬细胞系统增生等。

　　临床常见的疖、痈、肝炎、肺炎、阑尾炎和传染病等都属于炎症。

第一节　炎症的原因

　　凡是能引起机体组织和细胞损伤的因素都可以成为炎症的原因,即致炎因子。虽然致炎因子种类繁多,但可归纳为以下几大类。

　　1. 生物因子　细菌、病毒、立克次体、支原体、真菌、螺旋体和寄生虫等为炎症最常见的原因。由生物因子引起的炎症称为感染。

2. 物理因子 高温、低温、电击、放射线、机械性损伤等。

3. 化学因子 包括外源性和内源性化学物质。外源性化学物质有强酸、强碱、各种毒气等。内源性化学物质有组织坏死所产生的崩解产物以及在某些病理状态下堆积在体内的代谢产物(如尿素、尿酸)等。

4. 免疫反应 免疫反应异常可引起变态反应或自身免疫性疾病,如类风湿关节炎、过敏性鼻炎等。

第二节 炎 症 介 质

在炎症过程中,除了某些致炎因子直接引起损伤外,还有一系列具有生物活性的化学物质参与或引起炎症反应,这些化学物质称为炎症介质(inflammatory mediator)。炎症介质可分为外源性(如细菌及其产物)和内源性(来源于细胞和血浆)两大类,以内源性介质为主。细胞源性炎症介质常以颗粒的形式储存于细胞内,在需要的时候释放到细胞外,或在某些致炎因子的刺激下由细胞合成并释放,主要有组胺、5-羟色胺、前列腺素(prostaglandin,PG)、白细胞三烯(leukotriene,LT)、溶酶体酶等;血浆源性炎症介质多以前体形式存在,须经蛋白水解酶裂解才能激活,主要有缓激肽、补体系统、纤维蛋白多肽等。

炎症介质在炎症过程中的主要作用是使血管扩张、血管壁通透性增加及对炎细胞的趋化作用,促使炎症渗出的发生。有的炎症介质还可引起发热、疼痛及组织损伤等。炎症介质发挥作用后很快会被酶降解灭活,或被拮抗分子抑制或清除(表 6.1)。

表 6.1　主要炎症介质及其主要作用

作用	主要炎症介质
扩张血管	组胺、5-羟色胺、缓激肽、PG、NO
血管壁通透性增加	组胺、5-羟色胺、缓激肽、C_{3a} 和 C_{5a}、LT
趋化作用	C_{5a}、LT、细菌产物、阳离子蛋白、细胞因子 IL-8
发热	细胞因子 IL-1 和 IL-2、TNF、PGE_2
疼痛	PG、缓激肽
组织损伤	氧自由基、溶酶体酶、NO

注:IL(Interleukin):白细胞介素;TNF(Tumor necrosis factor):肿瘤坏死因子。

第三节 炎症的基本病理变化

炎症的基本病理变化包括局部组织的变质、渗出和增生。在炎症过程中,此病理变化一般按先后顺序发生,即变质→渗出→增生。一般在炎症早期和急性炎症以变质或渗出为主,炎症后期和慢性炎症以增生为主,但变质、渗出和增生是相互联系的。一般来说变质属于损伤过程,而渗出和增生则属于抗损伤和修复过程。

一、变质

变质(alternation)是指炎症局部组织细胞发生的变性和坏死。变质是致炎因子的直接作用、局部血液循环障碍及炎症介质等共同作用引起的。

1. 形态变化 变质既可以发生于实质细胞,也可以发生在间质。实质细胞常出现细胞水肿、脂肪变性,严重时可发生凝固性坏死或液化性坏死等。间质组织可发生玻璃样变性、黏液样变性和纤维素样坏死等。

2. 代谢变化 炎症局部组织可发生一系列代谢变化。分解代谢增强是炎症组织的代谢特点,可表现为以下两个方面。

(1) 局部酸中毒:炎症初期组织分解代谢增强使局部耗氧量增加,以后由于局部血液循环障碍和酶系统受损,使各种氧化不全的代谢产物,如乳酸、脂肪酸、酮体等酸性产物堆积,炎症区氢离子浓度升高,出现局部酸中毒。

(2) 局部组织的渗透压升高:炎症局部组织分解代谢增强及坏死组织崩解,导致蛋白质等大分子物质分解为许多小分子物质,加之局部氢离子浓度升高使盐类解离增强,炎症区内离子浓度增加,胶体渗透压和晶体渗透压均升高。局部渗透压升高促使炎性渗出的发生。

二、渗出

炎症局部组织血管内的液体成分和细胞成分通过血管壁进入组织间隙、体腔、黏膜表面和体表的过程称为渗出(exudation)。渗出是炎症的重要标志,是消除病原因子和有害物质的重要环节。渗出的液体和细胞成分统称为渗出物。渗出过程包括血流动力学改变、液体渗出和细胞渗出。

(一) 血流动力学改变

炎症过程中组织受损后很快发生血流动力学改变,表现为血管口径和血流状态变化。一般按以下顺序发生。

1. 细小动脉短暂收缩 持续几秒钟时间,主要是神经反射引起。

2. 血管扩张和血流加速 短暂细动脉收缩后,细动脉和毛细血管扩张,局部血流加快,血流量增多,形成动脉性充血,即炎性充血。此时炎症区域组织代谢增强,温度升高,呈鲜红色。血管扩张与轴突反射和组胺、缓激肽、前列腺素等炎症介质的作用有关。

3. 血流速度减慢 毛细血管扩张之后,在炎症介质和局部酸中毒的作用下,血管壁通透性升高,使血液中富含蛋白质的液体渗出,导致血液浓缩和黏稠度增加,血流变慢,形成静脉性充血(淤血)。最后在扩张的小血管内挤满红细胞,称为血流停滞。血流停滞有利于白细胞黏附于血管内皮细胞并渗出到血管外(图 6.1)。

77

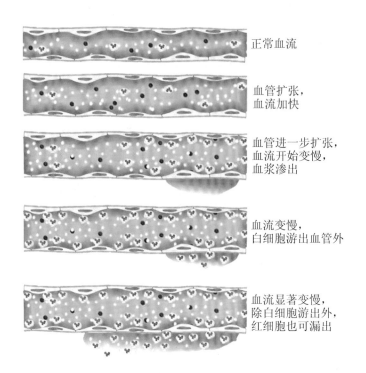

正常血流

血管扩张,
血流加快

血管进一步扩张,
血流开始变慢,
血浆渗出

血流变慢,
白细胞游出血管外

血流显著变慢,
除白细胞游出外,
红细胞也可漏出

图 6.1　炎症时血流动力学改变模式图

(二) 液体渗出

在炎症过程中有富含蛋白质的液体通过细静脉、毛细血管壁渗出,渗出的液体称为渗出液(exudate)。

1. 液体渗出的机制

(1) 微循环血管壁通透性增高:是导致炎性渗出的最重要原因。

(2) 血管内流体静压升高:炎症区内血流动力学变化引起血流缓慢和局部淤血,使血管内流体静压升高,血管内液体和小分子物质易于渗出。

(3) 组织渗透压升高:变质引起炎区组织渗透压升高,促进渗出的发生。

2. 渗出液的特点　渗出液中主要为水、盐类和蛋白质。渗出液中蛋白质的含量和主要类型与血管壁通透性增加程度有关。血管壁损伤轻微时,主要为小分子的白蛋白渗出;血管壁损伤较重时,大分子的球蛋白、纤维蛋白原也可以渗出。液体渗入到组织间隙引起炎性水肿。渗出液聚积于体腔引起炎性积液。临床上所见的炎症性疾病引起的渗出液与心力衰竭、低蛋白血症或其他原因引起的漏出液是不同的。

3. 渗出液与漏出液的鉴别　渗出液与漏出液(transudate)的区别见表 6.2。

表 6.2　渗出液与漏出液的区别

	渗出液	漏出液
原因	炎症	非炎症
发生机制	血管壁通透性增高	静脉回流受阻

续表

	渗出液	漏出液
蛋白质含量	>30 g/L	<25 g/L
比重	>1.018	<1.018
有核细胞数	>0.5×10⁹/L	<0.5×10⁹/L
外观	浑浊	澄清
凝固性	能自凝	不能自凝

4. 渗出液的作用 渗出液对机体具有重要的防御作用：① 渗出液可稀释局部毒素和致炎因子，带走炎症灶内代谢产物，减轻毒素对组织的损害。② 渗出液中丰富的抗体、补体、溶菌素等成分，有利于杀灭病原体及中和毒素。③ 渗出液中的纤维蛋白原转变成纤维蛋白，交织成网，可阻止病原微生物的扩散，有利于吞噬细胞的吞噬，纤维蛋白网还是炎症后期修复的支架。

若渗出液过多会给机体带来一些危害。如压迫周围组织或阻塞气管，加重血液循环障碍或影响器官功能；纤维蛋白渗出过多不能完全溶解吸收，会发生机化，导致组织器官粘连。

（三）细胞渗出

炎症反应最重要的特征是白细胞渗出。白细胞通过血管壁游出到血管外的过程称为白细胞渗出，渗出的白细胞称为炎细胞（inflammatory cell）。炎细胞在炎症病灶内聚集的现象称为炎细胞浸润（inflammatory cell infiltration）。炎细胞可以吞噬和降解细菌、抗原抗体复合物及坏死组织碎片，在局部发挥防御作用。

1. 白细胞渗出过程 白细胞渗出是一种主动而又复杂的过程，包括白细胞边集、附壁、游出等连续阶段，并在趋化因子的作用下到达炎症病灶，发挥吞噬作用（图 6.2）。

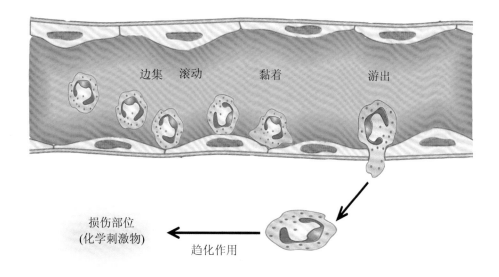

图 6.2 白细胞渗出过程模式图

79

（1）白细胞边集和附壁：当血流速度减慢或血流停滞时，白细胞由轴流进入边流，靠近血管壁的现象，称为白细胞边集。边集的白细胞沿着内皮细胞滚动，随后黏附于管壁上，称为白细胞附壁。

（2）白细胞游出：黏附的白细胞胞质突起形成伪足，插入内皮细胞间隙，然后整个白细胞以阿米巴样运动的方式穿过内皮细胞连接，游出到血管外。

血液中的各种白细胞都能游出，但游走能力差别较大。中性粒细胞和单核细胞游走能力最强，淋巴细胞游走能力最弱，因此，在炎症的不同阶段游出的白细胞种类不同。急性炎症和炎症的早期以中性粒细胞为主，但寿命短，24～48 h后逐渐被单核巨噬细胞取代。此外，致炎因子不同游出的白细胞种类也不同，化脓菌感染以中性粒细胞渗出为主；病毒感染则以淋巴细胞为主；变态反应时则以嗜酸性粒细胞为主。

白细胞游出后，血管内皮细胞的连接结构恢复正常。当血管壁损伤严重时，红细胞会被动漏出，因红细胞本身无运动能力，炎症灶中出现大量的红细胞，是炎症反应剧烈及血管损伤严重的表现。

2. 趋化作用（chemotaxis） 白细胞游出血管后，沿着组织间隙以阿米巴样运动向炎症区域移动。这种定向移动是受某些化学物质的影响或吸引的，称为趋化作用。能影响白细胞做定向移动的物质称为趋化因子。趋化因子具有特异性，不同的趋化因子吸引不同的白细胞，不同的白细胞对趋化因子的反应也不同。

3. 白细胞的吞噬作用（phagocytosis） 吞噬作用是指炎症灶内的白细胞吞入、杀伤、消化降解病原体、组织碎片的过程。人体的吞噬细胞主要有两种：中性粒细胞和巨噬细胞。吞噬细胞首先借助其表面的 Fc 受体和 C3b 受体，识别被抗体或补体包裹的病原体，经抗体或补体与相应受体结合，病原体就被黏附在吞噬细胞表面，此时吞噬细胞膜内褶或外翻形成伪足将其包绕，进而吞入细胞质形成吞噬体。吞噬体与胞质内溶酶体融合形成吞噬溶酶体，病原体等在吞噬溶酶体内被杀伤和降解（图 6.3）。大多数病原体即被杀伤、降解，但少数病原体如结核杆菌能在白细胞内长期存活，并可随吞噬细胞游走而在体内扩散，一旦机体抵抗力降低，这些细菌可再次繁殖。

4. 炎细胞的种类、功能及临床意义 不同种类的炎细胞其特性和功能各不相同。不同原因引起的炎症或炎症的不同阶段渗出的炎细胞不同（表 6.3）。

表 6.3 常见炎细胞的种类、功能及临床意义

种类	来源	功能	临床意义
中性粒细胞	血液	运动活跃，吞噬能力较强，能吞噬细菌、组织碎片、抗原抗体复合物，崩解后释放蛋白溶解酶	多见于急性炎症、炎症早期及化脓性炎症
单核细胞及巨噬细胞	血液及组织	运动及吞噬能力很强，能吞噬较大的病原体、异物、坏死组织碎片等，释放内源性致热原，可演变为类上皮细胞、多核巨细胞等	常见于急性炎症后期、慢性炎症、非化脓性炎症以及病毒、寄生虫感染等

续表

种类	来源	功能	临床意义
嗜酸性粒细胞	血液	运动能力弱,具有一定的吞噬能力,能吞噬抗原抗体复合物	常见于寄生虫感染和变态反应性炎症
淋巴细胞	血液及淋巴组织	T细胞参与细胞免疫、释放多种淋巴因子 B细胞参与体液免疫	多见于慢性炎症或病毒感染
浆细胞	B淋巴细胞转变而来	产生抗体,参与体液免疫	见于慢性炎症
嗜碱性粒细胞	血液	释放肝素、组胺、5-羟色胺	见于变态反应性炎症

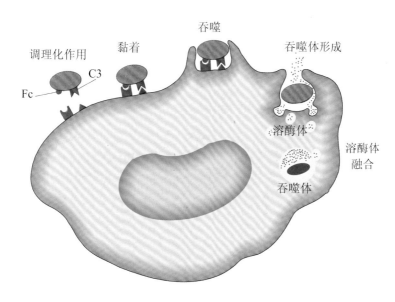

图 6.3　白细胞吞噬过程模式图

三、增生

在致炎因子、组织崩解产物的作用下,炎症局部细胞增殖,细胞数目增多,称为增生(proliferation)。增生的细胞主要有巨噬细胞、血管内皮细胞和成纤维细胞。在某些情况下,炎症病灶周围的上皮细胞或实质细胞等也可增生。炎症早期增生一般轻微,主要见于炎症后期和慢性炎症。增生也是机体在炎症过程中的重要防御反应,增生的巨噬细胞具有吞噬病原体、清除异物的作用;增生的成纤维细胞和血管内皮细胞形成肉芽组织有利于炎症局灶化和组织修复。但过度增生也会影响组织器官的结构和功能。

第四节　炎症的局部表现和全身反应

一、炎症的局部表现

炎症的局部表现为红、肿、热、痛和功能障碍，以体表的急性炎症最为明显。

1. 红　炎症初期由于动脉性充血，局部血液中氧合血红蛋白增多，故呈鲜红色。随着炎症的发展，血流变慢、淤血和停滞，局部血液中还原血红蛋白增多，故呈暗红色。

2. 肿　急性炎症时，局部肿胀主要是由于炎性充血和炎性水肿所致。慢性炎症时，局部肿胀主要与局部组织细胞增生有关。

3. 热　局部组织的温度较高，是由于局部动脉性充血，血流速度较快，血流量较大，局部组织分解代谢增强，产热增多所致。

4. 痛　炎症局部疼痛与多种因素有关：① 炎症组织内前列腺素、缓激肽等炎症介质引起疼痛。② 炎性渗出使炎症区内张力升高，压迫或牵拉神经末梢引起疼痛。③ 炎症局部组织分解代谢增强，使钾离子、氢离子浓度升高，刺激神经末梢而引起疼痛。

5. 功能障碍　炎症时组织细胞变性坏死、局部代谢异常、炎性渗出引起的压迫或阻塞以及疼痛引起的保护性反应都可导致炎症器官功能障碍。

二、炎症的全身反应

致炎因子主要作用于局部组织，引起局部炎症。但局部和全身是一个统一整体，局部的病变可影响到全身，特别是病原微生物引起的较严重的炎症，全身反应更明显。

1. 发热(fever)　多见于病原微生物感染引起的炎症。一定程度的发热能使机体代谢增强，促进抗体形成，增强单核-巨噬细胞系统的吞噬功能，增强肝解毒功能，加速代谢产物的排泄等，具有一定的防御意义。但高热或长期发热，可引起多系统特别是中枢神经系统功能紊乱。少数患者在炎症病变严重时，体温反而不升高，说明机体反应性差，抵抗力低下，是预后不良的征兆。

2. 血液中白细胞计数的变化　白细胞计数增加是炎症反应的常见表现，具有重要的防御意义，特别是细菌感染引起的急性炎症更加明显。白细胞计数可达$(15\sim20)\times10^9/L$。严重感染时末梢血中相对不成熟的杆状核中性粒细胞比例增加，称为"核左移"现象。

病原体种类和感染程度不同，增多的白细胞种类也不同。急性化脓性炎症以中性粒细胞增多为主；寄生虫感染和变态反应性炎症以嗜酸性粒细胞增多为主；慢性炎症或病毒感染以淋巴细胞增多为主。但某些炎症中，如伤寒、流行性感冒等，血中白细胞计数可无明显增加，甚至减少。因此，临床上通过检查白细胞计数和分类，有助于对疾病的诊断和预后的判断。

3. 单核-巨噬细胞系统增生　常表现为肝、脾、局部淋巴结肿大,单核-巨噬细胞增生是机体防御反应的表现。

4. 实质器官的病变　炎症严重时,由于病原微生物及其毒素的作用、局部血液循环障碍、发热等因素的影响,心、肝、肾等器官的实质细胞可发生代谢障碍和不同程度的变性甚至坏死,造成这些器官功能障碍。

第五节　炎症的类型及病理变化

一、炎症的临床分类

临床上常根据病程长短和发病缓急将炎症分为以下四种类型:

1. 超急性炎症　起病急,呈暴发性经过,病程为数小时至数天,炎症反应急剧,多属变态反应性炎症。短期内引起严重的组织器官损伤,甚至导致患者死亡。如器官移植的超急性排斥反应,可在移植器官的血管接通后数分钟,引起移植器官和组织的严重破坏、功能丧失。

2. 急性炎症　起病急,进展快,病程短,一般为数天至 1 个月,症状明显。局部病变以变质、渗出为主,而增生较轻微。炎症病灶内以中性粒细胞浸润为主。如急性阑尾炎、急性扁桃体炎等。

3. 慢性炎症　起病缓慢,病程长,可达数月至数年。局部病变以增生为主,而变质、渗出轻微。炎症灶内常有大量淋巴细胞、巨噬细胞和浆细胞浸润。如慢性胆囊炎、慢性支气管炎等。

4. 亚急性炎症　临床上较少见,介于急性炎症和慢性炎症之间,病程为 1～6 个月。常由急性炎症迁延所致。如亚急性重型肝炎、亚急性细菌性心内膜炎等。

二、炎症的病理分类

根据炎症局部基本病理变化可将炎症分为变质性炎、渗出性炎和增生性炎三大类型。

(一) 变质性炎

变质性炎是指局部病变以组织细胞变性、坏死为主的炎症,渗出和增生性变化较轻微。主要发生在心、肝、脑等实质器官。如病毒性肝炎主要病变为肝细胞变性、坏死;流行性乙型脑炎主要病变为神经细胞变性、坏死;白喉中毒性心肌炎可表现为心肌细胞变性、坏死等。

(二) 渗出性炎

渗出性炎是指以渗出为主的炎症,同时伴有不同程度的变质和增生。根据渗出物的主要成分和病变特点不同,一般将渗出性炎分为浆液性炎、纤维素性炎、化脓性炎、出血性炎和卡他性炎五种。

1. 浆液性炎(serous inflammation)　是以浆液渗出为主的炎症。渗出物以血浆成分为主,含有 3%～5% 的蛋白质,主要为白蛋白,混有少量的纤维蛋白、中性粒细胞和脱落的上皮细胞。常发生于黏膜、浆膜、皮肤和疏松结缔组织。如皮肤Ⅱ度烧伤形成的水疱(图 6.4)、关节炎时关节腔积液、胸膜炎引起的胸腔积液等。

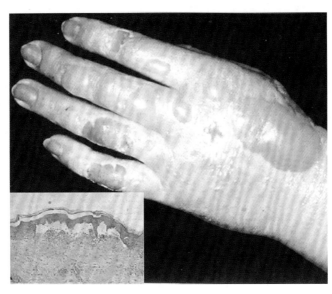

图 6.4　皮肤的浆液性炎

浆液性炎的病变程度一般较轻,渗出物可由血管和淋巴管吸收。渗出物过多可产生不利影响,如胸腔和心包腔大量积液,可影响肺及心脏功能。

2. 纤维素性炎(fibrinous inflammation)　是以大量纤维蛋白原渗出为主的炎症。纤维蛋白原渗出后转化为纤维蛋白,即纤维素。纤维蛋白原的大量渗出是血管壁损伤严重、通透性明显增高的结果,多由某些细菌毒素(如肺炎球菌、痢疾杆菌及白喉杆菌等产生的毒素)、化学毒物(如汞中毒)、体内毒性代谢产物(如尿毒症时的尿素)等引起。纤维素性炎常发生于黏膜、浆膜和肺。

(1) 黏膜的纤维素性炎:常见于肠、咽、喉、气管等处黏膜。发生于黏膜的纤维素性炎,渗出的纤维蛋白、白细胞和坏死的黏膜上皮共同形成膜状物覆盖于黏膜表面,故又称假膜性炎,如细菌性痢疾、白喉等。白喉引起的假膜性炎若发生于咽部,假膜不易脱落,而发生于气管的则较易脱落,脱落的假膜可阻塞支气管引起窒息。细菌性痢疾时,肠黏膜表面形成的假膜脱落后随粪便排出,可导致黏液便或黏液脓血便。

(2) 浆膜的纤维素性炎:常见于胸膜、腹膜和心包膜。如风湿性心包膜炎时,大量渗出的纤维蛋白在心脏搏动的影响下形成无数绒毛状物,覆盖于心表面,称为“绒毛心”(cor villosum)(图 6.5)。

(3) 发生于肺的纤维素性炎:常见于大叶性肺炎。

纤维素性炎一般呈急性经过,少量渗出的纤维蛋白可被中性粒细胞释放的蛋白溶解酶溶解吸收。若纤维蛋白渗出过多,不能完全溶解而发生机化,可引起浆膜粘连,影响器官的功能。

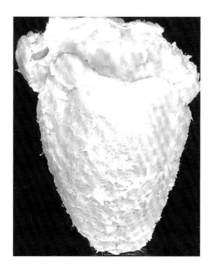

图 6.5　绒毛心

注:渗出的纤维素在心脏表面形成无数绒毛状物

3. 化脓性炎(purulent inflammation)　是以大量中性粒细胞渗出为主,并伴有不同程度的组织坏死和脓液形成为特征的炎症。脓液中有大量变性坏死的中性粒细胞(脓细胞)、液化的坏死组织、细菌和少量的浆液。化脓性炎多由葡萄球菌、链球菌、脑膜炎双球菌、大肠杆菌等化脓菌引起。根据病因和发生部位不同,可分为脓肿、蜂窝织炎、表面化脓和积脓。

(1) 脓肿(abscess):是指器官或组织内的局限性化脓性炎,主要特征是局部组织坏死,形成含有脓液的腔。主要由金黄色葡萄球菌引起,该菌产生的血浆凝固酶使渗出的纤维蛋白原转变为纤维蛋白,可阻止病原菌的扩散,因而病变较局限。

小脓肿可通过吸收自行消退;较大的脓肿由于脓液过多,吸收困难,常需切开排脓或穿刺抽脓,脓液排出后,残存的脓腔由肉芽组织长入修复。有时脓液过多,脓腔内压力增大,脓肿可向周围破溃。皮肤、黏膜的脓肿向表面破溃形成溃疡(ulcer)。深部脓肿如向体表或自然管道破溃形成只有一个开口的病理性盲管,称为窦道(sinus)。如一端向体表穿破,另一端向自然管道穿破,或使两个有腔器官之间沟通,形成有两个以上开口的病理性管道,称为瘘管(fistula)(图 6.6)。

知识卡片

疖和痈

疖是单个毛囊、皮脂腺及周围组织形成的脓肿,常发生于毛囊、皮脂腺丰富的部位(如面部、背部等)。疖中心部分液化变软后,脓液便可破出。痈是多个疖互相融合,在皮下脂肪和筋膜组织中形成的多个互相沟通的脓肿,坏死组织较多,必须及时切开排脓才能愈合。

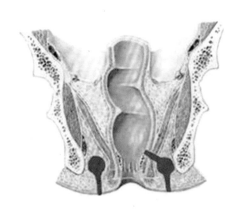

图6.6　窦道与瘘管

（2）蜂窝织炎（phlegmonous inflammation）：是发生于疏松结缔组织的弥漫性化脓性炎，常见于皮下组织、肌肉和阑尾等处。主要由溶血性链球菌引起，该菌能分泌透明质酸酶和链激酶，降解结缔组织中的透明质酸，溶解纤维蛋白，因此细菌易通过组织间隙或淋巴管扩散，表现为疏松结缔组织内大量中性粒细胞弥漫性浸润，与周围组织无明显界限。

（3）表面化脓和积脓：是指发生于黏膜、浆膜和脑膜的化脓性炎。表面化脓时黏膜、浆膜和脑膜等表面有脓液覆盖，深部组织没有明显的炎性细胞浸润。脓性渗出物覆盖于器官表面称为表面化脓，渗出的脓液可通过自然管道排出体外，如化脓性尿道炎、化脓性支气管炎。发生在浆膜、输卵管、胆囊等处的化脓性炎，脓液在浆膜腔、胆囊内积存，称为积脓。

4. 出血性炎（hemorrhagic inflammation） 当炎症病灶内血管壁损伤较重时，渗出物中含有大量的红细胞，形成出血性炎。常见于流行性出血热、钩端螺旋体病和鼠疫等。

5. 卡他性炎（catarrhal inflammation） 发生在黏膜的渗出性炎症称为卡他性炎。卡他（catarrh）是希腊语，有"向下流"的意思。根据渗出物的成分不同，卡他性炎又分为浆液性卡他性炎、黏液性卡他性炎、脓性卡他性炎等。

（三）增生性炎

增生性炎是指炎症局部以组织细胞增生为主，而变质、渗出性变化较轻微。增生性炎多属慢性炎症，但也有少数急性炎症是以细胞增生性改变为主，如急性肾小球肾炎、伤寒等。

根据病因和病变特点不同，可分为一般慢性炎症、炎性息肉、炎性肉芽肿和炎性假瘤。

1. 一般慢性炎症 主要表现为成纤维细胞、血管内皮细胞增生，同时炎症局部实质细胞、被覆上皮细胞和腺上皮细胞也可以增生。炎症灶内浸润的炎细胞主要为淋巴细胞、浆细胞和巨噬细胞。

2. 炎性息肉 是指发生在黏膜的慢性炎症，局部黏膜上皮、腺上皮和肉芽组织明显增生，形成向黏膜表面突出、根部有蒂的肿物，称为炎性息肉。息肉大小不等，可有单个或多个。常见的有子宫颈息肉、鼻息肉、肠息肉等。

3. 炎性肉芽肿 是以肉芽肿形成为形态特点的特异性炎症。肉芽肿是炎症局部主要由巨噬细胞或其衍化细胞增生形成的境界清楚的结节状病灶，又称肉芽肿性炎。根据致炎因子不同，炎性肉芽肿又分为：① 感染性肉芽肿，由生物病原体如结核杆菌、伤寒杆菌、梅毒螺旋体、真菌和寄生虫等引起,能形成具有特殊结构的细胞结节,对疾病的确诊具有重要意义,如结核性肉芽肿、伤寒肉芽肿等。② 异物性肉芽肿,由各种异物如外科缝线、粉尘、滑石粉、木刺等引起。

4. 炎性假瘤 炎症局部组织增生形成一个境界清楚的肿瘤样肿块,常见于眼眶和肺等部位。

第六节　炎症的结局

受致炎因子引起的损伤和机体抗损伤反应不同,以及防治措施是否及时有效等多方面影响,炎症可有以下三种结局。

一、痊愈

机体通过自身的防御反应或经过适当的治疗,炎症病因被消除,炎性渗出物及坏死组织被溶解吸收或排出体外,通过周围细胞的再生,可以完全恢复原来组织的结构和功能,称为完全痊愈。若损伤范围较大或组织再生能力有限,则由肉芽组织增生修复,损伤组织的形态结构和功能不能完全恢复正常,称为不完全痊愈。

二、迁延不愈

机体抵抗力低下或治疗不彻底,致炎因子不能在短期内清除而持续损伤组织,造成炎症迁延不愈,使急性炎症转为慢性炎症,长期存在,时轻时重。如急性肝炎转为慢性肝炎,部分慢性肝炎可迁延数年。

三、蔓延扩散

由于机体抵抗力差,感染的病原微生物数量多、毒力强,又未得到及时、正确的治疗,病原微生物不断繁殖并通过组织间隙、血管、淋巴管向周围或全身扩散,引起严重后果。

1. 局部蔓延 炎症局部的病原微生物可沿组织间隙或自然管道向周围组织或器官扩散。如上呼吸道感染可引起支气管肺炎。

2. 淋巴道扩散 炎症灶内的病原微生物经组织间隙侵入淋巴管,随淋巴液扩散,引起淋巴管炎和局部淋巴结炎。如口腔内炎症可引起颌下淋巴结炎,足癣或足外伤感染可引起下肢淋巴管炎及腹股沟淋巴结炎。急性淋巴结炎,淋巴结肿大可有不同程度的疼痛。

3. 血行扩散 炎症灶内的病原微生物侵入血液循环或其毒素被吸收入血,可引起菌血症、毒血症、败血症、脓毒败血症。

复习思考题

1. 名词解释

炎症 渗出 趋化作用 脓肿 脓细胞 肉芽肿

2. 比较脓肿与蜂窝织炎的异同。

3. 炎症局部可有哪些临床表现? 其病理学基础是什么?

案例分析

患者李某,男性,35岁,因"恶心、呕吐、发热、转移性右下腹部疼痛"入院。体格检查:右下腹麦氏点压痛明显,腹肌紧张。入院行阑尾切除术。病理学检查:阑尾肿胀,浆膜面充血,可见黄白色渗出物,阑尾腔内充满脓液。

讨论题:

1. 该患者的阑尾发生了什么性质的炎症? 镜下的病理变化是什么?

2. 该炎症的结局是什么?

第七章

发　热

89

学习目标

1. 掌握发热、内生致热原的概念及发热的分期。
2. 熟悉发热的发病机制及发热时机体的功能和代谢变化。
3. 了解发热的生物学意义和防治、护理原则。

案例导学

患者小明，男孩，2 岁，因发热、咽痛 2 天，伴惊厥 30 min 入院。查体：体温 41 ℃，心率 150 次/min，呼吸 36 次/min；面红，口唇干燥，咽部充血，双侧扁桃体肿大、有脓苔，两肺呼吸音粗。实验室检查：WBC 18.3×10⁹/L，中性白细胞 0.82。入院后立即予以物理降温、输液、抗生素治疗。2 h 后大量出汗，体温开始下降，5 日后痊愈出院。

问题：

1. 何为发热？患儿为什么会发热？
2. 发热病人可出现哪些临床表现？
3. 临床对患儿的处理是否正确？

人体具有相对恒定的体温，对维持正常的生命活动至关重要。正常成人的体温维持在 37 ℃ 左右，昼夜上下波动范围不超过 1 ℃，这种体温的相对恒定是依靠下丘脑体温调节中枢的调控实现的。

发热是指机体在致热原的作用下，体温调节中枢的调定点（set point，SP）上移而引起的调节性体温升高。一般体温升高超过正常值的 0.5 ℃ 即称为发热。

体温升高并不都是发热，其包括两大类（图 7.1）。发热不是独立的疾病，而是一种病理过程，发热常常出现于疾病的早期而被患者察觉，因而发热是疾病的信号之一。

体温升高 { 生理性体温升高：见于剧烈运动时、月经前期和应激反应等

病理性体温升高 { 发热（体温调节中枢调定点上移，调节性体温升高）

过热（体温超过调定点水平，被动性体温升高）

图 7.1　体温升高的分类

> 知识卡片
>
> ### 中　暑
>
> 　　中暑是在高温影响下的体温调节功能紊乱,烈日暴晒或在高温环境下重体力劳动所致的一组急症。中暑一般发生在气温超过 34 ℃时。在同样的气温条件下,相对湿度增高更容易引起中暑。中暑的患者除体温升高外,可有全身疲乏、四肢无力、头昏、胸闷、心悸及恶心、呕吐等不适症状,甚至可出现中暑衰竭或中暑痉挛,引起严重后果。

第一节　发热的原因和发生机制

一、发热的原因

发热是由发热激活物作用于体内产致热原细胞产生并释放内生致热原,作用于体温中枢,引起体温升高。

(一) 发热激活物

发热激活物是指能激活内生致热原细胞产生和释放内生致热原(endogenous pyrogen,EP)的物质,包括外致热原和某些体内产物。

1. 外致热原　来自体外的致热物质称为外致热原,包括细菌、病毒、真菌、螺旋体、寄生虫等病原体及其代谢产物。革兰阴性菌产生的内毒素是最常见的外致热原,其耐热性强(干热 160 ℃,保持 2 h 才能灭活),一般方法难以清除,是临床输血和输液过程中引起发热反应的主要污染物。

2. 体内产物　包括抗原-抗体复合物、致热性类固醇和非感染性致炎刺激物等。

(二) 内生致热原

产致热原细胞在发热激活物的作用下,产生和释放能引起体温升高的物质,称之为内生致热原。产致热原细胞种类很多,包括单核细胞、巨噬细胞、内皮细胞、淋巴细胞以及肿瘤细胞等。目前已明确的 EP 包括:白细胞介素-1(interleukin-1,IL-1)、肿瘤坏死因子(tumor necrosis factor,TNF)、干扰素(interferon,IFN)、白细胞介素-6(interleukin-6,IL-6)等。

二、发热的发生机制

发热的机制比较复杂,主要包括三个环节(图 7.2):① 信息传递,即发热激活物作用于产 EP 细胞(单核细胞等),使其产生和释放 EP,EP 经血液循环运输并通过血脑屏障的薄弱部位——终板血管器进入体温调节中枢。② 中枢调节,即 EP 进入脑内,作用于体温调节中枢,引起中枢发热介质(前列腺素 $E_2\uparrow$、$Na^+/Ca^{2+}\uparrow$、$cAMP\uparrow$)的改变,引起体温调定点的上移。③ 效应,即调定点升高后(调定点高于血液温度),中枢发出冲动,引起产热增加、散热减少,体温随之升高,直至达到新的调定点水平。"调定点"学说基本阐明了其发生机制(图 7.2)。

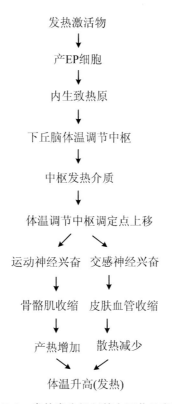

图 7.2 发热发生机制基本环节示意图

第二节 发热的分期和热型

一、发热的分期

发热的过程大致分为三个时期(图 7.3),各期持续时间因病而异。

1. 体温上升期 此期因体温调定点上移,体温低于调定点,故热代谢特点是机体产热明显增加,散热减少,体温不断上升。患者常有畏寒和寒战、皮肤苍白,并出现"鸡皮疙瘩"。由于皮肤血管收缩,体表温度下降,刺激冷感受器,产生畏寒感觉;寒战是全身骨骼肌不随意收缩,可使产热增加;出现"鸡皮疙瘩"是交感神经兴奋、竖毛肌收缩所致。

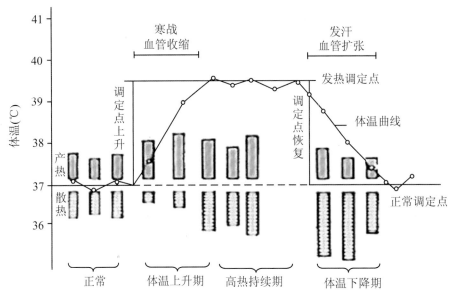

图 7.3　发热的时相

2. 高温持续期　当体温上升到新的调定点,体温与上升的调定点水平相一致,机体产热与散热在较高水平保持相对平衡,体温便持续在较高水平。此期皮肤血管扩张,自觉酷热,皮肤发红;由于高热使皮肤水分蒸发,因而皮肤和口唇干燥。

3. 体温下降期　当致热原和中枢介质作用消失,调定点恢复到正常水平,由于调定点水平低于体温,机体散热明显增强,体温逐渐恢复正常,患者皮肤血管扩张,汗腺分泌增加,大量出汗。

发热各期的区别见表 7.1。

表 7.1　发热各期的区别

分期	体温调定点	热代谢特点	临床表现特点
体温上升期	上移	产热↑、散热↓,产热>散热,体温↑	寒战、皮肤苍白、畏寒、"鸡皮疙瘩"
高热持续期	维持高水平	产热与散热在高水平保持相对平衡	自觉发热,皮肤发红、干燥
体温下降期	回降至正常	散热↑、产热↓,散热>产热,体温↓	皮肤血管扩张,汗腺分泌增加

二、发热的热型

许多发热的疾病有其独特的热型,了解这些热型,对于疾病鉴别诊断、评估疗效和预后有着重要的意义。常见热型如下(图 7.4)。

1. 稽留热　体温持续在 39～40 ℃甚至以上,24 h 内体温波动范围不超过 1 ℃。常见于大叶性肺炎、伤寒等。

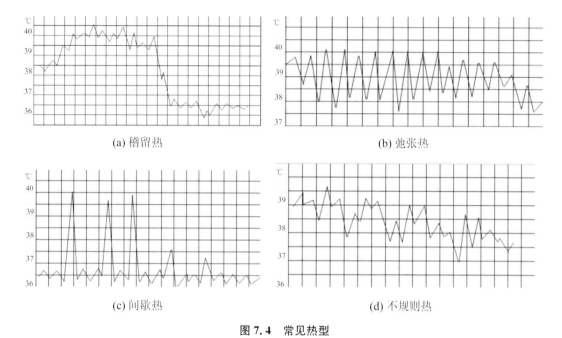

图 7.4　常见热型

2. 弛张热　体温常在 39 ℃以上，24 h 内波动范围较大，一般超过 1 ℃，可达 2～3 ℃且都高于正常。常见于败血症、重症肺结核及化脓性炎症。

3. 间歇热　体温骤然升高至 39 ℃以上，持续数小时后又迅速降至正常水平，每日或隔日反复发作。常见于疟疾、急性肾盂肾炎等。

4. 周期热　体温上升至 39 ℃以上，持续数天后逐渐下降至正常，数天后又逐渐升高呈波浪起伏，又称波浪热。可见于回归热、霍奇金病等。

5. 不规则热　发热持续时间不定，热型曲线变化不规则。常见于结核病、小叶性肺炎等。

第三节　发热时机体的代谢和功能变化

一、代谢变化

发热时机体物质分解代谢加快，无疑是体温升高的物质基础。一般体温每升高 1 ℃，基础代谢率可提高 13%。

1. 糖代谢　发热时糖的分解代谢增强，肝糖原和肌糖原分解增多，引起血糖升高，甚至出现糖尿。由于氧的供应相对不足，糖的无氧酵解加强，ATP 生成减少而乳酸生成增多，患者出现肌肉酸痛和乳酸血症。

2. 脂肪代谢 发热时糖分解代谢增强使糖原储备减少,同时患者食欲低下,糖的摄入不足,导致机体动用储备脂肪。脂肪分解代谢增强,一方面,长期发热的患者脂肪大量消耗而日渐消瘦;另一方面,脂肪氧化不全,酮体生成增多,患者出现酮血症和酮尿。

3. 蛋白质代谢 发热时由于蛋白质分解代谢增强(尿氮比正常人增加 2～3 倍)以及摄入和吸收减少,长期发热的患者若未能及时补充足够的蛋白质,易导致血浆总蛋白和白蛋白降低,出现负氮平衡,机体抵抗力下降及组织修复能力减弱。

4. 维生素代谢 发热时分解代谢增强,维生素消耗增多而摄入和吸收减少,常引起维生素缺乏,以 B 族维生素和维生素 C 缺乏比较常见。

5. 水、电解质和酸碱平衡 体温上升期,由于肾血流减少,尿量也明显减少而引起 Na^+、Cl^- 在体内潴留。在高热持续期,皮肤、呼吸道水分蒸发增多以及退热期大量出汗,水分大量丢失而又未及时补充,可引起脱水。营养物质代谢紊乱使乳酸、酮体等酸性产物增多,可引起代谢性酸中毒。

二、功能变化

1. 中枢神经系统功能变化 不同程度的发热,中枢神经系统功能障碍的表现可不相同。发热初期或轻度发热,患者常有头痛、头晕等症状。高热可出现失眠、烦躁不安、嗜睡、谵语等。小儿高热可出现肌肉抽搐,称热惊厥。其机制可能与小儿中枢神经系统尚未发育成熟,高热时大脑皮层受抑制,而皮层下中枢兴奋性增高有关。

2. 心血管功能变化 发热时心率加快,一般体温每升高 1 ℃,心率增加 10～20 次/min,儿童可增加更多。心率加快主要是升高的血温对窦房结的刺激和交感-肾上腺髓质系统活性增强所致。在体温上升期,由于外周血管收缩和心率加快,血压可略有升高;在高热持续期,由于外周血管舒张可使血压轻度下降;而在退热期,尤其是应用解热镇痛药使体温骤退时,可因大量出汗而发生虚脱,甚至循环衰竭,应予以注意。

3. 呼吸功能变化 发热时,受到升高的血温和酸性代谢产物的刺激,呼吸中枢兴奋性增强,出现呼吸加深加快,有助于散热。持续体温过高,则可使呼吸中枢发生抑制,出现呼吸变浅或不规则。

4. 消化功能变化 发热时交感神经兴奋,消化液分泌减少和胃肠蠕动减弱,引起消化功能障碍。唾液分泌减少可引起口干、舌燥;胃液分泌减少和胃肠蠕动减弱,食物在胃内滞留发酵,刺激胃黏膜,出现食欲低下、恶心和呕吐。胰液、胆汁分泌不足,以及胃肠蠕动减慢,蛋白质、脂肪和食糜不能消化吸收,在肠内滞留发酵、产气,故发热患者常有便秘和腹胀。

5. 泌尿功能变化 体温上升期和高热持续期,可出现尿量减少和尿比重增高,可能与抗利尿激素分泌增多有关。持续高热可引起肾小管上皮细胞变性,尿中可出现蛋白和管型。退热期,尿量可增多,尿比重有所下降。

第四节 发热的防治和护理原则

一、病因治疗

对于发热激活物明确的发热,给予针对发热激活物的治疗,如针对细菌试用抗生素,可以达到清除发热激活物的效果,但应避免抗生素滥用。

二、常用的解热措施

1. 药物解热 主要有水杨酸盐类、糖皮质激素等药物,解热药理机制可能是通过抑制PG合成和释放、抑制EP的合成和释放、抑制免疫反应和炎症反应,发挥降热作用。另外,清热解毒中草药也有很好的解热作用,可适当选用。

2. 物理降温 对高热或病情危急患者,可采用物理方法辅助降温。常用的方法有冰帽或冰带冷敷头部、在四肢大血管处用酒精擦浴以促进散热。

三、加强对发热患者的护理

对于发热的患者,密切观察其体温、呼吸、血压、脉搏及神志变化,做好详细记录。应注意水、电解质代谢和酸碱平衡紊乱,补充足够的营养物质、维生素和水等。在退热期或用解热药导致大量出汗时,要防止发生休克。

复习思考题

1. 名词解释

发热 内生致热原

2. 简述发热的分期及各期热代谢特点。

3. 简述发热的发生机制。

案例分析

患者张某,女孩,2岁,因"发热、咽痛3天,惊厥0.5 h"入院。3天前上午,患儿畏寒,诉"冷",出现"鸡皮疙瘩"、寒战和皮肤苍白。当晚发热、烦躁、不能入睡,哭诉头痛、喉痛。次日,患儿思睡,偶有恶心、呕吐。入院前0.5 h突起惊厥而急送入院。尿少、色深。体格检查:T 41.4 ℃,P 116次/min,R 24次/min,BP 100/60 mmHg。疲乏,嗜睡,重病容。面红、口唇干燥,咽部明显充血,双侧扁桃体肿大(++)。颈软。心率116次/min,律整。双肺呼吸音粗糙。实验室检查:WBC 17.4×10^9/L,中性白细胞0.8,杆状核细胞0.02,淋巴细胞0.18,

95

嗜酸性白细胞 0.02，CO_2CP 17.94 mmol/L。入院后立即予以物理降温，输液，纠酸及抗生素等治疗。1 h 后大量出汗，体温降至 38.4 ℃。住院 4 天后痊愈出院。

讨论题：

1. 试分析该患儿发热的激活物和体温升高的机制。

2. 患儿的体温变化表现为哪几个期？各期有何临床症状？

第八章

弥散性血管内凝血

学习目标

1. 了解弥散性血管内凝血影响其发生发展的因素、分型及防治和护理原则。
2. 熟悉弥散性血管内凝血的原因、发病机制和分期。
3. 掌握弥散性血管内凝血时主要器官的功能改变。

案例导学

患者,男性,30 岁,因"食欲减退、厌油腻、腹胀"入院。查体:神志清楚,皮肤及巩膜黄染,心肺无异常。腹部查体肝肋下触及肿大,压痛明显。入院初步诊断为急性肝炎,给予对症治疗。约 2 周后,患者皮肤出现出血点,逐渐形成瘀斑,伴有呕血,尿量明显减少。血常规检查:血小板 $20 \times 10^9/L$。凝血酶原时间 30 s,3P 试验阳性。及时给予抗凝、输血等措施抢救,后逐渐好转。

问题:

1. 依据上述描述,患者的疾病可能发展到哪个时期了?
2. 这种疾病的病理特点是什么?

弥散性血管内凝血(disseminated intravascular coagulation,DIC)是临床上常见的一种危重综合征,以凝血功能障碍为主要特征。其基本特点是:在一些致病因素的作用下,凝血因子和血小板被激活,凝血酶增加,从而引起微循环内形成大量的微血栓,消耗了大量凝血因子和血小板,同时继发性纤溶功能亢进,导致出血、休克、器官功能障碍及贫血等临床表现的出现。

第一节 DIC 的原因和发病机制

DIC 的病因很多,一般都是由一些常见的基础性疾病引起的。比如感染性疾病,是所有病因中最常见的一种,其次是恶性肿瘤,产科疾病、创伤或手术等在临床上也较常见。其他方面,有些因素在疾病的过程中能够触发机体凝血系统和促进 DIC 发生、发展,如酸中毒、休克等。虽然病因种类很多,发病机制也较为复杂,但主要的机制有以下几种。

一、血管内皮细胞广泛损伤

血管内皮细胞的损伤,暴露出内皮下胶原纤维激活Ⅻ因子,从而启动内源性凝血系统。主要见于感染、内毒素、缺氧、酸中毒或高热等原因。此外,当血管内皮细胞受损时,血小板与内皮下的胶原纤维接触后可以产生胶原诱导的促凝活性,促进了DIC的发生、发展。

二、组织损伤

严重的组织损伤时,组织因子可释放入血,从而激活外源性凝血系统,引起凝血。这种变化主要见于严重创伤、大面积烧伤、大手术、产科意外或恶性肿瘤等多种情况。

三、血细胞大量破坏

1. 红细胞破坏　红细胞破坏后可释放出大量的ADP,其可触动血小板释放,使大量血小板第3因子(PF3)入血,促进凝血;同时,红细胞膜内大量的磷脂有促进血小板释放而间接促进凝血的作用,从而引起DIC发生。

2. 白细胞损伤　正常的中性粒细胞和单核细胞内有促凝物质。当受到一些因素(如:内毒素、肿瘤坏死因子等)的刺激时,可释放组织因子入血,从而启动外源性凝血系统,引发凝血。另外,在病人患急性早幼粒细胞性白血病进行药物治疗时,大量白血病细胞被破坏,也可释放组织因子,启动外源性凝血系统,促进DIC的发生。

3. 血小板激活　血小板在DIC的发生发展中起着重要的作用。内毒素、免疫复合物、凝血酶等都可直接损伤血小板,引起血小板释放促凝物质,从而加速凝血过程。

四、其他促凝物质入血

转移的癌细胞、一定量的羊水或其他异物颗粒进入血液可以通过表面接触使因子Ⅻ活化,从而激活内源性凝血系统。急性胰腺炎时,蛋白酶进入血液能促使凝血酶原变成凝血酶。毒蛇咬伤时,蛇毒可水解凝血酶原形成凝血酶。以上这些都是这种抗原抗体复合物激活因子Ⅻ或损伤血小板引起血小板聚集并释放促凝物质所致,从而导致DIC的发生。

第二节　影响 DIC 发生发展的因素

一、单核巨噬细胞系统功能障碍

正常机体内的一些促使凝血的物质(如凝血酶、纤维蛋白、纤溶酶及内毒素等)可被单核巨噬细胞系统清除,防止出现凝血。但是,当单核巨噬细胞系统功能出现障碍时,这种清除能力下降,就会出现凝血,促进 DIC 的发生。例如在严重的细菌感染引起的中毒性休克中,单核巨噬细胞系统由于吞噬大量坏死组织、细菌或内毒素而使其功能处于"封闭"状态,丧失清除的能力,故血液中促凝物质增多,利于血液凝集,形成 DIC。

二、肝功能障碍

肝细胞有合成抗凝血酶Ⅲ等抗凝物质,参与抗凝的功能,同时还能够灭活被活化的凝血因子,抑制血液凝集。一旦肝细胞功能障碍,则抗凝物质生成减少,凝血因子不能被灭活,血液处于高凝状态,促进 DIC 的形成。

三、血液呈高凝状态

血液的高凝状态可促使 DIC 的发生与发展。例如,孕妇妊娠后期的血液就处于高凝状态,当发生产科意外(如胎盘早剥、羊水栓塞等)时,一些促凝物质可释放入血从而引发凝血,形成 DIC。严重酸中毒时也可使血液处于高凝状态,促进 DIC 的发生。

四、其他

一些休克的原因可导致微循环严重障碍,血细胞聚集,血液淤滞,呈高凝状态。另外,淤血的同时可引起酸中毒、血管内皮细胞损伤以及纤溶产物不能清除等,促使 DIC 发生。

第三节　DIC 的分期和分型

一、分期

根据 DIC 的发病机制及其过程,可将 DIC 分为以下三期。

（一）高凝期

由于各种因素的作用，促凝物质大量释放入血，凝血系统被激活，凝血酶增多，导致微血栓的形成。这一时期患者血液处于高凝状态。

（二）消耗性低凝期

由于凝血系统被激活和微血栓的形成，大量的凝血因子、血小板因消耗而减少，同时可有继发纤溶系统被激活，血液转入低凝状态。这一时期患者可有出血倾向。

（三）继发性纤溶亢进期

在凝血酶及Ⅻa的作用下，产生纤溶酶，同时又有 FDP 的形成，有很强的纤溶和抗凝作用。这一时期出血非常显著。

二、分型

（一）按 DIC 进展的速度分型

1. 急性型 DIC 进展速度快，几小时或 1～2 天内发生。临床表现常以休克和出血为主，分期不明显，实验室检查结果明显异常。见于各种严重感染、异型输血、产科意外或急性移植排斥反应等。

2. 慢性型 DIC 进展缓慢，病程较长。由于机体的代偿，此期临床特点不明显，故诊断比较困难。常见于恶性肿瘤、结缔组织病、慢性溶血性贫血等疾病。

3. 亚急性型 进展速度介于急性和慢性之间。

（二）按 DIC 代偿情况分型

在 DIC 发生、发展过程中，促凝物质（凝血因子、血小板等）在消耗的同时又在肝脏和骨髓中产生。依据机体的消耗与代偿这种关系把 DIC 的进展分为三型。

1. 代偿型 这一型的特点是促凝物质的消耗与代偿之间基本保持平衡状态。实验室检查常无明显异常。临床上无明显特点，偶有轻微出血。主要见于轻度 DIC。

2. 失代偿型 此型特点是促凝物质的消耗多于生成，机体来不及代偿。实验室检查可发现血小板和凝血因子明显减少。临床主要表现为出血或休克。常见于急性型 DIC。

3. 过度代偿型 属于代偿功能较好的一种，促凝物质的生成多于消耗。临床表现不明显，主要见于慢性 DIC 或恢复期 DIC。

第四节　主要器官的功能改变

一、凝血系统功能障碍

由于凝血物质的大量消耗、继发性纤溶亢进以及纤维蛋白降解产物的形成等原因,发生DIC的患者在临床上常表现为出血。尤其是发病初期,特点是突发、自发、身体多个部位的出血,程度不一。轻者为出血点、片状出血或伤口出血、渗血等;严重者可表现呕血、黑便、咯血、鼻出血等胃肠道、肺部等部位出血。

二、循环系统功能障碍

从发病机理上来看,循环系统功能障碍,尤其是微循环障碍导致休克的发生,DIC出现可引起机体微循环障碍。故休克可以并发DIC,而DIC也可伴有休克出现,二者互为因果,使病情恶化。在DIC时,一方面广泛微血栓形成,阻塞血管,减少回心血量,组织脏器灌流不足引起休克;另一方面大量凝血物质的消耗及继发性纤溶亢进,导致凝血功能减弱、渗血、出血等血容量下降,引发休克。

三、主要器官功能障碍

DIC形成过程中伴有大量微血栓的形成,可使微循环发生障碍引起组织脏器因缺血缺氧而功能受损。可单个脏器功能受损,也可同时或先后多个脏器功能障碍,严重者导致死亡。

在DIC时,肾脏是最早受损的脏器之一。随后可有肺、脑、心、胃肠等脏器损伤。肾受累时可表现出少尿、血尿、蛋白尿等肾功能不全的表现;肺组织受累时可有呼吸急促、呼吸困难或发绀等表现;脑组织受累可有神志不清、模糊、嗜睡、惊厥或昏迷等表现;心脏受累可有心慌、憋闷或心前区疼痛等心肌缺血、心肌梗死的表现;胃肠功能受累时可表现上消化道出血、便血、腹泻等症状。

四、微血管病性溶血性贫血

DIC进展过程中,由于微循环严重功能障碍,导致血流中的红细胞通过微血管管腔内纤维蛋白丝构成的网孔时,被黏附、冲击或积压而破裂,从而发生红细胞溶血性贫血,即微血管病性溶血性贫血。此种贫血有别于一般溶血性贫血,其特点是:外周血涂片中可见到一些葫芦形、盔甲行、星行、新月形等形态特殊的红细胞或其碎片,统称为"裂体细胞"。裂体细胞脆性很大,很容易被挤压破裂,发生溶血。

第五节　DIC 的防治和护理原则

一、防治原发病

积极有效的控制病灶感染、及时抢救休克等的处理,是防治 DIC 和去除 DIC 病因的首要原则。对 DIC 患者的抢救争取有利保证。

二、改善微循环

及时补充血容量,增加微循环血流,恢复组织脏器灌流,适当使用抗血小板黏附药物(如阿司匹林等)、溶栓药物等。

三、建立新的凝血和纤溶间的动态平衡

在 DIC 的高凝期和消耗性低凝期,常用肝素抗凝。有人认为,同时应用 AT-Ⅲ可增强肝素的抗凝作用。但 DIC 后期伴有继发性纤溶亢进时要慎用或不用。在 DIC 恢复期可酌情输入新鲜全血或补充凝血因子、血小板等。

根据 DIC 发病进展过程的不同,早期阶段(高凝期和消耗性低凝期)大量血小板及凝血因子消耗,可加用肝素抗凝;后期由于继发性纤溶亢进可造成出血,此阶段可加用抗纤溶药物或输入新鲜全血、血浆等。

复习思考题

1. 引起 DIC 的常见原因有哪些?
2. DIC 的发展过程分为哪几期? 各期有什么特点?
3. DIC 的临床表现有哪些?

案例分析

患者王某,男性,35 岁,3 周前无明显诱因咽痛,服增效联磺片后稍好转,1 周前病情加重。发热 39 ℃,伴鼻出血和皮肤出血点,咳嗽,痰中带血就诊。实验室检查:血红蛋白 90 g/L,白细胞 2.8×10^9/L,分类:原始粒 12%,早幼粒 28%,中幼 8%,分叶 8%,淋巴 40%,单核 4%,血小板 30×10^9/L,骨髓增生明显且极度活跃,早幼粒 91%,红系 1.5%,全片见一个巨核细胞,过氧化酶染色强阳性。凝血检查:PT 19.9 s,对照 15.3 s,纤维蛋白

原 1.5 g/L,FDP 180 μg/mL,3P 试验阳性。初步诊断:急性早幼粒细胞性白血病合并 DIC。

讨论题:

1. 为何诊断为急性早幼粒细胞性白血病易合并 DIC?

2. 简述 DIC 发生的机制及影响因素。

3. 简述 DIC 可分为哪几个时期?

第九章

休　　克

学习目标

1. 掌握休克的概念、发生发展过程及发病机制。
2. 熟悉休克的原因、分类及休克时机体代谢和功能变化。
3. 了解休克的防治和护理原则。

案例导学

患者,男性,30 岁,近 2 年来规律性餐后 2～3 h 出现上腹疼痛,伴反酸、上腹烧灼感,严重者夜间痛醒,服用奥美拉唑后症状缓解。昨日因大量饮酒后,上腹疼痛持续不缓解,常规服用药物未见好转。今晨腹部疼痛突然消失,但感觉头晕、眼花、无力,伴有出汗、心慌。起立行走时摔倒,家人发现后急忙扶起,继而呕出暗红色血液 1 000 mL,内混少许食物残渣。急送医院。查体:P 125 次/min,BP 80/60 mmHg,神志淡漠,面色苍白,四肢厥冷;呼吸急促,略烦躁不安,心律齐,腹软,肠鸣音亢进。大便潜血(＋＋)。

问题:

1. 该患者入院后初步诊断是什么?
2. 该患者诊断的依据是什么?
3. 确定诊断后,该患者的治疗原则如何?

休克(shock)是一种临床各科严重疾病中常见的并发症,由多种病因引起,但其发病机理是有效循环量减少,导致微循环灌流不足,从而引起全身组织和脏器的缺氧、功能障碍和细胞的代谢功能异常。临床上分为休克早期、中期、晚期,早期也是代偿期,中期也称为淤滞期,晚期称为难治期,其主要临床表现为血压下降,面色苍白,四肢湿冷和肢端紫绀,脉搏细弱,全身无力,尿量减少,烦躁不安,反应迟钝,神志模糊,甚至昏迷等。严重者危及生命。

知识卡片

急救休克的中医疗法

1. 刺激人中穴

穴位位置:位于上嘴唇沟的上三分之一与下三分之二交界处。方法:刺激鼻唇之间的"人中",有助于患者的苏醒。即所谓的"掐人中",以拇指甲尖,按掐患者人中穴,以适当的力量按掐,连续数次。但需注意,这种方法只是在来不及送医时的权宜之计,可起到暂时的缓解之效,若能及时送医,仍以送医处理为宜。

> 2. 狠掐臂前大筋法
>
> 方法：高举患者上肢(男左女右)，寻取臂前大筋，一手举起上肢，另一手拇指、食指掐起患者臂前大筋，旋掐旋放，连续三次、五次或七次。患者若为心源性休克，多可迅速复苏，对于晕针所致的休克，也可起到一定的效果。

第一节　休克的原因与分类

临床上引起休克的原因有很多，分类方法也不尽相同，目前比较常用的分类方法有以下几种。

一、按病因分类

1. 失血、失液性休克　失血性休克常见于外伤性大出血、消化性溃疡出血、肝硬化致食管胃底静脉丛曲张破裂出血或妇产科疾病所引起的大出血等。若出血量超过总循环血量的$20\%\sim25\%$，即可发生休克，超过总循环血量的50%左右可导致死亡。此外，大面积烧伤、剧烈呕吐及腹泻等也可导致机体丢失大量的体液，从而使机体有效循环血量下降，引发失液性休克。

2. 创伤性休克　多见于一些遭受严重损伤的病人，如骨折、挤压伤、大手术等。休克的发生与大量失血、剧烈疼痛、恐惧等多种因素有关。

3. 烧伤性休克　见于由热力所引起的组织损害，如蒸汽、高温气体、火焰等。大面积的烧伤伴有血浆大量渗出，使有效循环血量减少，可引起烧伤性休克。早期烧伤后最初数小时或十多个小时，属于低血容量性休克，后期因继发感染而发展为感染性休克。

4. 感染性休克　是由病原微生物及其毒素等代谢产物所引起的一种中毒性休克，多见于革兰氏阴性细菌感染。其发生机理与革兰氏阴性细菌产生的内毒素有关，故又称内毒素性休克。临床上此种休克多伴有败血症的表现，因此亦称败血症性休克。

5. 心源性休克　是由心脏功能衰竭，导致心输出量急剧减少，有效循环血量显著下降，组织灌流量减少，引起全身微循环功能障碍的一种综合征。临床上以大面积急性心肌梗死最多见，急性心肌炎、严重的心律失常、急性心包填塞等均可导致本病。

6. 神经源性休克　严重创伤、剧烈疼痛刺激、高位脊髓麻醉或损伤等强烈的神经刺激，引起交感缩血管功能受抑制，导致血管扩张，有效血容量减少，血压下降，从而引起神经源性休克。

7. 过敏性休克　是机体对某些药物(如青霉素)、血清制剂或食物等过敏所致。此种休克属Ⅰ型变态反应，由肥大细胞大量释放组胺、缓激肽入血，导致血管平滑肌舒张、毛细血管通透性增加引起。通常突然发生且很剧烈，若不及时处理，常可危及生命。

二、按血液的动力学特点分类

1. 低排高阻型休克 又称低动力型休克,其血液动力学特点是心脏排血量降低,总外周血管阻力升高,血压降低可不明显,但脉压明显缩小。由于皮肤血管收缩,血流量减少使皮肤温度降低,临床上大多又称为"冷休克",失血失液性休克、心源性休克、创伤性休克和大部分感染性休克都属于此类型的休克。

2. 高排低阻型休克 又称为高动力型休克,其血流动力学特点是心脏排血量增高,总外周血管阻力降低,血压稍降低,脉压可增大。由于皮肤血管扩张,血流量增多,局部代谢增加,从而导致皮肤温度升高,故又称为"暖休克",部分感染性休克属于此类型的休克。

表 9.1 休克的血液动力学分型

临床表现	低排高阻型、冷休克	高排低阻型、暖休克
神志	烦躁、淡漠、嗜睡或昏迷	清醒
皮肤色泽	苍白、紫绀或花斑样紫绀	淡红或潮红
皮肤温度	湿冷或冷汗	温暖、干燥
毛细血管充盈时间	延长	1~2 s
脉搏	细速	较慢,有力
尿量	<25 mL/h	>30 mL/h

第二节 休克的发生发展过程及发病机制

一、休克发生的始动环节

休克的原因虽然很多,但其始动环节与血容量减少、心脏泵血功能障碍、血管扩张这三方面因素有关(图 9.1)。其中任何一个环节发生异常,均可引起机体有效循环血量下降,组织灌流不足,从而引起休克的发生。

1. 低血容量性休克 其发病的始动环节是血容量减少。大量的失血、失液、大面积烧伤或创伤等可导致体液丢失,血容量急剧下降,静脉血流不足,心输出量减少和血压下降,组织血流灌注不足引发休克。

2. 心源性休克 其发病的始动环节是心脏泵血功能障碍,致心输出量急剧减少,有效循环血量下降,组织血流灌注不足引发休克。临床上最常见于大面积心肌梗死,也可见于急性心肌炎或严重的心律失常等。

3. 血管源性休克 其发病的始动环节是外周血管扩张致血管容量扩大,从而引起机体有效循环血量相对不足,组织灌流和回心血量减少,导致休克的发生。此种休克主要见于感染、过敏或神经受到强烈刺激等因素,引起机体产生舒血管活性物质而发病。

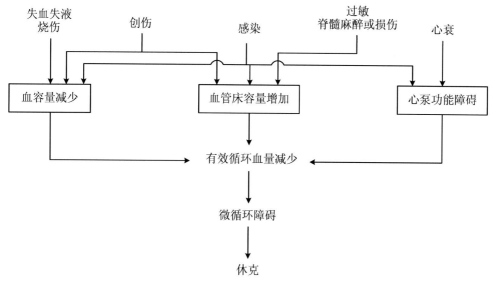

图9.1 休克发生的始动环节示意图

二、休克过程中微循环障碍及其机制

休克是一个复杂病理生理过程的临床综合征,虽然引起休克的病因及类型不同,临床表现形式也不一样,但是微循环障碍导致血流灌注不足,重要组织脏器因缺血缺氧发生功能和代谢障碍,是各类休克发病的共同本质。根据休克时微循环的变化,将其发展过程大致分为三期。下面以失血性休克为例,简单阐述微循环障碍的发展过程及发病机制(图9.2)。

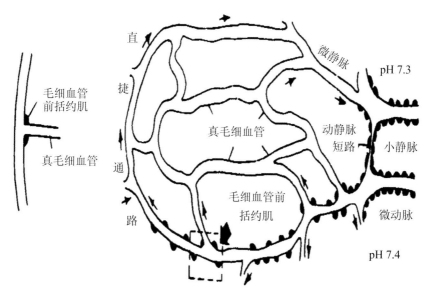

图9.2 正常微循环结果示意图

107

(一) 缺血性缺氧期(休克早期、代偿期)

1. 微循环变化的特点

在休克的早期,微循环血管均持续收缩或痉挛(心、脑除外),造成外周阻力增加,其中毛细血管前阻力(由微动脉、后微动脉、毛细血管前括约肌组成)增加明显。一方面前阻力大于后阻力,致使微循环灌流量明显减少,血液流动呈现"灌小于流",微循环处于缺血缺氧状态;另一方面流入微循环的血液从动-静脉吻合支和直接通路回流,进一步加重微循环缺血缺氧状态,故此期称为缺血性缺氧期(图9.3)。

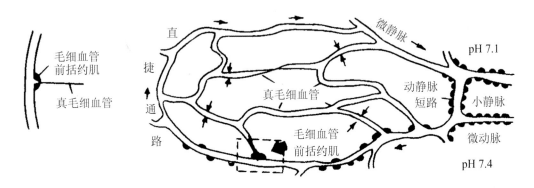

图9.3　休克缺血性缺氧期微循环变化示意图

2. 微循环缺血缺氧的主要机制

一般认为,交感神经-肾上腺髓质系统兴奋、儿茶酚胺释放量增加是休克早期器官血流动力学和微循环变化的基本机制。儿茶酚胺刺激 α-受体,使心、脑以外的皮肤、腹腔内脏和肾的小血管收缩;儿茶酚胺又可刺激 β-受体,引起动静脉短路开放,血液通过开放的动-静脉吻合支和直接通路回流,使微循环血液灌流量锐减。

3. 微循环变化的代偿意义

(1) 有利于维持动脉血压。

首先,儿茶酚胺等缩血管物质大量释放,使微静脉、小静脉等容量血管收缩,迅速地增加回心血量,以维持动脉血压。其次,微循环毛细血管前阻力显著大于后阻力,毛细血管内流体静压降低,促使组织液进入血管,增加回心血量,利于动脉血压的维持。

(2) 有利于心脑血液的供应。

由于不同器官上儿茶酚胺受体的分布不均,故其反应也不一样。皮肤、腹腔脏器及骨骼肌的血管 α-肾上腺素受体分布密度较高,对儿茶酚胺敏感性高,促使血管收缩强烈,血流量明显减少;但心、脑血管 α-肾上腺素受体分布较少,故血管无明显收缩。这就有利于机体在全身血容量减少的条件下,可以保证重要生命器官的血液优先供应,如心、脑。

4. 临床表现

休克早期心、脑血流量正常,患者表现神志清楚。由于儿茶酚胺的释放,可使皮肤、腹腔内脏微血管收缩,患者表现为面色苍白、四肢湿冷、脉搏细弱、尿量减少,血压变化不大,脉压减小。此期是抢救治疗的最好时期,如能尽快消除病因,补充血容量,可阻止休克发展进入到淤血性缺氧期。

(二) 淤血性缺氧期(休克期、失代偿期)

1. 微循环变化的特点

儿茶酚胺的大量释放、淤积,使其微血管对其反应性减弱,导致毛细血管前阻力降低,血流迅速进入微循环。此时,微静脉仍处于收缩状态,其后阻力大于前阻力,微循环"灌大于流",血流淤积,组织表现缺氧状态,故称为淤血性缺氧期(图 9.4)。

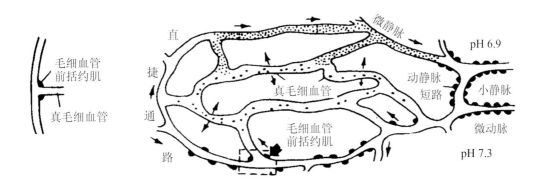

图 9.4 休克淤血性缺氧期微循环变化示意图

2. 微循环淤血缺氧的主要机制

(1) 乳酸酸中毒:微循环持续缺氧,使这些部位无氧酵解产物乳酸大量堆积,导致酸中毒。在酸性环境中,血管平滑肌对儿茶酚胺的反应性减弱,毛细血管前阻力降低,而微静脉对酸性物质耐受性高,故血管仍处于收缩状态。

(2) 局部血管活性物质增多:组织持续处于缺氧状态,可刺激局部舒血管物质(如组胺、激肽、乳酸等)增多,毛细血管前阻力降低,血流进入微循环量增多。

(3) 内毒素作用:多数感染性休克,由细菌产生的内毒素释放入血,激活补体、激肽系统,产生大量血管活性物质,进一步引起血管扩张、通透性增加。

(4) 血流阻力增大:微循环的淤血及血管活性物质的产生等,使得血管通透性增大,液体外渗,血液浓缩,致使血液黏稠度增高,血细胞聚集,血流阻力增大,加重血液淤积。

3. 临床表现

此期休克症状比较典型。微循环的淤血,导致回心血量减少,心排出量下降,血压下降。由于淤血的持久,心、脑供血不足,患者可表现为表情淡漠或神志不清。肾血流降低,患者可有少尿或无尿;严重淤血缺氧,患者皮肤出现花斑或发绀。

(三) 微循环衰竭期(休克晚期、休克难治期、DIC 期)

1. 微循环变化的特点

微循环内淤血、缺氧持续加重,微血管平滑肌麻痹,血管扩张,失去对血管活性物质的反应性,血流缓慢甚至停滞,微循环"不灌不流",故又称为微循环衰竭期。血流缓慢,血液浓缩,血液黏滞度增高,可形成大量微血栓(DIC),引发继发性纤溶和出血(图 9.5)。

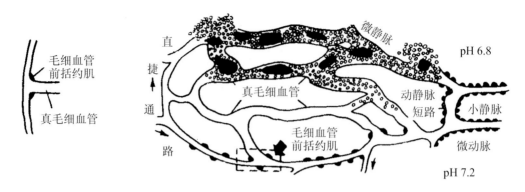

图 9.5 休克衰竭期微循环变化示意图

2. 微循环衰竭期合并 DIC 的机制

（1）血液的高凝状态：休克晚期微循环内血液进一步淤积、浓缩，血液黏滞度增加，处于高凝状态，为凝血提供了必要的物质基础。

（2）凝血因子的释放与激活：缺氧、酸中毒及内毒素等损伤血管内皮细胞，从而启动内源性凝血系统。烧伤、创伤等引起的休克，可释放组织因子，激活外源性凝血系统。

（3）休克加速 DIC 的形成：休克后期微循环严重淤血，刺激体内产生大量促凝物质（如血小板活化因子、血栓素 A_2 等），可促进血小板和红细胞聚集，加速 DIC 的形成。

3. 临床表现

休克期症状进一步加重，可形成 DIC 的表现，如出血、贫血、多脏器功能障碍综合征等。最后发展为难治性休克，严重者循环衰竭，导致患者死亡。

第三节 休克时机体的代谢和功能变化

一、机体代谢变化及细胞损伤

（一）代谢变化

1. 三大营养物质分解增加，合成减少 休克时微循环淤血缺氧，糖酵解增加，乳酸等不完全代谢产物增多，造成酸中毒。游离脂肪酸及酮体增多，蛋白质分解大于合成，形成负氮平衡。

2. 酸中毒 由于缺氧严重，一方面糖酵解增强，局部酸性代谢产物乳酸等增多；另一方面缺氧造成肝细胞受损，增多的酸性物质不能被充分降解。再有休克时，肾泌尿功能受损，排酸能力受限，致使酸中毒加重。

（二）细胞损伤

休克时细胞受损主要原因是机体缺氧、酸中毒、内毒素等因素通过直接或间接作用破坏细胞生物膜所致。当细胞生物膜的完整性遭受破坏时，细胞即开始发生不可逆性损伤，最终导致细胞死亡。

二、重要器官功能障碍

休克过程中各器官功能和结构都可发生改变，临床上主要见于肾、心、脑、肺等重要器官的功能障碍。这也是休克患者死亡的常见原因。

1. 肾功能的改变　休克时肾脏是最早且最易受损伤的器官之一。休克早期，由于肾血流不足，肾小球滤过率降低，导致少尿或无尿，发生功能性肾衰竭。如能及时纠正休克，补足血容量可使休克逆转，泌尿功能可恢复正常。若肾缺血缺氧持续存在，可引起急性肾小管坏死，发生器质性肾衰竭。此种肾衰竭可使休克进一步恶化，即使恢复了肾的正常血流量，也很难在短时间内使肾功能恢复正常。

2. 心脏功能的改变　心源性休克起病者，早期就表现出心脏收缩力减弱或舒张期充盈不足，致使心输出量急剧减少，动脉血压明显降低。其他类型的休克也都可以引起心功能的改变。在休克早期，由于冠状血管舒张和动脉血压的维持，基本上心功能无明显障碍。但是随着休克过程的发展，相继产生多种有害因素作用于心肌，导致心功能障碍，甚至出现心力衰竭。

3. 脑功能的改变　休克早期，患者可意识清楚，脑功能无明显障碍。这种现象是由于体内的血液发生代偿性重新分布，维持血压稳定，脑血流量保持正常造成的。但随着休克的进一步发展，正常血压得不到维持，脑组织供血不足，发生缺血缺氧，引起脑细胞水肿、脑血管源性水肿和颅内压升高。患者可表现出神志淡漠、意识模糊，甚至昏迷，严重者危及生命。

4. 肺功能的改变　休克初期，由于呼吸中枢兴奋使呼吸加深、加快，过度通气，从而引起低碳酸血症和呼吸性碱中毒。随着休克的进展，机体交感-肾上腺髓质系统兴奋和血管活性物质（如 5-羟色胺等）的作用，使肺循环血管阻力增高。进一步发展导致肺泡通气-血流分布不均，引起肺微循环障碍。在此基础上可引起肺淤血、水肿、出血、肺不张、微血栓形成和栓塞，严重者可致肺泡内透明膜形成等病理改变，即"休克肺"。

5. 肝和胃肠功能的改变　休克早期由于肝脏的代偿能力比较强，故肝功能影响不大。随着肝微循环障碍，肝细胞受损严重，使其代谢和生物转化受到影响，患者可出现酸中毒、出血或黄疸等。休克的早期，患者胃肠功能可有改变，形成应激性溃疡（stress ulcer）。此种改变是由于胃肠微循环淤血、缺氧所致，使得胃肠黏膜出现水肿、糜烂或出血。

6. 多器官功能衰竭（multiple organ failure, MOF）　是指休克后期，在 24 h 内两个或两个以上的器官同时或相继发生功能衰竭，又称为"多系统器官功能衰竭"。此种改变是休克患者死亡的重要原因，并且受损的器官越多，患者的病死率就越高。

111

第四节　休克的防治和护理原则

一、积极处理原发病因

积极地、适时地处理原发病因,这是治疗休克的根本措施。如失血、感染、心力衰竭、过敏等。

二、补充血容量

及时、快速、足量地补充血容量,是治疗休克最基本也是最首要的措施之一。临床上补液的原则是"需多少,补多少"。在补充血容量的同时,护理人员应严格监测患者的液体出入量,注意血压、脉搏以及尿量的变化,避免过多过快地输液,导致肺水肿的发生。

三、纠正酸中毒

休克的进展中,由于微循环障碍导致组织细胞缺氧,产生大量酸性产物,形成酸中毒。在休克早期,积极的扩容能够改善微循环,纠正酸中毒。但是休克严重时,酸性产物增加过多,单纯的扩容不一定能纠正酸中毒,此时可加用5%碳酸氢钠予以纠正。

四、应用血管活性药物

血管活性药物的使用应合理,纠正酸中毒及补充血容量后,视患者血压而定。若血压仍低于60 mmHg,可应用血管收缩药;若血压能维持在90 mmHg以上,可应用一些血管扩张药物。

复习思考题

1. 动脉血压降低是否可作为判断休克发生的指标? 为什么?
2. 休克早期机体有哪些代偿措施?
3. 休克各期微循环有哪些变化?

案例分析

患者,男性,25岁。1周前在建筑工地不小心由3 m高处摔下,臀部及左季肋部着地,除感觉疼痛外,无其他异常。送医院就诊,血压及脉搏正常,胸部透视未见异常。遂回家。现1 h前患者大便时突感心慌、出冷汗,急诊来院。查体:P 120次/min,BP 80/65 mmHg,神志清楚,面色苍白,四肢湿冷,心肺检查无异常。腹部压痛,左上腹部明显,伴有腹肌紧张、反跳痛。移动性浊音(+)。血常规检查:血红蛋白 85 g/L。

讨论题:

1. 根据上述描述,首先判断该患者发生了什么情况?

2. 该诊断的判断依据是什么?

3. 针对此病情,该患者的治疗措施是什么?

第十章 缺氧

学习目标

1. 掌握缺氧的概念、原因、类型及特点。
2. 熟悉缺氧时机体的功能和代谢变化。
3. 了解影响机体对缺氧耐受性的因素、氧疗与氧中毒。

案例导学

患者,男性,65 岁,农民,昏迷 30 min。30 min 前其子发现患者叫不醒,未见呕吐,房间有一煤火炉,患者一人单住,昨晚一切正常,仅服常规降压药,未用其他药物,未见其他药瓶。既往有高血压病史 5 年,无肝、肾疾病及糖尿病史。查体:体温 37 ℃,呼吸 24 次/min,脉搏 110 次/min,血压 160/90 mmHg。昏迷,呼之不应,口唇呈樱桃红色。其他未见异常。实验室检查:PaO_2 95 mmHg,Hb 150 g/L,CO_{2max} 正常,HBCO 30%。入院后立即吸氧,不久渐醒。

问题:

1. 是什么原因引起患者昏倒和神志不清的?
2. 该患者 PaO_2 和 CO_{2max} 正常,能否说明机体无缺氧表现? 为什么?

氧是生命活动的必需物质。因组织供氧减少或用氧障碍引起细胞代谢、功能和形态结构异常变化的病理过程称为缺氧。缺氧是造成细胞损伤的最常见原因。缺氧不是独立的疾病,而是许多疾病中的基本病理过程。

正常成人在静息状态下需氧量为 250 mL/min,而体内贮存的氧仅有 1 500 mL。机体一旦呼吸、心跳停止,数分钟内即可死于缺氧。临床常用血氧指标反映组织供氧和耗氧量的变化。

第一节 血 氧 指 标

氧在体内主要由血液携带和血液循环运输。与此有关的血气检测指标,称为血氧指标。

一、血氧分压

血氧分压为物理溶解于血液中的氧产生的张力。正常人动脉血氧分压(PaO_2)约为

100 mmHg,静脉血氧分压(PvO_2)为 40 mmHg;前者主要取决于吸入气体的氧分压和外呼吸功能,后者主要取决于组织摄取氧和利用氧的能力。

二、血氧容量

血氧容量($CO_{2\,max}$)为在标准状态下(温度 38℃,氧分压 150 mmHg,二氧化碳分压 40 mmHg)100 mL 血液中的血红蛋白(Hb)被氧充分饱和时的最大携氧量。血氧容量正常值约为 20 mL/dL。血氧容量主要取决于 Hb 的量及 Hb 结合氧的能力,反映了血液携氧能力的强弱。

三、血氧含量

血氧含量(CO_2)为 100 mL 血液的实际携氧量,包括 Hb 结合的氧和溶解于血浆中的氧。由于溶解的氧仅有 0.3 mL/dL,故血氧含量主要是指 100 mL 血液中的 Hb 实际结合的氧量,主要取决于血氧分压和血氧容量。动脉血氧含量(CaO_2)约为 19 mL/dL;静脉血氧含量(CvO_2)约为 14 mL/dL。

四、血红蛋白氧饱和度

血红蛋白氧饱和度(SO_2)为 Hb 与氧结合的百分数,简称氧饱和度,主要取决于 PaO_2。
$$SO_2 =(血氧含量-溶解氧量)/血氧容量×100\%$$
正常动脉血氧饱和度(SaO_2)为 95%,静脉血氧饱和度(SvO_2)为 75%。

五、动-静脉血氧含量差

动-静脉血氧含量差($A\text{-}VdO_2$)是指动脉血氧含量与静脉血氧含量的差值,即 $A\text{-}VdO_2 = CaO_2 - CvO_2$,正常值约为 5 mL/dL,主要反映组织细胞的摄氧能力或利用氧的能力。

第二节　缺氧的类型及特点

外界环境中的氧经过外呼吸进入血液,与红细胞内的血红蛋白结合,经血液循环运送到组织细胞,最后为组织细胞所用。其中任一环节发生障碍均可引起缺氧。根据缺氧的原因和血氧变化的特点,将缺氧分为以下四种类型。

一、乏氧性缺氧

以动脉血氧分压降低为基本特征的缺氧称为乏氧性缺氧,又称低张性缺氧。

(一) 原因

1. 吸入气氧分压过低 见于海拔 3 000 m 以上的高原或高空,也可发生于通风不良的矿井、坑道。因吸入气 PO_2 过低,导致进入肺泡进行气体交换的氧不足,血液向组织弥散氧的速度减慢,以致供应组织的氧不足,造成细胞缺氧。此型缺氧又称大气性缺氧。

2. 外呼吸功能障碍 由肺的通气或换气功能障碍导致 PaO_2 和 CaO_2 降低,又称呼吸性缺氧。见于肺炎、呼吸中枢抑制、慢性阻塞性肺疾患等。

3. 静脉血分流入动脉血 见于某些先天性心脏病,如法洛四联症,因室间隔缺损伴有肺动脉狭窄或肺动脉高压时,右心的压力高于左心,未经氧合的静脉血可直接流入到左心的动脉血中,导致 PaO_2 降低。

(二) 血氧变化特点

乏氧性缺氧时,血液中溶解氧减少,PaO_2 降低;与 Hb 结合的氧减少,导致 CaO_2 降低;SaO_2 主要取决于 PaO_2,故 SaO_2 降低;因血红蛋白无明显变化,故 $CO_{2\,max}$ 多正常,但慢性缺氧患者可因红细胞和 Hb 代偿性增加而导致 $CO_{2\,max}$ 增高;因 PaO_2、CaO_2 降低,使同量血液中向组织弥散的氧量减少,故 A-VdO$_2$ 多降低,但慢性缺氧时组织用氧的能力代偿性增强,则A-VdO$_2$ 可无明显变化。

当毛细血管血液中脱氧 Hb 的平均浓度≥5 g/dL 时,皮肤、黏膜呈青紫色,称为发绀,也是该型缺氧的特点之一。

二、血液性缺氧

血液性缺氧是指由于血红蛋白数量减少或性质改变,使血液携带氧的能力降低或血红蛋白结合的氧不易释出而引起的缺氧。因为外呼吸功能正常,PaO_2 及 SaO_2 正常,又称等张性缺氧。

(一) 原因

1. 贫血 各种原因引起的严重贫血,血红蛋白数量减少,血液携氧量降低,以致细胞供氧不足,又称为贫血性缺氧。严重贫血时面色苍白。

2. 一氧化碳中毒 CO 与 Hb 的亲和力是 O_2 的 210 倍。当吸入气中含 0.1% 的 CO 时,血液中约 50% 的 Hb 即可转变为碳氧血红蛋白(HbCO)而失去携氧能力。此外,CO 还能抑制红细胞内糖酵解,HbO_2 中 O_2 不易释出,进一步加重组织缺氧。由于血中 HbCO 增多,皮肤、黏膜呈樱桃红色。

3. 高铁血红蛋白血症 Hb 中的二价铁(Fe^{2+})在氧化剂的催化下,可氧化成三价铁

（Fe^{3+}），形成高铁血红蛋白，其分子中的 Fe^{3+} 因与羟基牢固结合而丧失携氧能力。当食用大量含硝酸盐的腌菜或变质剩菜后，硝酸盐在肠道细菌作用下还原为亚硝酸盐，后者可使大量血红蛋白氧化成高铁血红蛋白。此时患者皮肤、黏膜呈咖啡色或青石板色，临床称肠源性紫绀（enterogenous cyanosis）。过氯酸盐也可引起高铁血红蛋白血症。

（二）血氧变化特点

由于外呼吸功能正常，故 PaO_2、SaO_2 正常；但因 Hb 数量减少或性质改变，使 $CO_{2\,max}$ 和 CaO_2 降低，CO 中毒患者的血液中 HbCO 增加，CaO_2 降低，但血红蛋白总量并未减少，将其血液在体外用氧充分饱和后，血红蛋白结合的 CO 可被氧取代，测定的 $CO_{2\,max}$ 可正常；由于 CaO_2 降低，血液流经毛细血管时，弥散到组织细胞的氧减少或速度减慢，导致组织缺氧和 $A\text{-}VdO_2$ 低于正常。

三、循环性缺氧

循环性缺氧是指因组织血流量减少引起的组织供氧不足，又称低动力性缺氧。

（一）原因

循环性缺氧可由动脉血灌流不足引起缺血性缺氧，亦可由静脉血回流受阻，导致淤血性缺氧。循环性缺氧可为全身性，也可为局部性。

1. 组织缺血　因动脉压降低或动脉阻塞，组织血液灌流量减少而引起的组织缺氧，称为缺血性缺氧，常见于休克和心力衰竭。患者因心输出量减少可造成全身组织供血不足，也可见于动脉血栓形成、动脉炎或动脉粥样硬化造成的动脉狭窄或阻塞，可引起局部器官和组织缺血性缺氧。

2. 组织淤血　因静脉回流受阻，毛细血管床淤血而导致的缺氧，称为淤血性缺氧。见于心力衰竭。心力衰竭可造成心房压升高，大静脉回流受阻，全身广泛的毛细血管床淤血。也可见于静脉栓塞或静脉炎。两者可引起某支静脉回流障碍，造成局部组织淤血性缺氧。

（二）血氧变化特点

未累及肺血流的循环性缺氧时，因氧可进入肺毛细血管与 Hb 结合，因此 PaO_2、$CO_{2\,max}$、CaO_2 和 SaO_2 均正常。由于血液循环障碍血流缓慢，使血液流经毛细血管的时间延长，从单位容量血液弥散给组织的氧量较多，使静脉血氧含量降低，故 $A\text{-}VdO_2$ 增大；但单位时间内流经毛细血管的血液总量减少，故弥散至组织细胞的总氧量减少，导致组织缺氧。缺血性缺氧，因组织供血量不足，皮肤苍白。淤血性缺氧，血液淤滞在毛细血管床形成了更多的脱氧 Hb，可出现发绀。

全身性循环障碍累及肺，如左心衰竭引起肺气肿，或休克引起急性呼吸窘迫综合征时，则可合并有呼吸性缺氧，使 PaO_2 与 CaO_2 低于正常。

四、组织性缺氧

在组织供氧正常的情况下,由组织细胞利用氧障碍所引起的缺氧称为组织性缺氧,又称氧利用障碍性缺氧。

(一) 原因

1. 组织中毒 可见于氰化物、砷化物、硫化物、磷等和某些药物(如巴比妥)使用过量引起的组织细胞中毒,最典型的是氰化物中毒。可引起细胞内呼吸链酶类功能障碍,导致组织利用氧障碍。此类原因引起的缺氧又称组织中毒性缺氧。

2. 线粒体损伤 人体生理活动所需的能量主要是在线粒体内生成的。大剂量放射线照射、细菌毒素、严重缺氧和高压氧等均可抑制线粒体呼吸功能或造成其结构损伤,引起细胞生物氧化障碍而缺氧。

3. 维生素缺乏 维生素 B_1、B_2 及维生素 PP 等均是呼吸链中脱氢酶的辅酶组成成分,参与氧化还原反应。当这些维生素严重缺乏时,可抑制细胞生物氧化,导致细胞用氧障碍。

(二) 血氧变化特点

本型缺氧 PaO_2、$CO_{2\,max}$、CaO_2 和 SaO_2 等均正常。因组织细胞利用氧障碍,PvO_2 和 CvO_2 均较高,故 $A\text{-}VdO_2$ 减小。由于细胞用氧障碍,毛细血管血液内 HbO_2 含量较高,患者皮肤黏膜呈玫瑰红色或鲜红色。

缺氧虽分为上述四型,但在临床上所见的缺氧常为混合型缺氧。例如心力衰竭,既有循环障碍引起的循环性缺氧,又可伴有肺淤血、水肿引起的乏氧性缺氧;又如感染性休克时可引起循环性缺氧,内毒素还可引起组织利用氧的功能障碍而发生组织性缺氧,并发休克肺时还可有乏氧性缺氧。因此,对具体病人要做全面具体的分析。各型缺氧的血氧变化特点见表 10.1。

表 10.1 各型缺氧的血氧变化特点

缺氧类型	PaO_2	SaO_2	$CO_{2\,max}$	CaO_2	$A\text{-}VdO_2$
乏氧性缺氧	↓	↓	N 或 ↑	↓	↓ 或 N
血液性缺氧	N	N	↓ 或 N	↓	↓
循环性缺氧	N	N	N	N	↑
组织性缺氧	N	N	N	N	↓

注:↑升高,↓降低,N 不变。

第三节 缺氧时机体的功能和代谢变化

缺氧对机体的影响因缺氧的原因、速度、程度、持续时间以及机体的反应性而不同。轻度缺氧机体往往以适应和代偿反应为主,重度缺氧而机体代偿不全时,出现细胞的功能和代谢障碍,甚至组织结构破坏。急性缺氧时由于机体来不及代偿,以损伤表现为主;而慢性缺氧时机体的代偿反应和缺氧的损伤作用并存。现以乏氧性缺氧为例,介绍缺氧对机体的影响。

一、呼吸系统变化

(一) 代偿性反应

PaO_2低于 60 mmHg 时,可刺激颈动脉体和主动脉体的外周化学感受器,反射性地引起呼吸加深加快,呼吸运动的代偿意义在于:① 使肺泡通气量增加,肺泡气氧分压增加,PaO_2随之升高。② 胸廓呼吸运动增强使胸腔负压增大,促进静脉回流和增加回心血量,使心输出量和肺血流量增加,有利于氧的摄取和运输。由此可见,肺通气量增加是急性低张性缺氧的最重要的代偿反应。

但持续缺氧因过度通气使 $PaCO_2$ 降低,可抑制呼吸中枢,限制肺通气的增强。长期乏氧性缺氧,可使外周化学感受器的敏感性降低,肺通气反应减弱。单纯循环性缺氧、血液性缺氧和组织性缺氧因 PaO_2 基本正常,呼吸系统的代偿不明显。

(二) 损伤性变化

1. 高原性肺水肿 急性乏氧性缺氧,如快速进入海拔 4 000 m 以上的高原,可在 1~4 天内发生肺水肿,称高原肺水肿。表现为头痛、胸闷、呼吸困难、发绀、咳嗽、血性泡沫痰,甚至神志不清。肺部听诊有湿啰音等。肺水肿一旦发生,可引起氧的弥散障碍,使 PaO_2 进一步下降。

2. 中枢性呼吸衰竭 重度缺氧($PaO_2 < 30$ mmHg)时,缺氧对呼吸中枢的抑制作用超过了 PaO_2 降低对外周化学感受器的兴奋作用,使呼吸变浅变慢,呼吸节律不规则,肺泡通气量减少,发生中枢性呼吸衰竭。

> **知识卡片**
>
> ### 高原肺水肿的发生机制
>
> 国内外统计资料表明高原肺水肿的发病率为 $5.7\%\sim17.7\%$，其发病机制尚不明了，可能与肺动脉高压有关，主要包括以下几个方面：① 急性缺氧使外周血管收缩，回心血量和肺血流量增加。② 缺氧使肺血管收缩肺循环阻力增加，均可导致肺动脉高压，毛细血管内压增加，引起肺水肿。③ 由于肺血管收缩强度不一，致使肺血流分布不均，在肺血管收缩较轻或不收缩的部位，肺泡毛细血管血流增加，毛细血管压增高，从而引起肺水肿。④ 严重者继发炎症反应，使呼吸膜损伤，加重肺水肿。

二、循环系统的变化

(一) 代偿性反应

1. 心输出量增加　乏氧性缺氧时心输出量增加，单位时间内供应组织细胞的血量增多，可提高组织的供氧量，对急性缺氧有一定的代偿意义。心输出量增加主要是由于动脉血氧分压降低引起交感神经兴奋、儿茶酚胺释放增多，造成心率加快、心肌收缩力增加以及胸廓呼吸运动和心脏活动增强导致的静脉回流量增加与心输出量增多。

2. 血液重新分布　急性缺氧时，由于交感-肾上腺髓质系统兴奋性增高，使皮肤、内脏器官血管收缩，而心、脑血管则因局部产生大量乳酸等扩血管物质而扩张，故血流量增加。这种血液的重新分布现象，对确保心、脑等重要生命器官的血液供应，具有重要的代偿作用。

3. 肺血管收缩　当部分肺泡气 PaO_2 降低时，可引起该部位肺小动脉收缩，使血液流向通气充分的肺泡，这是肺循环特有的生理现象，称为缺氧性肺血管收缩。此现象有利于维持肺泡通气与血流的适当比例，使流经这部分肺泡的血液仍能获得较充分的氧，从而可维持较高的 PaO_2。

4. 毛细血管增生　长期缺氧可促使毛细血管增生，特别是心、脑和骨骼肌的毛细血管增生更明显，其密度增加可使氧自毛细血管弥散至细胞的距离缩短，增加对细胞的供氧量。

(二) 损伤性变化

1. 心肌舒缩功能降低　严重缺氧时，心肌能量生成不足，甚至心肌收缩蛋白破坏，导致心肌细胞变性、坏死，心肌舒缩功能降低。

2. 心律失常　严重缺氧可引起窦性心动过缓、期前收缩，甚至发生心室纤颤。严重的心肌受损可导致完全传导阻滞。

3. 心输出量减少　严重缺氧可抑制呼吸中枢，使胸廓运动减弱，导致静脉回流减少；体内大量乳酸、腺苷等扩血管物质增多，使外周血管扩张，血液淤积在静脉系统，导致回心血量减少，心输出量减少。

4. 肺动脉高压 肺泡缺氧使肺血管收缩,可增加肺循环阻力,导致肺动脉高压。并可造成肺源性心脏病、右心肥大,甚至心力衰竭。

三、血液系统的变化

(一)代偿性反应

1. 红细胞和血红蛋白增多 急性缺氧时,由于交感神经兴奋,脾、肝等贮血器官收缩,血液进入体循环,使血液中红细胞数量迅速增多;慢性缺氧时,肾脏合成和释放促红细胞生成素增多,使骨髓造血功能增强,红细胞生成增多。

2. 红细胞向组织释放氧的能力增强 缺氧时红细胞内 2,3-DPG 增加,使 Hb 与 O_2 的亲和力降低,氧解离曲线右移,有利于结合的氧向细胞释放。

(二)损伤性变化

血液中红细胞过度增加,可使血液黏滞度增加,循环阻力增大,血流速度减慢,反而加重组织缺氧。同时循环阻力增大,使心脏的后负荷增加,易诱发心力衰竭。当 $PaO_2 <$ 60 mmHg 时,红细胞内过多的 2,3-DPG 将妨碍 Hb 与 O_2 的结合,使动脉血氧含量明显降低,组织供氧严重不足。

四、中枢神经系统的变化

脑对缺氧十分敏感,对缺氧的耐受性差。缺氧可直接损害中枢神经系统的功能,急性缺氧常有头痛、情绪激动、记忆力及判断力降低或丧失及运动不协调,严重者可出现惊厥和昏迷。慢性缺氧常有易疲劳、注意力不集中、嗜睡及精神抑郁等症状。缺氧致中枢神经系统功能障碍与缺氧所致的脑水肿和脑细胞受损有关。

五、组织细胞的变化

(一)代偿性反应

缺氧时,组织细胞可通过增强无氧酵解过程和提高利用氧的能力,以获取维持生命活动所必需的能量。

1. 细胞利用氧的能力增强 慢性缺氧时,细胞内线粒体的数目和膜的表面积增加,呼吸链中的酶含量增多,活性增高,使细胞用氧能力增强。

2. 糖酵解增强 磷酸果糖激酶是糖酵解的限速酶。缺氧时,ATP 生成减少,ATP/ADP 比值降低,可激活磷酸果糖激酶,使糖酵解增强,在一定程度上补偿能量的不足。

3. 肌红蛋白增加 肌红蛋白与氧的亲和力明显高于血红蛋白。慢性缺氧或久居高原的人骨骼肌内肌红蛋白含量增多,可从血液中摄取更多的氧,增加氧在体内的贮存。当

PaO₂降低时，肌红蛋白可释放出一定量的氧供细胞利用。

4. 低代谢状态 缺氧可抑制细胞的各种合成代谢和离子泵功能，使之耗能过程减弱，细胞处于低代谢状态，有利于在缺氧环境中生存。

（二）损伤性变化

缺氧时细胞损伤主要表现为细胞膜、线粒体及溶酶体的改变。

1. 细胞膜的损伤 细胞膜是细胞缺氧最早发生损伤的部位。缺氧、ATP 减少、酸中毒和溶酶体酶可损伤细胞膜，从而导致 Na^+ 内流增加，K^+ 外流增加，Ca^{2+} 内流增加，从而引起细胞水肿等，加重组织细胞的损伤。

2. 线粒体的损伤 轻度缺氧或缺氧早期，线粒体的呼吸功能代偿性增强。严重缺氧时，除明显抑制线粒体功能和氧化过程外，还可引起线粒体肿胀、嵴崩解、外膜破裂和基质外溢等结构损伤。

3. 溶酶体的损伤 缺氧导致酸中毒，使溶酶体膜磷脂被分解，膜通透性增加，溶酶体肿胀、破裂和大量溶酶体酶释放，引起细胞自溶。

第四节　影响机体对缺氧耐受性的因素

影响机体对缺氧耐受性的因素有很多，可归纳为两点，即代谢耗氧率与机体的代偿能力。

一、机体的代谢耗氧率

代谢耗氧率的高低影响机体对缺氧的耐受性。基础代谢高者，如甲状腺功能亢进、发热的患者，由于耗氧量多，对缺氧的耐受性较低。寒冷、体力活动、情绪激动等可增加机体耗氧量，使机体对缺氧的耐受性降低。基础代谢率低者，由于耗氧量少，机体对缺氧的耐受性较高，如中枢神经抑制、体温降低时。因此临床上常采用低温麻醉、镇静剂、人工冬眠等措施以提高病人对缺氧的耐受性，如低温麻醉可用于心脏外科手术，以延长手术所必需阻断血流的时间。

二、机体的代偿能力

机体通过呼吸、循环和血液系统的代偿性反应能增加机体的供氧。通过组织细胞的代偿性反应能提高机体利用氧的能力。这些代偿性反应存在着明显的个体差异，因而不同的个体对缺氧的耐受性也很不相同。有心、肺疾病，血液病者及老年人对缺氧的耐受性低。

机体对缺氧的耐受性可以通过锻炼提高。

第五节　氧疗和氧中毒

一、氧疗

缺氧治疗的关键环节是消除引起缺氧的原因,然后积极给氧治疗。但氧疗的效果因缺氧的类型而异。

乏氧性缺氧氧疗效果最好。由于患者 PaO_2、SaO_2 明显低于正常,吸氧可提高肺泡气氧分压,使 PaO_2、SaO_2 及 CaO_2 均升高,因而对组织的供氧量增加。但因静脉血分流引起的低张性缺氧,因分流的血液未经肺泡而直接流入动脉血,故吸氧对改善缺氧的作用较小。

血液性缺氧、循环性缺氧和组织性缺氧者 PaO_2 和 SaO_2 正常,因可结合氧的 Hb 饱和度已达 95% 左右,故吸氧虽可明显提高 PaO_2,但 SaO_2 增加却很有限。CO 中毒者可吸入纯氧或高压氧,使血液的 PaO_2 升高,有利于氧与 CO 竞争与 Hb 的结合,从而加速 HbCO 的解离,促进 CO 排出,故氧疗效果较好。组织性缺氧的主要问题是细胞用氧障碍,解除呼吸链酶的抑制是治疗的关键。但氧疗可提高血液和组织液之间的 PO_2 梯度,增加氧向组织弥散,可有一定治疗作用。

氧疗时,应注意吸入氧浓度不宜过高,以免引起氧中毒;给氧时注意保持呼吸道通畅;随时监测氧疗效果,严重慢性肺疾病伴二氧化碳潴留者,吸氧宜坚持低浓度($<30\%$)、低流量($12\ L/min$)和持续给氧的原则,以保持轻度缺氧对呼吸中枢的刺激,防止因突然解除低氧血症而出现呼吸衰竭。

二、氧中毒

O_2 虽为生命活动所必需,但当吸入气 PO_2 过高时,活性氧产生增加,反而可引起组织细胞损伤,称氧中毒。氧中毒的发生主要取决于吸入气 PO_2 而不是氧浓度。吸入气 PO_2 过高时,使血液与组织、细胞之间的 PO_2 差增大,氧的弥散加速,组织细胞因获得氧过多而中毒。人类氧中毒有肺型与脑型两种。

(一)脑型氧中毒

吸入 $2\sim3$ 个大气压以上的氧,可在短时间内引起脑型氧中毒。病人主要出现视觉和听觉障碍、恶心、抽搐、晕厥等神经症状,严重者甚至昏迷、死亡。高压氧疗时病人出现神经症状,应区分脑型氧中毒与由缺氧引起的缺氧性脑病。前者病人先抽搐后昏迷,后者则先昏迷后抽搐。对氧中毒者应控制吸氧,但对缺氧性脑病者则应加强氧疗。

(二)肺型氧中毒

持续吸入约 1 个大气压的氧 8 h 以上可导致肺型氧中毒。病人出现胸骨后疼痛、咳嗽、呼吸困难、PaO₂降低。肺部呈炎性病变,可见炎细胞浸润、充血、水肿、出血、肺不张等。

　　氧疗时如发生氧中毒,PaO₂降低,加重缺氧,造成难以调和的治疗矛盾。因此,在常压吸氧时应控制氧的浓度和时间,严防氧中毒的发生。

复习思考题

1. 说出缺氧的概念和常见的类型。
2. 比较各型缺氧血氧变化的异同及皮肤颜色的变化。
3. 氰化物中毒为何会引起缺氧? 其主要特点是什么?

案例分析

　　刘某,男性,42岁,于当日清晨6时为煤炉加煤时晕倒,急诊入院。查体:体温37 ℃,呼吸25次/min,脉搏110次/min,血压100/70 mmHg。神志不清,口唇呈樱桃红色。实验室检查:PaO₂ 95 mmHg,Hb 150 g/L,CO₂max正常,HbCO 30%,入院后立即吸氧,不久清醒。

　　讨论题:

1. 什么原因导致患者晕倒?
2. 该患者有些指标正常是否说明他没有缺氧? 为什么?

第十一章

肿　瘤

学习目标

1. 了解肿瘤的病因和发病机制、肿瘤细胞的分级与分期和代谢特点以及几种常见淋巴造血组织肿瘤、其他肿瘤的特点。

2. 熟悉肿瘤对机体的影响，肿瘤的分类原则，常见的上皮组织肿瘤和间叶组织肿瘤的病变特点，常见的癌前病变、非典型增生和原位癌，肿瘤的防治原则。

3. 掌握肿瘤的概念，肿瘤的形态和结构，肿瘤的生长方式和转移，肿瘤的命名及良性肿瘤与恶性肿瘤的区别。

案例导学

患者，男性，60岁。近半年来进食时感觉哽噎感，继而出现胸骨后疼痛等表现。近一个月来患者以流质饮食仍感到有不适，不进食也有食道异物感，并出现气急、声音嘶哑等症状。查体：患者消瘦、贫血貌，呼吸稍促，皮肤、巩膜无黄染。心肺腹部检查均未见异常。辅助检查：钡餐透视示钡剂停留在左主支气管附近，仅能通过该部位下方约 2 cm 的狭窄通道缓慢下流。左主支气管附近的纵膈密度增加。

问题：

1. 该患者患有什么疾病？

2. 上述诊断的依据是什么？

3. 为进一步确诊，还需要什么检查？

肿瘤是以细胞异常增生形成局部包块为主的一种常见病、多发病，一般分为良性肿瘤和恶性肿瘤两大类。良性肿瘤对人体的生命危害性较小，但是恶性肿瘤却严重危害人类的健康和生命，近几年恶性肿瘤的发生率和死亡率逐渐上升。据统计，全世界每年约有 700 万人死于恶性肿瘤，在城市居民中恶性肿瘤造成的死亡率已经占居第一位，农村居民恶性肿瘤造成的死亡率排在第三位。目前恶性肿瘤已成为我国 21 世纪人类的第一杀手，并成为全球最大的公共卫生问题之一。

第一节　肿瘤的概念

肿瘤又称为新生物，是机体在各种致病因素的作用下导致的局部组织细胞异常增生而形成的，通常以形成包块为主要表现。它是临床上一种常见病和多发病，可发生于任何年龄和身体任何部位。形成肿瘤的组织细胞异常增生称为肿瘤性增生。

机体在某些因素,如炎症、损伤修复等病理情况,也可以导致组织细胞的增生,这种增生属于非肿瘤性增生。其特点是:① 它是在某些生理状态下或受到一定刺激所做出的一种防御性、修复性反应,属于正常新陈代谢所需的细胞更新,对机体有益。② 增生的细胞具有正常的形态、代谢和功能,细胞分化成熟,并在一定程度上能恢复原来正常组织的结构和功能。③ 增生有一定的自限性,增生的原因消除后一般不再继续增生。④ 一般是多克隆性的,增生的细胞由不同的细胞分裂而成。

肿瘤性增生有着不同于非肿瘤性增生的特点。其特点是:① 在致瘤因素的作用下,局部组织细胞异常生长。不仅与机体不协调,而且有害。② 增生的瘤细胞具有异常的形态、代谢和功能,并在不同程度上失去了分化成熟的能力。③ 呈现失控性增生,并具有相对的自主性,即使致瘤因素已去除,仍能持续性生长。④ 一般是单克隆性的,增生的细胞由同一个亲代细胞反复分裂生成。

第二节 肿瘤的特性

一、肿瘤的形态和结构

(一) 肿瘤的大体形态

1. 形状 有的肿瘤呈息肉状、乳头状、蕈状、溃疡状、菜花状等,主要见于体表或空腔器官的肿瘤;有的肿瘤呈结节状、分叶状、蟹足状等,多见于深部组织或实质器官内的肿瘤(图11.1)。肿瘤这些多种多样的形态差异与其发生部位、组织来源、生长方式和良恶性密切相关。

2. 肿瘤的数目和大小 肿瘤的数目、大小都不均一。大多数肿瘤为单克隆起源,少数肿瘤为多克隆起源,可同时或先后出现多个肿瘤。肿瘤的体积大小与肿瘤的良恶性、生长时间、生长速度和发生部位等因素有关。一般来说,生长于颅腔等狭小腔隙内的肿瘤,体积较小;生长于体表或体腔内的肿瘤生长得很大;良性肿瘤生长较慢,体积较大;恶性肿瘤生长迅速,短期内即可带来不良后果,故长得不是很大。

3. 肿瘤的颜色 一般肿瘤的颜色和组织起源的颜色相近,有些肿瘤的颜色还和自身血供情况、色素含量以及有无继发改变等因素有关。如纤维瘤呈灰白色,血管瘤呈红色或暗红色,黑色素瘤呈黑色或黑褐色等。

4. 肿瘤的硬度 肿瘤的硬度和其组织来源、实质与间质的比例以及有无继发改变等有关。如血管瘤较软,骨瘤较硬。实质细胞多于间质细胞的肿瘤一般较软,相反则质地较硬。此外,瘤组织继发感染、坏死等时较软,发生钙化或骨化时则较硬。

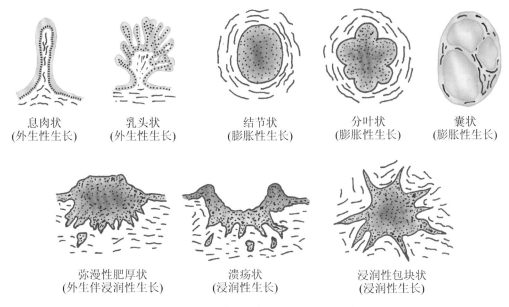

| 息肉状
(外生性生长) | 乳头状
(外生性生长) | 结节状
(膨胀性生长) | 分叶状
(膨胀性生长) | 囊状
(膨胀性生长) |

| 弥漫性肥厚状
(外生伴浸润性生长) | 溃疡状
(浸润性生长) | 浸润性包块状
(浸润性生长) |

图 11.1　肿瘤的常见形状和生长方式

（二）肿瘤的组织结构

所有的肿瘤组织结构形态都不同,但其组织成分都可分为两个部分,即实质和间质。

1. 肿瘤的实质　是肿瘤的主要构成部分,即肿瘤细胞。它也是一种特异性成分,能反映出肿瘤的组织来源,并决定着肿瘤的生物学特点以及肿瘤的特殊性。病理诊断中通常根据肿瘤的实质形态来识别各种肿瘤的组织来源和良恶性程度。一种肿瘤一般只含有一种实质,但少数肿瘤可含有两种或两种以上实质,如乳腺纤维腺瘤、畸胎瘤等。

2. 肿瘤的间质　是肿瘤的非特异性成分,主要由结缔组织和血管等组成,起着支持和营养肿瘤实质的作用。通常生长较快的肿瘤,其间质结缔组织较少,血管较多;反之,则结缔组织较多,血管较少。此外,间质中通常还有淋巴细胞等单核细胞浸润,这是机体对肿瘤免疫反应的表现。

（三）肿瘤的异型性

异型性是肿瘤细胞异常分化在形态上的一种表现,其在细胞形态和组织结构上都与肿瘤起源组织有着不同的差异,这种差异即为肿瘤的异型性。肿瘤的异型性越小,说明与其起源的正常组织越相似,分化程度越高,恶性程度越低;反之,分化程度越低,肿瘤的异型性就越大,恶性程度就越高。病理学检查中肿瘤的异型性大小是诊断肿瘤良恶性质及判断肿瘤恶性程度的重要形态学依据。

127

知识卡片

1. 分化:在胚胎学中是指原始细胞或幼稚细胞发育成熟的一种过程;在病理学中是指肿瘤细胞生长成熟的一种过程。

2. 分化程度:是指肿瘤细胞与其起源的正常细胞在形态和功能上的相似程度。相似程度越高,说明肿瘤分化程度越大;反之,则分化程度越小。

3. 间变性肿瘤:是指由未分化细胞构成的恶性肿瘤。肿瘤细胞具有明显的多形性,彼此在大小和形状上有很大的差异,因此往往不能确定其组织来源。间变性肿瘤一般具有高度恶性。

1. 肿瘤组织结构的异型性 肿瘤组织结构的异型性是指肿瘤细胞的排列规则、层次、极性及其间质关系等在空间排列方式上与其起源的正常组织的差异。良性肿瘤的组织结构与其起源的组织比较相似,异型性不明显,主要表现为组织结构排列不规则;恶性肿瘤的组织结构与其起源的组织差异较大,异型性明显,表现为瘤细胞排列更为紊乱,失去正常的排列结构、层次或极向,如纤维肉瘤、腺癌等。

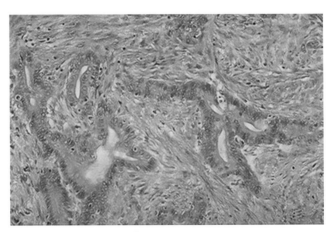

图 11.2 恶性肿瘤组织结构的异型性(腺癌)

注:图中癌细胞排列紊乱、细胞层次增多,极性丧失

2. 肿瘤细胞的异型性 良性肿瘤细胞一般与其来源的正常细胞相似,故异型性很小。恶性肿瘤细胞具有明显的异型性,其特点如下。

(1) 瘤细胞的多形性:和起源的正常细胞进行比较,恶性肿瘤细胞的形态和大小都不一样,可见有单核或多核瘤巨细胞。也有比正常细胞小的瘤细胞,其小而一致,是一种分化极差的肿瘤,如肺小细胞癌等。

(2) 瘤细胞核的多形性:恶性肿瘤细胞核的体积明显增大,核质比例失调,核大小不一,可出现双核、巨核、多核、奇异核等。核染色加深,核膜增厚。核仁可增大或增多。核分裂象明显,可有不对称性、多极性及顿挫性等病理性核分裂象(图 11.3)。病理性核分裂象对恶性肿瘤具有确诊价值。

(3) 瘤细胞胞浆的改变:肿瘤细胞胞浆内核蛋白体的增多,使得其多呈碱性。有时可见激素、黏液和蛋白等瘤细胞的代谢产物,因此可有不同的特点。

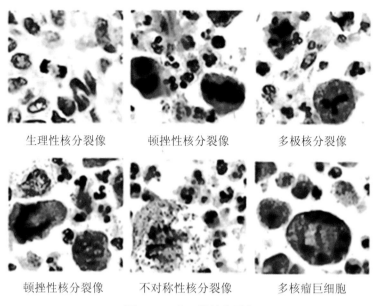

生理性核分裂像　　　顿挫性核分裂像　　　多极核分裂像

顿挫性核分裂像　　　不对称性核分裂像　　　多核瘤巨细胞

图 11.3　病理性核分裂象

二、肿瘤的生长

（一）肿瘤的生长速度

大多数良性肿瘤分化程度高，生长速度比较缓慢，病程较长；恶性肿瘤由于分化程度低，生长速度较快，短期内可形成包块，继发出血、感染或坏死等改变。生长缓慢的良性肿瘤如果短期内瘤体积增大，可考虑肿瘤恶变或继发囊性变、出血等。

（二）肿瘤的生长方式

1. 膨胀性生长　肿瘤生长缓慢，瘤体呈气球样逐渐增大，不侵犯周围组织，多呈结节状或分叶状，有完整的包膜，与周围组织分界明显，一般不明显破坏周围组织的结构和功能。由于其与周围组织分界明显，故手术容易切除，术后很少复发。大多数良性肿瘤呈膨胀性生长。

2. 浸润性生长　肿瘤生长较快，瘤体破坏周围正常组织，并侵入周围组织间隙、血管、淋巴管等，呈树根样增大。浸润性生长，与周围组织粘连，境界不清，多无包膜，活动度差，手术不容易切除，术后容易复发。大多数恶性肿瘤呈浸润性生长。

3. 外生性生长　一般是指发生在体表、体腔或自然管道（消化道、呼吸道等）表面的肿瘤，大多是向表面生长，形成乳头状、息肉状或菜花状的肿物，这种生长方式属外生性生长。不管是良性肿瘤还是恶性肿瘤，都可以呈外生性生长。

三、肿瘤的扩散

扩散是恶性肿瘤的主要特征,也是恶性肿瘤难以根治和导致患者死亡的重要原因。扩散的方式大致分为两种,即直接蔓延和转移。

(一) 肿瘤扩散的方式

1. 直接蔓延　是指肿瘤细胞沿组织间隙、淋巴管、血管或神经束等不断浸润和破坏周围的组织或器官,并继续生长,这种方式称为直接蔓延。如晚期子宫颈癌可蔓延至直肠和膀胱,晚期乳腺癌可以穿过胸肌和胸腔甚至达肺。

2. 转移　是指肿瘤细胞从原发部位侵入脉管、体腔或者迁移到他处而继续生长,形成与原发瘤同样类型的肿瘤,此过程称为转移。在原发部位形成的肿瘤称为原发瘤,通过转移形成的肿瘤称为转移瘤或继发瘤。常见的转移途径如下。

(1) 淋巴道转移:是指肿瘤细胞首先侵入淋巴管,之后随着淋巴运行到局部淋巴结,再次随着淋巴循环相继转移到其他淋巴结,最后经胸导管汇入血流,继而发生血道转移的一种方式。例如乳腺癌患者,早期瘤体细胞可转移至同侧腋窝淋巴结,晚期可转移至锁骨下淋巴结等处。淋巴道转移大多数是上皮组织的恶性肿瘤最常见的转移方式。

(2) 血道转移:是指肿瘤细胞侵入血管后,随着血流运行到达机体各组织器官,并在这些地方生长形成转移瘤的一种方式。肿瘤细胞多经过毛细血管或小静脉管壁入血,一小部分也可经过淋巴管间接入血。血道转移是间叶组织的恶性肿瘤最常见的转移方式。由于瘤体细胞随血液流动而运行,故血流中栓子运行的途径就是瘤体细胞运行的途径,所以肺和肝是最常受累及的脏器。

(3) 种植性转移:是指体腔内器官的恶性肿瘤蔓延至器官表面时,导致部分瘤细胞脱落,像播种子一样种植到体腔黏膜或脏器表面,继续生长形成转移瘤的一种方式,称为种植性转移。例如胃癌患者,后期癌细胞侵破浆膜后可种植到腹膜、大网膜或卵巢等处。也有一些种植性转移可在肿瘤手术过程中形成,这是由于肿瘤细胞污染器械形成的医源性种植性转移。

(二) 肿瘤扩散的机制

肿瘤的扩散大致分两个阶段,即侵袭和转移。具体扩散机制可能与下面因素有关。

1. 肿瘤细胞同质型黏附力降低,异质型黏附力增加　所谓同质型黏附力是指肿瘤细胞与肿瘤细胞之间的黏附;异质型黏附是指肿瘤细胞与宿主细胞或细胞外基质的黏附。正常上皮细胞分泌黏附素,使细胞相互黏着在一起,不宜分离。由于肿瘤细胞产生黏附素的量比较低,故使得瘤体细胞之间相互分离。肿瘤细胞表面可产生整合素,它是正常细胞和细胞外基质的联系分子,也可介导肿瘤和细胞外基质的异质型黏附。由于肿瘤细胞表达的整合素比正常细胞多,因此瘤体细胞和细胞外基质、内皮细胞、基膜等之间的黏附增加,利于形成血道转移。

2. 细胞外基质的降解　它是由基膜和细胞外间质基质组成的,是阻止恶性肿瘤细胞侵袭和转移的结构屏障。它的存在可以诱导巨噬细胞、成纤维细胞等分泌蛋白溶解酶,导致基膜在这些酶的作用下受损、溶解,从而利于瘤体细胞出入,为转移创造了条件。

3. 肿瘤细胞的运动能力　肿瘤细胞的微管、微丝等成分参与其细胞运动,使瘤细胞以阿米巴运动通过溶解的基底膜缺损处,然后瘤细胞穿过基底膜后在间质中移动,到达血管壁后,再以同样的方式穿过血管的基底膜进入血管。这种运动方式参与肿瘤细胞的转移过程。

4. 局部脏器微循环功能的障碍　一般来说,由于局部微循环功能障碍影响局部血流分配减少,导致运行能力减弱,故很少发生转移,如心肌、骨骼肌等很少发生肿瘤的转移。

5. 其他因素　研究认为机体免疫功能和肿瘤之间有一定的关系。一方面,当机体免疫系统功能下降或障碍时,肿瘤细胞就会侵犯机体或者发生转移;另一方面,长时间局部肿瘤对周围组织脏器的积压等机械性刺激,也可以造成肿瘤的局部侵袭,继而发生转移。

四、肿瘤的分级与分期

在临床上为了确定肿瘤的治疗方案以及预后的估计,一般采用肿瘤分级和分期的方法。此方法多用于判断恶性肿瘤的恶性程度及进展状况。

1. 肿瘤的分级　分级是用于描述恶性肿瘤恶性程度的指标,主要依据肿瘤细胞分化程度的高低、异型性的大小以及病理性核分裂象的多少等进行分级。大致采用三级分级法:Ⅰ级细胞分化程度高,异型性不明显,属于低度恶性;Ⅱ级细胞分化程度中等,异型性较明显,属于中度恶性;Ⅲ级细胞分化程度差,异型性显著,属高度恶性。

2. 肿瘤的分期　分期主要是描述恶性肿瘤的生长范围及扩散程度。目前临床上普遍使用的是国际抗癌协会建议的 TNM 分期法,这种方法主要依据原发瘤的大小、浸润深度和范围以及扩散程度等来确定。肿瘤的分期具体如下:

T 是指原发肿瘤的大小,随肿瘤增大依次用 $T_1 \sim T_4$ 表示。

N 是指局部淋巴结受累及情况,淋巴结未累及用 N_0 表示,随着淋巴结受累及的程度和范围的增大,依次用 $N_1 \sim N_3$ 表示。

M 是指远处转移,无远处转移者用 M_0 表示,有远处转移用 M_1 表示。

五、肿瘤细胞的代谢特点

1. 糖代谢　对糖的代谢,正常组织细胞在有氧时进行有氧分解,无氧时进行糖酵解。但是肿瘤细胞即使在氧充足的情况下仍然进行无氧糖酵解。其中的中间代谢产物又可以被肿瘤细胞重新利用合成蛋白质、脂类、核酸等物质,从而为肿瘤自身的生长和增生提供了必需的物质基础。

2. 蛋白质代谢　肿瘤细胞中蛋白质的代谢与正常细胞蛋白质的代谢进行比较,无论其合成还是分解都是增强的,而且合成超过分期,甚至可以消耗正常组织蛋白质的分解产物。因此,恶性肿瘤患者后期表现出机体极度消瘦、全身乏力、严重贫血等恶病质状态。

3. 核酸代谢　相对于正常细胞而言肿瘤细胞核酸物质(DNA、RNA)明显增多。其中,DNA 与肿瘤细胞的分裂、繁殖有关;RNA 与肿瘤细胞蛋白质的合成及生长有关。因此,核酸的增多是肿瘤迅速生长的物质基础。

4. 酶系统改变 肿瘤组织中酶活性的改变相对比较复杂。一般而言参与合成的酶活性增强,参与分解的酶活性降低。对于恶性肿瘤特别是未分化的细胞,其酶变化的主要特点是某些特殊功能的酶接近或完全消失。例如未分化的肝细胞中有关尿素合成的特殊酶系几乎完全消失。

第三节 肿瘤对机体的影响

一、良性肿瘤对机体的影响

一般良性肿瘤对机体的影响比较小,主要表现为局部压迫和阻塞症状。这种症状的轻重程度与肿瘤的生长部位和继发改变有关。发生于体表的肿瘤对机体一般影响不大,如果发生于重要脏器可能就会产生严重的后果。例如颅腔内的良性肿瘤(脑膜瘤、细胞胶质瘤等)可压迫脑实质引发脑细胞的死亡,继而出现相应的颅内高压和神经症状,严重者危及生命。子宫黏膜下肌瘤表面可发生溃疡、出血或感染,加重病情变化。

二、恶性肿瘤对机体的影响

由于恶性肿瘤分化程度不高,呈浸润性生长,生长速度快,并且还可以发生远处转移,因此对机体的影响比较大。除上述良性肿瘤相似的局部压迫和阻塞症状外,还可有以下几种严重影响。

1. 损伤破坏组织和器官 恶性肿瘤的浸润性生长,可损伤破坏组织、器官,使其功能和结构发生改变。如肝癌患者可使肝细胞广泛破坏,骨肉瘤或骨转移瘤可致病理性骨折。

2. 出血、坏死、感染 恶性肿瘤侵袭血管壁可引起出血,如肺癌出现咯血,直肠癌可导致大便带血等;由于肿瘤组织的坏死可致局部器官发生溃疡、穿孔或瘘管形成,如胃癌后期可导致溃疡、穿孔等;一些肿瘤在出血的同时可继发感染,排出恶臭分泌物;肿瘤的代谢产物或继发感染也可引起机体出现发热。

3. 疼痛 恶性肿瘤在晚期时可以引起患者出现剧烈的疼痛,这种症状的出现与后期肿瘤的压迫或侵犯局部神经有关。如肝癌患者后期可引起肝区剧烈的疼痛。

4. 恶病质 恶性肿瘤后期患者表现厌食、乏力、贫血、机体严重消瘦及全身衰竭的这种状态称为恶病质。这种现象的发生可能与肿瘤细胞浸润性生长导致营养过度消耗、厌食、食物消化吸收障碍、肿瘤产物的毒性作用及患者疼痛影响睡眠等因素有关。

5. 副肿瘤综合征 由具有产生异位激素的肿瘤或异常免疫反应等原因引起各系统发生的病变,称为副肿瘤综合征。它主要表现为内分泌、神经、造血、消化、骨关节、肾脏、皮肤等系统异常。这些异常可以是恶性肿瘤早期的表现,也可能是患者病情严重的表现。

第四节　良性肿瘤与恶性肿瘤的区别

良、恶性肿瘤二者的生物学特点明显不同,对机体的影响也不一样。因此,在临床上准确鉴别良、恶性肿瘤,对于肿瘤的正确判断、治疗及预后有着非常重要的意义。良、恶性肿瘤的主要区别见表 11.1。

良、恶性肿瘤之间的这种区别有时并无完全绝对。如血管瘤虽然为良性肿瘤,但是生长方式呈浸润性生长,无包膜。皮肤基底细胞癌为恶性肿瘤,但很少发生转移和复发。有些良性肿瘤在生长的过程中可发生恶性改变,而一些恶性肿瘤也可停止生长甚至消退。如结肠腺瘤可恶变为腺癌;恶性黑色素瘤由于机体的免疫力增强等原因,可以停止生长或完全消退。此外,还有些肿瘤的生物学特点界于良性和恶性之间,这类肿瘤称为交界性肿瘤。如卵巢交界性浆液性囊腺瘤、骨巨细胞瘤等。

表 11.1　良性肿瘤与恶性肿瘤的区别

	良性肿瘤	恶性肿瘤
分化程度	分化程度高,与起源组织相似	分化程度低,与起源组织差别大
异型性	不明显	显著
核分裂象	少见或没有,无病理性核分裂象	多见,可见病理性核分裂象
生长速度	缓慢	迅速
生长方式	膨胀性生长或外生性生长	浸润性生长或外生性生长
大体表现	可有包膜,边界清楚,可活动	无包膜,边界不清,不易活动
继发改变	少有	常见,如出血、溃疡、感染等
转移	不转移	可有转移
复发	术后不复发或很少复发	术后较易复发
对机体影响	较小,主要为局部压迫、阻塞等	较大,除压迫或阻塞外,还可破坏周围组织器官,引起继发改变、疼痛、恶病质、副肿瘤综合征等

第五节　肿瘤的命名与分类

一、肿瘤的命名

（一）良性肿瘤的命名

一般在组织起源的名称后面加一个"瘤"字。例如：起源于腺上皮的良性肿瘤，称为腺瘤；起源于平滑肌的良性肿瘤，称为平滑肌瘤。

（二）恶性肿瘤的命名

根据组织起源的不同肿瘤的命名大致分为两类，一类是来源于上皮组织的肿瘤，称为癌；一类是来源于间叶组织的肿瘤，称为肉瘤。其中以癌多见。

1. 癌　命名方式是在上皮组织名称后加一个"癌"字。如鳞状上皮的恶性肿瘤称为鳞状细胞癌，腺上皮的恶性肿瘤称为腺癌。有些癌既有腺癌的成分又有鳞癌的成分，像这种癌称为腺鳞癌。

2. 肉瘤　一般是在间叶组织名称的后面加"肉瘤"二字。如纤维肉瘤、脂肪肉瘤、骨肉瘤等。少数恶性肿瘤中也可同时具有癌和肉瘤两种成分，这种瘤称为"癌肉瘤"。应当强调，在病理学上"癌"一般是指来源于上皮组织的恶性肿瘤。平常我们所说的"癌症"是指包括"癌和肉瘤"的全部恶性肿瘤。

（三）肿瘤的特殊命名

1. 有些肿瘤结合其形态进行命名　如形成乳头状及囊状结构的腺瘤，称为乳头状囊腺瘤。

2. 有些肿瘤以"……母细胞瘤"命名　有些肿瘤的形态类似于胚胎发育过程中的幼稚细胞或组织，称其为"母细胞瘤"。临床上多见恶性母细胞瘤，如神经母细胞瘤、肾母细胞瘤、肝母细胞瘤等；少部分为良性母细胞瘤，如骨母细胞瘤、软骨母细胞瘤等。

3. 有些直接以"恶性……瘤"命名　如恶性黑色素瘤、恶性畸胎瘤、恶性神经鞘瘤等。

4. 有些肿瘤以人的名字进行命名　如尤文氏肉瘤、霍奇金淋巴瘤等。

5. 有些肿瘤按照习惯进行命名　如白血病、无性细胞瘤、精原细胞瘤等。

6. 有些肿瘤是根据其多发状态以"……瘤病"进行命名　如神经纤维瘤病、脂肪瘤病、血管瘤病等。

二、肿瘤的分类

根据肿瘤的起源以及肿瘤的性质,肿瘤的分类大致如表11.2所示。

表 11.2　常见肿瘤分类

组织起源	良性肿瘤	恶性肿瘤
1. 上皮组织		
鳞状上皮细胞	乳头状瘤	鳞状细胞癌
腺上皮细胞	腺瘤、息肉状腺瘤、囊腺瘤	腺癌、管状腺癌、囊腺癌
基底细胞		基底细胞癌
移行细胞	乳头状瘤	移行细胞癌
2. 间叶组织		
滑膜		滑膜肉瘤
横纹肌	横纹肌瘤	横纹肌肉瘤
脂肪	脂肪瘤	脂肪肉瘤
纤维组织	纤维瘤	纤维肉瘤
平滑肌	平滑肌瘤	平滑肌肉瘤
血管	血管瘤	血管肉瘤
淋巴管	淋巴管瘤	淋巴管肉瘤
骨	骨瘤	骨肉瘤
软骨	软骨瘤	软骨肉瘤
间皮	间皮瘤	恶性间皮瘤
3. 淋巴造血组织		
淋巴细胞		恶性淋巴瘤
造血组织		白血病、多发性骨髓瘤
4. 神经组织		
神经鞘细胞	神经鞘瘤	恶性神经鞘瘤
神经纤维组织	神经纤维瘤	神经纤维肉瘤
胶质细胞	胶质细胞瘤	恶性胶质细胞瘤
神经细胞	神经节细胞瘤	神经母细胞瘤
脑膜组织	脑膜瘤	恶性脑膜瘤
5. 其他肿瘤		
黑色素细胞	色素痣	恶性黑色素瘤
胎盘滋养叶细胞	葡萄胎	恶性葡萄胎、绒毛膜上皮癌
生殖细胞		精原细胞瘤、无性细胞瘤
三个胚层组织	畸胎瘤	恶性畸胎瘤

135

第六节　癌前病变、非典型增生和原位癌

一、癌前病变

癌前病变又称癌前疾病，是指一类具有明显癌变危险的病变及疾病，如不及时治愈就有可能转变为癌。因此，临床早期发现及积极治疗，对肿瘤的预防有重要的意义。临床上常见的癌前病变有结肠及直肠腺瘤性息肉、家族性多发性结肠息肉病、乳腺纤维囊性病、子宫内膜增生症、慢性子宫颈炎伴宫颈糜烂、慢性萎缩性胃炎及胃溃疡、慢性溃疡性结肠炎、皮肤慢性溃疡、黏膜白斑、病毒性肝炎或肝硬化等。

二、非典型增生

非典型增生是指上皮细胞所介导的增生，并出现一定的细胞异型性，但还不足以诊断为肿瘤的病变。其增生的特点是细胞大小不等，形态多样，核大浓染，核质比例增大，核分裂象增多但未见异常分裂像。细胞排列较乱，极向消失。

根据上皮细胞的异型性程度和累及范围可分为轻、中、重三级。轻度非典型增生，异型性不明显，增生的上皮细胞累及上皮全层下 1/3；中度非典型增生，异型性中等，增生的上皮细胞累及上皮全层的下 2/3 处；重度非典型增生，异型性较明显，累及上皮全层 2/3 以上，但未达到全层。轻度非典型增生，在病因消除后可恢复正常，而中度和重度非典型增生很难逆转，常转变为癌。

三、原位癌

原位癌是病变只局限于上皮层内（图 11.4），并没有突破基底膜向下浸润的一种癌变。一般是由中、重度非典型增生发展而来的。原位癌多见于鳞状上皮或移行上皮等被覆上皮部位，如子宫颈、食管、皮肤、膀胱等处，也有发生在支气管黏膜的鳞状细胞癌、乳腺导管原位癌或小叶原位癌等。原位癌是一种最早期的癌，因此早期发现、早期治疗，可起到阻止其演变为浸润性癌的可能，以提高癌的治愈率。

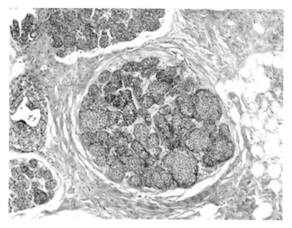

图 11.4 乳腺小叶原位癌

第七节 常见肿瘤举例

一、上皮组织肿瘤

(一)良性上皮组织肿瘤

1. 乳头状瘤 由鳞状上皮、移行上皮等被覆上皮发生,肿瘤呈外生性生长,形成乳头状或指状突起,也有一些肿瘤形成菜花状或绒毛状,与正常组织借助蒂相连(图 11.5)。镜下观察:乳头的轴心由具有血管分支状的结缔组织间质构成,表面被覆上皮细胞,主要见于鼻腔、喉部、外耳道、阴茎、膀胱等上皮覆盖部位,可发生恶变。

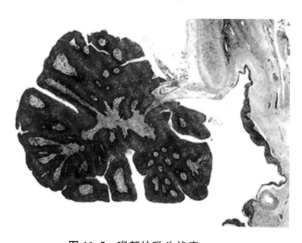

图 11.5 喉部的乳头状瘤

2. 腺瘤 主要由甲状腺、乳腺、卵巢、胃肠等组织部位的腺上皮发生。腺器官内的腺瘤呈结节状,有包膜,与周围组织分界清。黏膜腺的腺瘤呈息肉状。腺瘤的腺体与其起源的腺体不仅在形态上相似,而且也有一定的分泌功能。根据腺瘤形态及排列方式的特点,临床常见腺瘤如下。

（1）纤维腺瘤:是女性乳腺常见的良性肿瘤,多为单个,结节状,包膜完整,与周围组织分界清。镜下观察:乳腺导管扩张,纤维间质增生,可有黏液样变。

（2）息肉状腺瘤:又称腺瘤性息肉,主要见于黏膜,呈息肉状,有蒂与黏膜相连,可单发或多发。镜下观察可见分化好的绒毛状或小管状结构。临床上发生于大肠部位的绒毛状腺瘤发生癌变的可能性大。

（3）囊腺瘤:主要见于卵巢,由于腺瘤中的腺体分泌黏液或浆液,使得腺腔逐渐扩大并互相融合,形成大小不等的囊腔。根据卵巢腺瘤分泌物质的不同,可分为黏液性囊腺瘤和浆液性囊腺瘤两种类型。

（4）多形性腺瘤:主要见于腮腺,由腺管、黏液性、软骨样组织等多种成分构成,呈结节状或分叶状,有包膜。但手术切除不彻底,容易复发,可恶变。

（二）恶性上皮组织肿瘤

1. 鳞状细胞癌 常见于皮肤、口腔、食管、阴茎、子宫等鳞状上皮覆盖的部位,简称鳞癌。另外,在一些非鳞状上皮覆盖的部位通过鳞状上皮化生也可发展为鳞癌,如支气管、胆囊、肾盂等部位。大体形态:呈菜花状或溃疡状。镜下观察:癌细胞浸润性生长,突破基底膜,形成巢状,与间质分界清楚。分化好的鳞癌,细胞间可见细胞间桥,在癌巢的中间可见层状角化物,称为角化珠或癌珠(图11.6);分化较差的鳞癌不见角化珠形成,也无细胞间桥,细胞异型性显著,可见病理性核分裂象。

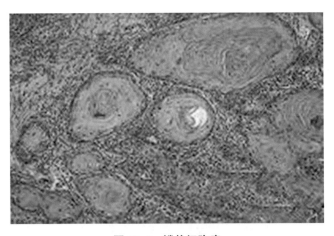

图 11.6 鳞状细胞癌

2. 腺癌 主要是由腺体、导管或分泌上皮发生的恶性肿瘤,呈息肉状、结节状或菜花状。镜下观察:分化好的腺癌,癌细胞形成大小不等、形状不一、排列不规则的腺体或腺管样结构,称为管状腺癌(图11.7);分化较差的腺癌,异型性明显,恶性程度高,无完整的腺样结构,称为实体癌。有一部分癌的癌巢小而少,间质纤维组织多,质地硬,称为硬癌;有的癌巢较大且多,间质纤维组织较少,质软如脑髓,称为髓样癌;一部分腺癌分泌大量的黏液,称为黏液癌。当黏液大量分泌,充满整个细胞内并积压细胞核到一侧,使得癌细胞呈戒指状态,这种癌称为印戒细胞癌。

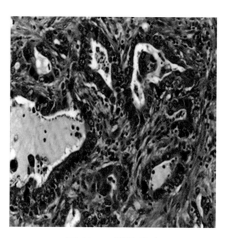

图 11.7　管状腺癌

3. 基底细胞癌　多见于颜面部,以老人常见。基底细胞发生病变引起,镜下见癌巢由浓染的基底细胞样癌细胞组成。此癌生长比较缓慢,表面可形成溃疡,呈浸润性生长,破坏深层组织。但是很少发生转移,对放疗敏感,在临床上是一种预后较好的低度恶性肿瘤。

4. 移行细胞癌　由膀胱、肾盂等处的移行上皮细胞发生,呈乳头状或菜花状,可溃破形成溃疡或广泛浸润深层组织。镜下观察:可见分化较好的癌细胞呈移行上皮样改变,多层分布。分化差者,异型性显著,易复发和转移。

二、间叶组织肿瘤

(一) 良性间叶组织肿瘤

这是一类分化程度高的肿瘤,它的组织结构、细胞形态以及细胞质地、颜色等均和其来源的正常组织相似。它呈膨胀性生长,生长速度比较缓慢,有包膜。常见类型如下。

1. 纤维瘤　由纤维组织形成的一种良性肿瘤,多见于躯干及四肢皮下。大体形态:结节状,有薄膜,与周围组织分界清晰,质韧,切面呈灰白色。镜下观察:可见分化好的细长纤维细胞,成束状相互交织。此瘤生长比较慢,易于手术切除。

2. 平滑肌瘤　多见于子宫、胃肠道等部位,为最常见的良性肿瘤。大体形态:结节状或球状,可有包膜,切面灰白色,与周围组织分界清晰(图 11.8)。镜下观察:与平滑肌细胞相似,呈梭行瘤细胞,纵横交错束状排列。

3. 脂肪瘤　比较常见,主要好发于皮下脂肪组织,如颈、肩、背部及四肢近端等处。大体形态:分叶状,大小不一,有包膜,切面呈淡黄色,质韧。镜下观察:与正常脂肪组织相似,间质可有少量血管和纤维组织。

4. 血管瘤　多为先天性脉管组织发育不良造成,主要见于儿童颜面部,其次也可见于

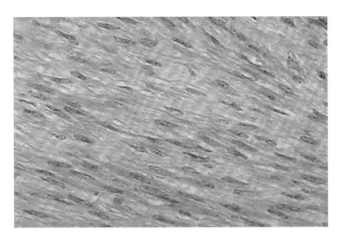

图 11.8　子宫平滑肌瘤的镜下观察

皮肤、肌肉、肝脏等器官。大体形态：呈暗红色或暗紫色，柔软，平坦，无包膜，与周围组织分界不清(图 11.9)。血管瘤可随着人体的生长而长大，成年后生长可缓慢，接近于停滞状态，有时也可消退。

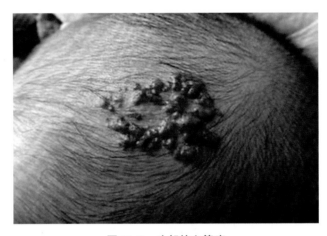

图 11.9　头部的血管瘤

(二) 恶性间叶组织肿瘤

主要见于青少年发病者多，由间叶组织发展而来，称为肉瘤。其恶性程度相对比较高，更易发生转移。大体上肉瘤和癌有所不同(表 11.3)。常见的肉瘤有以下几种。

表 11.3　癌与肉瘤的区别

	癌	肉瘤
起源组织	上皮组织	间叶组织
发病率	多见,约为肉瘤的 9 倍	少见
发病年龄	多见于 40 岁以上的中老年	主要见于青少年
肉眼特点	质硬、灰白色、较干燥	质软、色灰红、呈鱼肉状

续表

	癌	肉瘤
镜下特点	典型可见到由癌细胞形成的"癌巢"，实质与间质分界清晰，可见纤维组织增生	肉瘤细胞分布比较弥散，实质和间质分界不清楚，间质内纤维组织比较少
网状纤维	见于癌巢周围，癌细胞间多无网状纤维	肉瘤细胞间多有网状纤维
转移	多经淋巴道转移	多经血道转移

1. 纤维肉瘤　多见于四肢皮下的组织。大体形态：瘤体呈结节状或不规则形，切面灰白、鱼肉状。镜下观察：瘤细胞与纤维细胞相似，呈梭形，大小不一，异型性显著，病理核分裂象多。此类肿瘤恶性程度高，易复发和转移。

2. 平滑肌肉瘤　主要以中老年人多见，好发于子宫及胃肠道，在腹膜后、肠系膜及皮肤等处也可见。大体形态：不规则结节状、圆形，可有假包膜，边界清楚。切面呈灰白色或灰红色，呈鱼肉状。镜下观察：瘤细胞形态不一，呈梭形或不规则形。细胞异型性明显，病理核分裂象增多（图 11.10）。此类肿瘤恶性程度较高，易复发和转移。

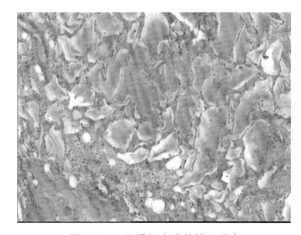

图 11.10　平滑肌肉瘤的镜下观察

3. 脂肪肉瘤　好发于成年人软组织深部或腹膜后，40 岁以上者居多。大体形态：呈结节状或分叶状，有假包膜，与脂肪组织相似。镜下观察：瘤细胞形态多样，类似于脂肪母细胞的特点，异型性显著，胞质内可见大小不一的空泡。

4. 骨肉瘤　以青少年多见，好发于四肢长骨干骺端，尤其是股骨下端和胫骨上端，是临床上最常见的恶性肿瘤。大体形态：瘤体切面呈灰白色、鱼肉状，可见出血和坏死。镜下观察：瘤细胞形成肿瘤性骨组织或骨组织，异型性显著，形态多样，呈梭形、多角形等，病理性核分裂象增多。影像学 X 线检查可见 Codman 三角，是由肿瘤细胞在骨干骺端破坏的骨皮质和掀起的骨外膜之间堆积成的三角形隆起构成的，是骨肉瘤在 X 线片上的特征性改变。骨肉瘤呈浸润性生长，破坏程度大，恶性程度高，易早期发生转移，预后差。

141

三、淋巴造血组织肿瘤

(一)淋巴瘤

在病理学中,依据肿瘤细胞的形态和组织结构大致分为霍奇金淋巴瘤和非霍奇金淋巴瘤两类,这两种淋巴瘤为恶性肿瘤,多见于青少年颈部、腹部等淋巴结或淋巴组织处,特点如下。

1. 霍奇金淋巴瘤 多发生于颈部和锁骨上淋巴结,大多数病人最初病变仅限于一组淋巴结,随后进行性肿大,后期侵犯淋巴组织及器官。肿瘤细胞组织成分复杂,多呈肉芽肿样改变。病理涂片中可观察到有特征性的 R-S(Reed-Sternberg)细胞。这种细胞的特点是:核大,呈双核对称分布,形似镜中之影,故称为镜影细胞。在病理学的检查中具有明确的诊断意义,又称为诊断性 R-S 细胞(图 11.11)。此类肿瘤恶性程度高,如果不经过正规的治疗,病情可能恶化,甚至导致患者死亡。

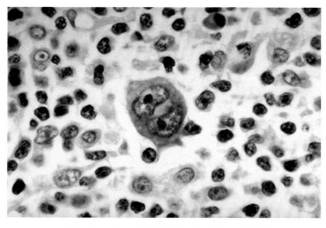

图 11.11　霍奇金淋巴瘤(诊断性 R-S 细胞)

2. 非霍奇金淋巴瘤 恶性肿瘤中的另一类型,其发病所占的比例远高于霍奇金淋巴瘤。大多数患者起病于淋巴结,少数起病于淋巴结外器官或组织。非霍奇金淋巴瘤根据其细胞形态与免疫功能可分为 B 细胞淋巴瘤、T 细胞淋巴瘤等多种亚型。镜下观察:与霍奇金淋巴瘤比较,肿瘤组织成分单一,以一种细胞增生为主。

(二)白血病

本病是一种造血干细胞的恶性肿瘤。其主要特征是骨髓内异常的白细胞弥漫性增生取代正常骨髓组织,并释放入血,引起外周血中出现大量的异常白细胞,随着血循环,这种异常白细胞可广泛浸润肝、脾、淋巴结等全身各组织和器官,并常导致贫血和出血等症状。在临床上,根据白血病起病的缓急,可分为急性白血病和慢性白血病两类。

1. 急性白血病 是一种造血组织的恶性肿瘤,起病比较急,危害性大。其特点为骨髓中白血病细胞肿瘤性增殖,侵犯人体的各个脏器,使脏器功能受损。临床上主要以贫血为首发症状,相继出现一些不特异性表现。骨髓像检查是确诊本病的主要依据。

2. 慢性白血病　在临床上此类白血病起病及发展相对比较缓慢。是一种起源于骨髓多能造血干细胞的恶性增殖性疾病。早期多无明显症状,随着病情进展可出现发热、乏力、消瘦以及脾肿大等症状。后期也可表现为慢性白血病急性改变,特点与急性白血病相似。

四、其他肿瘤

(一) 畸胎瘤

这种肿瘤主要见于卵巢或睾丸,偶可见于腹膜、纵隔等其他部位。它是来源于具有多向分化潜能的生殖细胞的肿瘤,含有三个胚层的多种组织成分,排列结构错乱。根据其外观可分为囊性和实性两种,根据其组织分化程度,又可分为良性畸胎瘤和恶性畸胎瘤两类。

(二) 色素痣和黑色素瘤

1. 皮肤色素痣　是最常见的皮肤良性肿瘤,是由痣细胞组成的色素性病变,又称为痣黑素细胞痣。以面颈部最常见,身体的其他部位也可出现,几乎每个人都可以发生。大多数生长比较缓慢,常年不变,很少自然消失。虽然是良性肿瘤,但是极少数肿瘤存在交界活力,易发生癌变。

2. 黑色素瘤　是一种高度恶性的肿瘤,主要是由皮肤和其他器官(如黏膜、内脏器官等)黑素细胞产生的。皮肤黑素瘤主要表现为色素性皮损变化明显。镜下观察:瘤细胞异型性明显,梭形或多边形,核大,胞浆内见黑色素颗粒。这类肿瘤发病率低,但其转移发生早,死亡率高,因此早期诊断、早期治疗非常重要。

143

第八节　肿瘤的病因和发病机制

一、肿瘤的病因

肿瘤的病因非常复杂,受内外环境的共同影响,因此研究其病因大致从两个方面着手,即外界因素和内部因素。

(一) 外界致癌因素

1. 化学致癌因素

(1) 多环芳烃类化合物:如致癌作用非常强的 3,4-苯并芘、1,2,5,6-双苯并蒽等。这些化合物主要见于大气中,其来源于沥青、煤焦油、烟草燃烧的烟雾或者烧烤的食物等。长期与这些物质接触就有发生癌变的可能。

（2）亚硝胺类：食物（如蔬菜、肉类等）和水中存在着亚硝酸盐，特别是变质的食物或污染的水源含量比较高。这些物质进入胃肠道后转变成亚硝胺，可引起食管癌、胃癌等。

（3）芳香胺类和氨基偶氮染料：多见于纺织品、染料或食品的着色剂等。长期接触这类物质可引起膀胱癌、肝癌等。

（4）黄曲霉素：此类物质广泛存在于受潮霉变的花生、玉米、豆类或谷类中，且含量相对比较高，尤其是黄曲霉毒素 B_1 致癌性最强，肝癌的发生就和它有关。

2. 物理致癌因素

（1）电离辐射：长期接触 X 射线或镭、铀、钴等放射性同位素，可引起皮肤癌、白血病等病变。

（2）紫外线：大量接触紫外线，烈日下长时间暴晒，可导致皮肤发生癌变。

3. 生物致癌因素　主要是和病毒感染有关，如 EB 病毒和鼻咽癌、Burkitt 淋巴瘤的发生有关，人乳头状瘤（HPV）和宫颈癌的发生有关，乙型肝炎病毒和肝癌的发生有关等。一些细菌、寄生虫等因素也有一定的致癌作用，如幽门螺杆菌感染与胃癌的发生有关，日本血吸虫与结肠癌的发生有关等。

（二）机体的内部因素

1. 遗传因素　根据流行病学研究显示，一些肿瘤的发生和遗传因素有关。如家族性视网膜母细胞瘤、家族性多发性结肠息肉病、胃癌及乳腺癌等。

2. 内分泌因素　内分泌的失调与一些肿瘤的发生有一定的关系。如子宫内膜癌、乳腺癌的发生可与机体内雌激素的紊乱有关。

3. 免疫因素　机体的免疫功能状态与肿瘤的发生、发展有着密切的关系。如大剂量应用免疫抑制剂或者患有先天性免疫缺陷病的患者，恶性肿瘤的发病率明显增高。

二、肿瘤的发病机制

随分子生物学的发展以及 20 世纪医学上相关技术的突飞猛进，人们对肿瘤发病机制的认识逐渐从过去单一的物理因子、化学因子、病毒因子等单因素学说上升到多因素多步骤的综合致癌理论。尤其是基因图谱的成功绘制研究，使得人们在肿瘤机制的研究中发现了原癌基因、癌基因、抑制基因等，为进一步揭开肿瘤的发病机制做出了新的突破。

（一）基因与肿瘤

1. 原癌基因的激活　在正常细胞基因组中存在的致瘤或者导致细胞恶性改变所需要的 DNA 序列，称为原癌基因。这种基因以失活的形式存在于正常细胞中，并不导致肿瘤的形成。但是当某种因素（致瘤因素）出现后，导致原癌基因的 DNA 序列发生改变，原癌基因被激活，此时的基因称为癌基因。原癌基因被活化，形成癌基因的过程，就是肿瘤发生的基本机制。在一定的因素作用下可形成突起的包块，即肿瘤的形成。

2. 肿瘤抑制基因的失活　存在于正常细胞基因组中并能够抑制肿瘤形成的 DNA 序列，称为抑癌基因。在正常情况下，抑癌基因表达的产物可抑制细胞的生长增殖和肿瘤性转化。一旦抑癌基因失活,就会导致细胞过度的增生或分化异常,最终形成恶性改变。目前研究最多的就是肿瘤抑制基因 p53 基因和 Rb 基因。

(二)肿瘤的演变

肿瘤的形成从发病机制上来看是一种基因疾病。正常组织细胞在一定因素的作用下,导致原癌基因被激活,转变成癌基因。与此同时,抑癌基因受到抑制,促使细胞大量增生繁殖,即是一种克隆性增殖。通过此种改变可形成不同生物学特性的亚克隆,从而获得浸润、转移的能力,最终形成恶性肿瘤。

第九节 肿瘤的防治原则

目前虽然人们对肿瘤的病因和机制有了一定的了解,但是肿瘤的危害性还是不可估计的,尤其是恶性肿瘤。因此,从预防的角度来看,早期的预防胜过当前的治疗。那么实施预防,降低肿瘤的发病率,提高人们的生命健康水平是十分必要的。针对上述情况世界肿瘤研究组提出肿瘤的三级预防措施和治疗原则,具体如下。

一、肿瘤的预防

1. 一级预防 是消除或减少可能致癌的因素,防止恶性肿瘤的发生。如不吸烟、合理饮食、防治一些感染、治理污染的环境等。个人经常锻炼身体、保持心情舒畅,增强机体的免疫力等。

2. 二级预防 是指恶性肿瘤一旦发生,如何在其早期阶段发现它并给予及时治疗,即早发现、早诊断、早治疗,提高治愈率,降低死亡率。在实际操作中,对高发区及高危人群定期检查是比较可行的方法,一方面从中发现癌前病变并及时治疗;另一方面能发现较早期的恶性肿瘤进行治疗,获得更好的治疗效果。

3. 三级预防 是指治疗后的康复训练,提高患者生存质量,减轻痛苦,延长生命。

二、肿瘤的治疗原则

对于肿瘤的治疗,目前认为有以下几点:① 能手术切除的尽可能手术切除,如良、恶性肿瘤局部切除。② 术后综合治疗和定期检查相结合,防止癌症的转移和复发。③ 做综合治疗时,一些肿瘤可以先放疗或化疗,使肿瘤缩小到能够手术的水平,然后再行手术切除就能成功。④ 某些肿瘤属于对放、化疗不敏感的肿瘤,在不能手术切除的晚期阶段,可以中医治疗为主。

复习思考题

1. 名词解释

异型性　转移　癌前病变　原位癌　癌　肉瘤

2. 描述良、恶性肿瘤的区别。

3. 简述癌与肉瘤的区别。

4. 常见的癌前病变有哪些?

案例分析

患者,男性,49 岁,心慌、乏力一月余。一个月前渐感心慌、乏力,上楼或负重有些吃力,家人发现患者精神不佳。时有上腹不适。不挑食,大小便正常。睡眠可,略见消瘦,既往无胃病史。查体:P 90 次/min,Bp 130/75 mmHg,贫血貌,皮肤无出血点和皮疹,浅表淋巴结不大,巩膜无黄染。心率 90 次/min,律齐,心尖部 Ⅱ/6 级收缩期吹风样杂音。腹软,无压痛,肝脾未及。化验:Hb 60 g/L,RBC 3.02×10^{12}/L,MCV 75fl,MCH 25 pg,MCHC 26%,网织红细胞 1.2%,WBC 8.5×10^{9}/L,Plt 135×10^{9}/L,大便隐血(+),尿常规(−),血清铁蛋白 6 μg/L,血清铁 50 μg/dL,总铁结合力 450 μg/dL。

讨论题:

1. 该患者的初步诊断是什么?

2. 上述诊断的依据是什么?

3. 为进一步明确诊断,下一步的辅助检查是什么?

4. 明确诊断后的治疗原则是什么?

第十二章

呼吸系统疾病

学习目标

1. 掌握大叶性肺炎的病理变化、并发症,小叶性肺炎的病因、发病机理、病理变化及并发症,慢性支气管炎的病理变化及并发症,呼吸衰竭的概念、发生机制和功能代谢变化。

2. 熟悉间质性肺炎、支气管扩张、肺气肿、肺心病及呼吸衰竭的病因及分类。

3. 了解呼吸衰竭的防治原则及给氧治疗的病理生理学基础。

案例导学

患者,男孩,3岁,因咳嗽、咳痰、气喘9天、加重3天入院。体格检查:体温39 ℃,脉搏165次/min,呼吸30次/min。患者呼吸急促、面色苍白,口周围青紫,神萎,鼻翼扇动。两肺背侧下部可闻及湿性啰音。心率165次/min,心音钝,心律齐。实验室检查:血常规:白细胞24×10⁹/L,分类:中性粒细胞0.83,淋巴细胞0.17。X线胸片:左右肺下叶可见灶状阴影。临床诊断:小叶性肺炎、心力衰竭。入院后曾用抗生素及时对症治疗,但病情逐渐加重,治疗无效死亡。

尸检摘要:左右肺下叶背侧实变,切面可见粟粒状散在灰黄色病灶。有处病灶融合成蚕豆大,边界不整齐,略突出于表面,镜下病变呈灶状分布,病灶中可见细支气管管壁充血并有中性粒细胞浸润,管腔中充满大量中性粒细胞及脱落的上皮细胞。病灶周围的肺泡腔内可见浆液和炎细胞。

问题:

1. 你是否同意临床诊断? 依据是什么? 死因是什么?

2. 本例病变特点与大叶性肺炎如何鉴别?

3. 根据病理变化解释临床出现的咳嗽、咳痰、呼吸困难、发绀、湿性啰音及X线影像等表现。

呼吸系统与外界环境相通,环境中的有害气体、粉尘、病原微生物及某些过敏原可侵入呼吸系统,当损害因素超过呼吸系统免疫防御能力或者呼吸系统处于超敏反应状态时,就会造成相应疾病。本章主要介绍慢性阻塞性肺疾病、肺源性心脏病、肺炎和呼吸衰竭。

第一节　慢性阻塞性肺疾病

慢性阻塞性肺疾病(chronic obstructive pulmonary diseases，COPD)是一组慢性气道阻塞性疾病的总称，其共同特点为肺实质和小气道受损，导致慢性不可逆性或可逆性气道阻塞、呼吸阻力增加和肺功能不全，主要包括慢性支气管炎、肺气肿、支气管扩张症等。

一、慢性支气管炎

慢性支气管炎(chronic bronchitis)是指气管、支气管黏膜及其周围组织的慢性非特异性炎症，是一种常见病、多发病。临床上以反复发作的咳嗽、咳痰或伴有喘鸣音为特征。上述临床症状每年持续 3 个月，连续发生 2 年以上，即可诊断为慢性支气管炎。病情持续多年者常并发肺气肿和慢性肺源性心脏病。本病以老年人多见，好发于冬、春季节。

(一) 病因和发病机制

慢性支气管炎的发病往往是多种因素长期综合作用的结果，已确定的致病因素包括：

1. 感染因素　是慢性支气管炎发生和发展的重要因素。发病与感冒密切相关，凡能引起上呼吸道感染的病毒和细菌均能引起本病的发生和复发。鼻病毒、腺病毒和呼吸道合胞病毒是致病的主要病毒，肺炎球菌、肺炎克雷伯杆菌、流感嗜血杆菌是主要的致病菌。病毒感染可造成呼吸道黏膜上皮的损伤，使局部防御功能下降，为细菌感染创造有利条件。

2. 吸烟　吸烟者比不吸烟者患病率高 2～10 倍，患病率与吸烟者吸烟量呈正相关。香烟烟雾中的有害成分使支气管黏膜损伤，降低局部的抵抗力，烟雾又可刺激小气道发生痉挛，从而增加气道阻力。

3. 大气污染和气候变化　大气中常有刺激性烟雾和有害气体，如二氧化氮、二氧化硫、氯气、臭氧等能使纤毛清除能力下降，腺体黏液分泌增加，为病毒、细菌的入侵创造条件。气候变化特别是寒冷空气可使黏液分泌增加，纤毛运动减弱，因此，慢性支气管炎多在气候变化剧烈的季节发病和复发。

4. 过敏因素　喘息型慢性支气管炎患者常常有过敏史，在患者痰中嗜酸性粒细胞数量及组胺含量均增多。

(二) 病理变化

早期病变常起始于较大的支气管，随着病程的进展各级支气管均可受累。

1. 黏膜层　支气管黏膜上皮纤毛发生粘连、变短、倒伏，甚至缺失，上皮细胞变性、坏死、脱落，再生上皮杯状细胞增多，并可伴有鳞状上皮化生(图 12.1)。

2. 黏膜下层　黏膜下黏液腺体增生肥大(图 12.2)，部分浆液腺泡黏液腺化生，小气道黏膜上皮杯状细胞增多，导致分泌黏液增多。

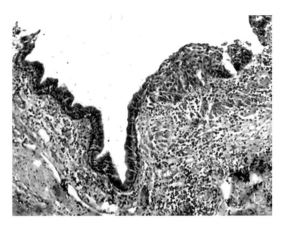

图 12.1　黏膜层鳞状上皮化生

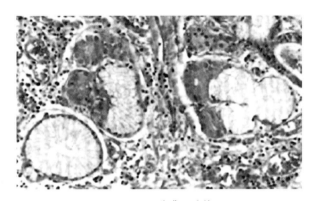

图 12.2　黏膜下腺体

3. 外膜层　支气管壁各层充血、水肿,淋巴细胞、浆细胞浸润(图 12.3)。病变反复发作可使支气管壁平滑肌束断裂、萎缩,软骨变性、萎缩或骨化。

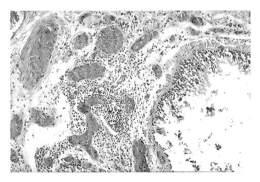

图 12.3　外膜层炎细胞浸润

(三) 病理与临床联系

患者因呼吸道分泌物多及支气管黏膜炎症刺激,出现咳嗽、咳痰。痰一般呈白色黏液泡沫状,不易咳出。急性发作期,咳嗽加剧,痰呈黏液脓性或脓性。肺部可闻及干、湿啰音。喘息型患者常在病变加重或并发感染时,因支气管平滑肌痉挛或狭窄,双肺可闻及哮鸣音。有的患者因支气管黏膜和腺体萎缩,分泌物减少,痰量减少甚或无痰。

本病若能合理治疗,积极预防,避免反复发作,可逐渐痊愈。若病因持续存在,病变可逐渐加重而引起肺气肿、肺心病及支气管扩张等并发症。

二、肺气肿

肺气肿(pulmonary emphysema)是指呼吸细支气管、肺泡管、肺泡囊、肺泡因肺组织弹性减弱而过度充气,呈永久性扩张,并伴有肺泡间隔破坏,肺组织弹性下降,致使肺体积增大、功能降低的病理状态。

(一) 病因和发病机制

肺气肿常为支气管和肺疾病的并发症,其中以慢性支气管炎最为多见。此外,吸烟、空气污染和肺沉着病等也是常见的病因。其发病机制与以下因素有关。

1. 支气管阻塞性通气功能障碍 慢性支气管炎时由于小气道狭窄、阻塞或塌陷,导致肺泡残气量增多。

2. 呼吸性细支气管和肺泡弹性降低 慢性支气管炎时,肺组织内渗出的中性粒细胞和单核细胞较多,二者释放大量弹性蛋白酶,弹性蛋白酶对支气管壁及肺泡间隔的弹力蛋白溶解破坏,使细支气管和肺泡的回缩力下降;而阻塞性通气障碍使细支气管和肺泡处于持久的扩张状态,弹性降低,残气量进一步增加。

3. 吸烟 吸烟可引起并促进肺气肿的形成。吸烟导致肺组织内中性粒细胞和单核细胞渗出并释放弹性蛋白酶,此外可形成大量的氧自由基,抑制肺组织中的 α_1-抗胰蛋白酶的活性,进一步增强弹性蛋白酶活性,使肺组织结构破坏,弹性下降。

(二) 病理变化与分类

根据病变的解剖组织学部位将肺气肿分为肺泡性肺气肿和间质性肺气肿。

1. 肺泡性肺气肿 发生在肺腺泡内,并合并小气道阻塞性通气功能障碍,故又称阻塞性肺气肿。根据发生部位和范围分为三种类型:① 腺泡中央型肺气肿:病变特点是位于肺腺泡中央的呼吸细支气管呈囊状扩张,而肺泡管、肺泡囊无明显变化。② 腺泡周围型肺气肿:病变特点是腺泡远端的肺泡管和肺泡囊扩张,近端的呼吸细支气管基本正常。③ 全腺泡型肺气肿:病变特点是整个肺腺泡从呼吸细支气管到肺泡均弥漫性扩张,气肿囊腔遍布于肺腺泡内。若肺泡间隔破坏严重,气肿囊腔可融合成直径超过 1 cm 的大囊泡而形成大泡性肺气肿(图 12.4)。

2. 间质性肺气肿 是由于肺泡壁或细支气管壁破裂,气体进入肺间质所致。病变特点是成串的小气泡呈网状分布于肺叶间隔、肺膜下,气体可沿细支气管和血管周围组织间隙扩散至肺门、纵隔,甚至达颈部、胸部皮下形成皮下气肿。

3. 其他类型肺气肿 主要有:① 瘢痕旁肺气肿:是指出现在肺组织瘢痕灶周围,肺泡破裂融合形成的局限性肺气肿。② 代偿性肺气肿:是指实变灶周围的肺组织或肺叶切除后,剩余肺组织肺泡过度膨胀充气,无肺泡间隔的破坏。③ 老年性肺气肿:是由于老年人肺组

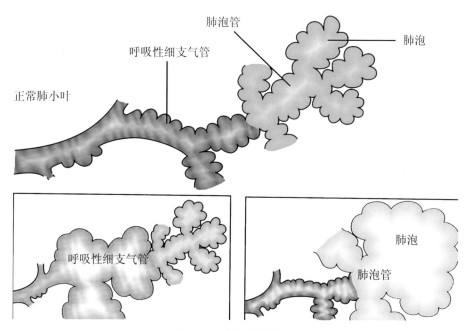

图 12.4 肺泡性肺气肿

织弹性回缩力降低,使肺残气量增多而引起的肺膨胀。

肉眼观察:肺体积明显膨胀,色灰白,边缘变钝,表面可见肋骨压痕,肺组织柔软而缺乏弹性(图 12.5)。切面肺组织呈蜂窝状,触之捻发音增强。镜下观察:肺泡明显扩张,间隔变窄断裂,扩张的肺泡融合形成较大的含气囊腔。肺泡壁毛细血管受压且数量减少,肺小动脉内膜纤维性增厚,小气道可见慢性炎症(图 12.6)。

151

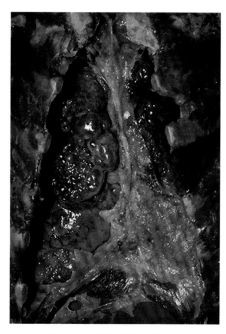

图 12.5 肺气肿的肉眼观察

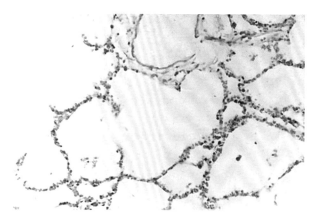

图 12.6 肺气肿的镜下观察

（三）病理与临床联系

除咳嗽、咳痰等慢性支气管炎症状外，早期、轻度肺气肿症状不明显，随着肺气肿程度加重，出现渐进性呼气性呼吸困难，胸闷、气短。合并呼吸道感染时，症状加重，并出现发绀、呼吸性酸中毒等症状。重症患者可出现肺气肿典型临床体征，患者胸廓前后径增大，呈桶状胸，叩诊呈过清音，心浊音界缩小，肋间隙增宽，膈肌下降，触觉语颤减弱，听诊呼吸音弱，呼气延长。肺 X 线检查肺野透光度增强。

三、支气管扩张症

支气管扩张症是指以肺内细小支气管处于持久性扩张状态，并伴有管壁纤维性增厚为特征的慢性呼吸道疾病。扩张支气管常因分泌物潴留而继发化脓性炎症，临床表现为慢性咳嗽、咳大量脓痰、反复咯血等症状。

（一）病因和发病机制

支气管扩张常继发于慢性支气管炎、支气管肺炎、肺结核等疾病。由于反复感染和化脓性炎症损伤了支气管壁的弹力纤维、平滑肌乃至软骨等支撑组织或细支气管周围肺组织纤维化，牵拉管壁致使呼气时管壁不能完全回缩，支气管腔逐渐发展为持久性扩张。

（二）病理变化

肉眼观察：病变可局限于一个肺段或肺叶，也可累及双肺，以左肺下叶最多见，病变的支气管呈囊状或筒状扩张（图 12.7），呈节段性扩张，也可连续延伸至胸膜下，扩张的支气管数目多少不等，多者肺切面可呈蜂窝状。扩张的支气管腔内可见黏液脓性渗出物或血性渗出物，若继发腐败菌感染可带恶臭，支气管黏膜可因萎缩而变平滑，或因增生肥厚而呈颗粒状。病灶周围肺组织常有不同程度的萎陷、纤维化和肺气肿。囊状扩张常发展为肺脓肿。

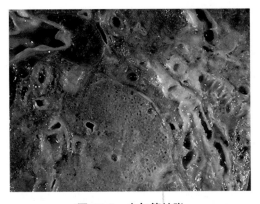

图 12.7　支气管扩张

镜下观察：支气管黏膜上皮萎缩、脱落或增生、鳞状上皮化生，亦可见糜烂或溃疡形成，支气管壁腺体、平滑肌、弹力纤维及软骨不同程度破坏、萎缩、变性或完全消失，被肉芽组织或瘢痕组织所取代,并可见淋巴细胞、浆细胞、中性粒细胞浸润。

(三) 病理与临床联系

临床上典型症状为慢性咳嗽伴大量脓痰和反复咯血。咳嗽、咳脓痰主要是由慢性炎性渗出和黏液分泌增多并继发感染所致,以清晨或夜间为重。反复咯血是由于血管壁遭受炎症破坏及咳嗽所致。反复继发感染可引起发热、盗汗、乏力、食欲不振、消瘦、贫血等全身中毒症状。病变较重者可出现胸闷、呼吸困难、发绀,部分患者可出现杵状指或趾。

第二节　慢性肺源性心脏病

慢性肺源性心脏病是由慢性肺疾病、肺血管疾病及胸廓运动障碍性疾病引起肺动脉高压而导致的右心室肥厚、扩张为特征的心脏病,简称肺心病。我国较为常见,冬、春季节发病,患病年龄多在 40 岁以上,随着年龄增长患病率增高。

一、病因和发病机制

1. 肺部疾病　以慢性支气管炎并发阻塞性肺气肿最常见,其次为支气管哮喘、支气管扩张、尘肺等。此类疾病能引起通气功能和换气功能障碍,导致动脉氧分压降低和二氧化碳分压升高,使肺小动脉痉挛引起肺动脉压力升高。

2. 胸廓疾病　较少见。严重的脊柱弯曲、胸廓广泛粘连、胸廓成形术后造成的严重胸廓或脊椎畸形,均可引起胸廓运动受限、肺组织受压,不仅引起限制性通气功能障碍,还可导致较大的肺血管受压、扭曲,使肺循环阻力加大,肺动脉压升高。

3. 肺血管疾病　甚少见。如反复发生的肺小动脉栓塞、原发性肺动脉高压症等均可造成肺动脉高压。

上述疾病均可导致肺动脉高压,从而引起右心室负荷加重,右心室肥厚、扩张,因此肺动脉高压是肺源性心脏病发生的关键环节。

二、病理变化

肺部表现多为原发性肺疾病的病理变化,慢性肺心病时主要是心脏的病理变化。

肉眼观察:以右心室的病变为主。心脏体积增大,重量增加,可达 850 g。肺动脉圆锥显著膨隆,右心室肥厚,心腔扩张,心尖钝圆,扩大的右心室占据心尖部。右心室内乳头肌、肉柱增粗,室上嵴增厚。通常以肺动脉瓣下 2 cm 处右心室肌壁厚超过 5 mm(正常为 3～4 mm)为肺心病的病理诊断标准。

三、病理与临床联系

代偿期主要为原有肺、胸廓疾病的症状和体征,随着病情的进展逐渐出现呼吸功能不全和右心衰竭的症状和体征。呼吸功能不全时表现为呼吸困难、气促、发绀等,右心衰竭时表现为心悸、心率加快、肝脾肿大、下肢水肿等。严重者可出现肺性脑病,表现为头痛、烦躁、抽搐、嗜睡,甚至昏迷等精神障碍和神经系统症状。

第三节　肺　　炎

肺炎(pneumonia)主要是指肺的急性渗出性炎症,是呼吸系统常见病、多发病。肺炎由于分类方法不同,可有许多类型。根据病因分为细菌性、病毒性、支原体性、真菌性、寄生虫性、过敏性及理化因子引起的肺炎等;根据病变累及的部位和范围将肺炎分成大叶性肺炎、小叶性肺炎、间质性肺炎;根据病变性质可分为浆液性、纤维素性、化脓性、出血性、干酪性、肉芽肿性肺炎等。其中以细菌性肺炎最为常见,大约占肺炎的80%。

一、细菌性肺炎

(一) 大叶性肺炎

大叶性肺炎(lobar pneumonia)主要是由肺炎链球菌引起的以肺泡内弥漫纤维素渗出为主的炎症。本病多见于青壮年,临床上起病急骤,表现为高热、恶寒开始,继而出现胸痛、咳嗽、咳铁锈色痰,呼吸困难,并有肺实变体征及外周血白细胞计数增高等。病程一般是5～10天,体温骤降,症状和体征消失。

1. 病因和发病机制　大叶性肺炎90%以上是由肺炎链球菌引起的,少数由肺炎杆菌、金黄色葡萄球菌、溶血性链球菌、流感嗜血杆菌等引起。肺炎链球菌为口腔及鼻咽部的正常寄生菌群,一般不引发肺炎。当机体受寒、过度疲劳、醉酒、感冒、麻醉、免疫功能低下等使呼吸道防御功能削弱,进入肺泡内的病原菌迅速生长繁殖并引起肺组织的变态反应,导致肺泡间隔中的毛细血管扩张、通透性增强,浆液及纤维素大量渗出并和细菌共同通过肺泡间孔或呼吸性细支气管向邻近肺组织蔓延,波及一个肺段或整个肺叶,而大叶间的蔓延是带菌的渗出液经叶支气管播散所致。

2. 病理变化　大叶性肺炎的主要病理变化为肺泡内的纤维素性渗出性炎症。一般只累及单侧肺,以左肺或右肺下叶多见,也可先后或同时发生于两个或多个肺叶。典型的病变过程大致可分为四期。

(1) 充血水肿期:发病后的1～2天。肉眼观察:肺叶肿胀、充血,呈暗红色,挤压切面可见淡红色浆液溢出(图12.8)。镜下观察:肺泡壁毛细血管扩张充血,肺泡腔内可见浆液性渗出物,其中见少量红细胞、嗜中性粒细胞、肺泡巨噬细胞(图 12.9)。渗出物中可检出肺炎链球菌,此期细菌可在富含蛋白质的渗出物中迅速繁殖。

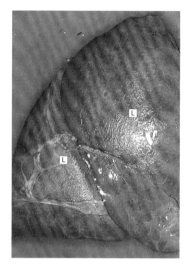

图 12.8　充血水肿期的肉眼观察

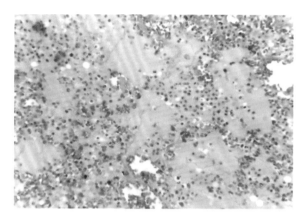

图 12.9　充血水肿期的镜下观察

（2）红色肝样变期:发病后的 3～4 天。肉眼观察:受累肺叶肿胀,呈暗红色,质地变实,切面呈灰红色,较粗糙,似肝脏的外观,故称红色肝样变期(图 12.10)。胸膜表面可有纤维素性渗出物。镜下观察:肺泡壁毛细血管仍扩张充血,肺泡腔内充满含大量红细胞、一定量纤维素、少量中性粒细胞和巨噬细胞的渗出物(图 12.11),纤维素交织成网,并穿过肺泡间孔与相邻肺泡中的纤维素网相连。纤维素网有利于肺泡巨噬细胞及中性粒细胞吞噬细菌,防止细菌进一步扩散。本期渗出物仍可检出大量肺炎链球菌。

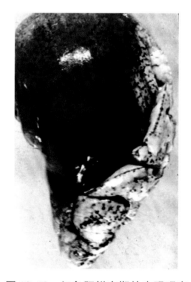

图 12.10　红色肝样变期的肉眼观察

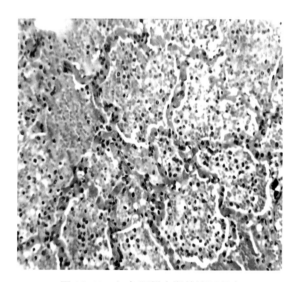

图 12.11　红色肝样变期的镜下观察

（3）灰色肝样变期:发病后的第 5～6 天。肉眼观察:肺叶肿胀,由红色逐渐变为灰白色,质实如肝,切面干燥粗糙,由于此期肺泡壁毛细血管受压而充血消退,肺泡腔内的红细胞大部分溶解消失,而纤维素渗出显著增多,故实变区呈灰白色(图 12.12)。镜下见肺泡腔渗出物以纤维素为主,纤维素网中见大量中性粒细胞,红细胞较少。肺泡壁毛细血管受压而呈贫血状态(图 12.13)。渗出物中肺炎链球菌多已被消灭,故不易检出细菌。

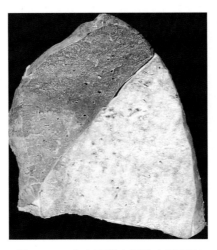

图 12.12　灰色肝样变期的肉眼观察

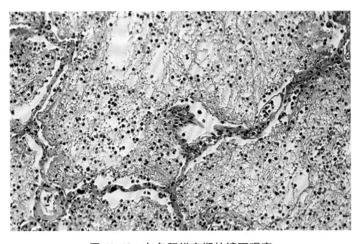

图 12.13　灰色肝样变期的镜下观察

（4）溶解消散期:发病后的 1 周左右,机体的防御功能逐渐增强,病原菌被吞噬、溶解,中性粒细胞变性、坏死,并释放出大量蛋白溶解酶,使渗出的纤维素逐渐溶解,溶解物部分经气道咳出,或经淋巴管吸收。肺内实变病灶消失,病变肺组织质地变软。肺内病灶完全溶解消散后,肺组织结构和功能才能恢复正常,胸膜渗出物被机化或吸收。此期一般是 1～3 周。

如今由于抗生素的早期应用,干预了疾病的自然病程,上述典型经过在实际病例中已很少见到,临床症状也不典型。

3. 病理与临床联系　在疾病早期,患者因毒血症而出现高热、寒战,外周血白细胞计数增高。因病变部位肺泡腔内有浆液性渗出物,听诊可闻及湿性啰音,胸片 X 线检查显示片状分布的模糊阴影。当病变部位肺组织发生实变时,病变局部叩诊呈浊音,出现触觉语颤增强及支气管呼吸音。由于肺泡腔充满渗出物,使肺泡通气和换气功能下降,患者可出现呼吸困难和发绀等缺氧症状。渗出物中的红细胞被巨噬细胞吞噬、破坏,形成含铁血黄素,使痰液呈铁锈色。病变波及胸膜时,可并发纤维素性胸膜炎,出现胸痛,听诊可闻及胸膜摩擦音。随着肺泡腔中红细胞被大量纤维素和中性粒细胞取代,患者咳出的痰逐渐变为黏液脓性痰。胸片 X 线检查可见大片致密阴影。随着病原菌被消灭,渗出物溶解、液化和清除,患者体温下降,临床症状和体征逐渐减轻,肺实变病灶消失。胸片 X 线检查为散在不均匀的片状阴影或恢复正常。

4. 结局与并发症　绝大多数患者经过及时治疗,可痊愈。少数患者,由于感染严重,机体免疫功能低下,可出现并发症。

(1) 肺肉质变:由于肺泡腔内渗出的中性粒细胞数量过少,释放蛋白溶解酶不足以使渗出的纤维素完全溶解而被吸收清除,大量未被溶解吸收的纤维素被肉芽组织取代而机化,使病变肺组织呈褐色肉样纤维组织,称肺肉质变。

(2) 肺脓肿和脓胸:当病原菌毒力强大或机体免疫力低下时,合并有金黄色葡萄球菌感染的患者,易并发肺脓肿和脓胸。

(3) 感染性休克:严重感染时,细菌入血繁殖致败血症或脓毒败血症,主要表现为严重的全身中毒症状和微循环衰竭,故又称中毒性或休克性肺炎,见于重症患者,是大叶性肺炎严重的并发症。临床较易见到,死亡率较高。

(4) 胸膜粘连:胸膜炎时渗出的纤维素不能完全被溶解吸收而发生机化,则导致胸膜肥厚、粘连。

(二) 小叶性肺炎

小叶性肺炎主要是由化脓性细菌引起,以肺小叶为病变单位的灶状急性化脓性炎症。由于病灶多以细支气管为中心并向其周围所属肺泡蔓延,故又称支气管肺炎。本病可单独发病,也常作为其他疾病的并发症出现。多见于小儿、年老体弱者和久病卧床者。常发生于冬、春季节及气候骤变时。

1. 病因和发病机制　小叶性肺炎大多由多种细菌混合感染引起。常见的致病菌有肺炎链球菌、葡萄球菌、绿脓杆菌、大肠杆菌、流感嗜血杆菌等。当患者机体抵抗力下降,呼吸道的防御机能受损,这些细菌即可入侵细支气管及末梢肺组织并繁殖,引起小叶性肺炎。因此,小叶性肺炎常是某些疾病的并发症,如坠积性肺炎、麻疹后肺炎、吸入性肺炎、手术后肺炎等。

2. 病理变化

(1) 肉眼观察:双肺表面及切面可见散在分布的多发性实变病灶,色暗红或灰黄,病灶大小不等,一般直径在 0.5~1 cm(相当于肺小叶范围),尤以两肺下叶及背侧较多。病灶形状不规则,病灶中央可见受累的细支气管的横断面,挤压可见淡黄色脓性渗出物溢出(图 12.14)。严重者可见病灶互相融合成片,甚至累及整个大叶,形成融合性小叶性肺炎。

(2) 镜下观察:不同发展阶段病灶的表现不同。早期受累的细支气管壁充血水肿,表面附着黏液性渗出物,周围肺组织无明显改变。随着病情进展受累的细支气管及其周围的肺泡腔内可见大量的中性粒细胞、少量红细胞和脱落的肺泡上皮。受累的肺泡壁毛细血管扩张充血,可见浆液渗出,病灶周围肺组织呈不同程度的代偿性肺气肿。严重时,病灶中中性

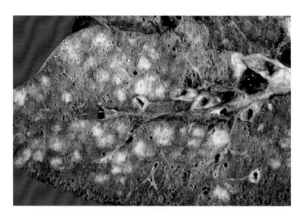

图 12.14　小叶性肺炎的肉眼观察

粒细胞增多,受累细支气管和肺泡壁遭破坏,呈完全性化脓性炎症的改变。病灶周围肺组织充血水肿,部分肺泡过度扩张,呈代偿性肺气肿(图 12.15)。

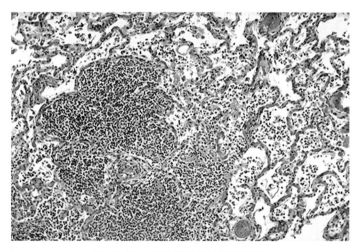

图 12.15　小叶性肺炎的镜下观察

3. 病理与临床联系　由于小叶性肺炎常是某些疾病的并发症,其临床表现常被原发疾病所掩盖。当支气管壁受炎症刺激而黏液分泌增多、炎性渗出使患者出现咳嗽、咳痰,痰液往往为黏液脓性或脓性。因病灶较小且分散,除融合性支气管肺炎外,肺实变体征不明显。病变区支气管及肺泡腔内含有炎性渗出物,故听诊可闻及湿性啰音。胸片 X 线检查可见两肺散在不规则斑片状模糊阴影。病变重者由于肺通气和换气功能障碍,患者可出现呼吸困难和发绀等症状。

4. 结局与并发症　小叶性肺炎经及时治疗,大多可痊愈。婴幼儿、体弱老人,并发其他严重疾病者,预后较差。小叶性肺炎的并发症较大叶性肺炎多,且危险性较大,常见的并发症有心力衰竭、呼吸衰竭、肺脓肿、脓胸、脓气胸、脓毒败血症,支气管壁破坏较重且病程长者,可继发支气管扩张。

表 12.1　大叶性肺炎与小叶性肺炎的比较

项目	大叶性肺炎	小叶性肺炎
炎症性质	纤维素性炎	化脓性炎
病原菌	肺炎链球菌多见	化脓菌多见
好发人群	青壮年	小孩、老人、久病卧床者
病变范围	多累及一个肺大叶,病变弥漫	双肺下叶及背侧多见,累及多个肺小叶,散在分布
病变特点	肺泡腔内有纤维蛋白、红细胞浆液及中性粒细胞渗出	细支气管壁及周围肺组织呈化脓性炎症改变
临床表现	寒战、高热、咳嗽、咳铁锈色痰	咳嗽、咳脓性痰
预后	好,并发症少	较差,并发症严重

第四节　呼　吸　衰　竭

呼吸衰竭是指由于外呼吸功能的严重障碍,致使在海平面,静息状态下,出现动脉血氧分压 PaO_2 低于 8 kPa(60 mmHg),伴有或不伴有二氧化碳分压 $PaCO_2$ 高于 6.67 kPa(50 mmHg)并出现相应的功能代谢和形态结构异常的病理过程。

根据 $PaCO_2$ 是否升高,可将呼吸衰竭分为低氧血症型(Ⅰ型)和高碳酸血症型(Ⅱ型)。根据发病机制的不同,可分为通气性和换气性呼吸衰竭。根据原发病变部位不同,分为中枢性和外周性呼吸衰竭。根据发病的缓急,分为急性呼吸衰竭和慢性呼吸衰竭。

一、呼吸衰竭的原因和发生机制

外呼吸的基本过程是肺通气和肺换气,肺通气是肺泡气与外界气体交换的过程,肺换气是肺泡气与血液之间的气体交换过程。呼吸衰竭是肺通气或/和肺换气功能严重障碍的结果。

(一)肺通气功能障碍

肺通气功能障碍包括限制性和阻塞性通气不足。

1. 限制性通气不足　由于肺泡扩张受限制引起的肺泡通气不足称为限制性通气不足。其原因如下。

(1)呼吸肌活动障碍:中枢或周围神经器质性病变,如脑血管意外、脑外伤、脊髓灰质炎等;过量镇静药、麻醉药、安眠药引起的呼吸中枢抑制;呼吸肌本身的病变,如营养不良所致呼吸肌萎缩、重症肌无力;低钾血症、家族性周期性麻痹所致呼吸肌无力等,都可导致呼吸肌收缩功能障碍,引起限制性通气不足。

159

（2）胸廓的顺应性降低：严重的胸廓畸形、胸膜纤维化、多发性肋骨骨折等可限制胸廓的扩张，胸廓的顺应性降低，从而限制肺的扩张；胸腔大量积液或张力性气胸压迫肺，严重的腹水、肝、脾肿大等使胸部扩张受限。

（3）肺的顺应性降低：严重的肺纤维化或肺泡表面活性物质减少可降低肺的顺应性，使肺泡扩张的弹性阻力增大而导致限制性通气不足。

2. 阻塞性通气不足　由于呼吸道阻塞或狭窄引起的通气障碍，称为阻塞性通气不足。影响气道阻力的因素有气道内径、长度和形态、气流速度和形式等，其中最重要的是气道内径。气管痉挛、管壁肿胀或纤维化，管腔被黏液、渗出物、异物等阻塞，肺组织弹性降低以致对气道管壁的牵引力减弱等，均可使气道内径变窄或不规则而增加气流阻力，从而引起阻塞性通气不足。根据阻塞部位可分中央性气道阻塞与外周性气道阻塞：

（1）中央性气道阻塞：指气管分叉处以上的气道阻塞。若阻塞位于胸外，如声带麻痹、喉头炎症、水肿等，吸气时气体流经病灶时引起的压力降低，可使气道内压明显低于大气压，导致气道狭窄加重，呼气时则因气道内压大于大气压而使狭窄减轻，患者表现为吸气性呼吸困难。若阻塞位于胸内，由于吸气时胸内压降低使气道内压大于胸内压，所以病灶部位狭窄和阻塞减轻；呼气时由于胸内压升高而压迫气道，使气道狭窄加重，患者表现为呼气性呼吸困难（图 12.16）。

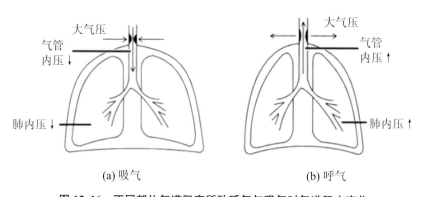

(a) 吸气　　　　　　　　　　　　　　(b) 呼气

图 12.16　不同部位气道阻塞所致呼气与吸气时气道阻力变化

（2）外周性气道阻塞：主要指气道内径小于 2 mm 的外周小气道的阻塞。小支气管的软骨呈不规则的块状，而细支气管完全无软骨支撑，管壁薄，又与管周围的肺泡结构紧密相连，因此吸气与呼气时，由于胸内压的改变，其内径也随之扩大和缩小。外周性气道阻塞主要见于慢性阻塞性肺疾患。在吸气时，因胸腔内压降低和肺泡扩张对细小气道的牵张作用，小气道口径容易变大，阻塞部位对气流的阻塞作用有一定程度的减轻；在呼气时，胸腔内压增加，小气道缩短变窄，加上肺组织对细支气管的牵张作用比正常时降低，故呼气时气道阻力明显增加，患者主要表现为呼气性呼吸困难。

限制性通气不足和阻塞性通气不足均可使肺泡总通气量减少，肺泡内的氧分压降低而二氧化碳分压升高，最终导致机体缺氧和二氧化碳潴留，临床上常表现为 Ⅱ 型呼吸衰竭。

（二）肺换气功能障碍

肺换气功能障碍包括弥散障碍、肺泡通气与血流比例失调以及解剖分流增加。

1. 弥散障碍　弥散障碍是指由于肺泡膜面积减少或肺泡膜异常增厚和弥散时间缩短所引起的气体交换障碍。弥散障碍的原因有以下几点：

(1) 肺泡膜面积减少：正常成年人肺泡总面积约为 80 m^2，静息时参与换气的面积约为 $35\sim40$ m^2，由于储备量大，只有当肺泡面积减少一半时，才会发生换气障碍。肺泡面积减少见于肺实变、肺不张、肺叶切除、肺气肿或肺毛细血管关闭和阻塞等。

(2) 肺泡膜厚度增加：肺泡膜由肺泡表面液层、肺泡上皮、基底膜、间质和毛细血管内皮组成，厚 $1\sim4$ μm，易为气体通过。如肺淤血水肿、肺泡透明膜形成、肺纤维化等，都会使气体弥散距离增大和弥散速度减慢，导致气体弥散量减少。

临床上，由于二氧化碳弥散能力强大，比氧大 20 倍，只要患者肺泡通气量正常，仅单纯的弥散障碍不影响二氧化碳的排出，所以患者仅仅出现低氧血症，不伴有二氧化碳潴留，常为Ⅰ型呼吸衰竭。

2. 肺泡通气与血流比值失调　有效的气体交换不仅需要肺泡有足够的通气量和血流量，而且二者要有适当的比例。肺泡通气与血流比值（V_A/Q）是指肺泡每分钟肺通气量（V_A）与每分钟肺血流量（Q）之间的比值。正常成年人在静息状态下，肺泡通气量约为 4 L/min，肺血流量约为 5 L/min，两者的比例（V_A/Q）约为 0.8。通气与血流比例失调可表现为以下两种形式。

(1) V_A/Q 比值降低：支气管哮喘、慢性支气管炎、阻塞性肺气肿、肺纤维化、肺萎缩和肺水肿等，均可引起病变部位肺泡通气不足，但流经该部位的毛细血管血流并未减少，甚至还可由于炎症充血等原因而使血流增加，导致 V_A/Q 比例降低。流经这部分肺泡的静脉血未经充分动脉化便掺入动脉血内，导致 PaO_2 降低，这种情况类似动-静脉短路故称功能性分流，又称静脉血掺杂。

(2) V_A/Q 比值增高：肺动脉栓塞、弥散性血管内凝血、肺血管收缩等均可使部分肺泡血流减少，而肺泡通气量无变化，导致 V_A/Q 比例增高。由于病变部位肺泡血流少而通气多，肺泡通气不能充分利用，称为死腔样通气（图 12.17）。

上述无论是部分肺泡通气不足引起的功能性分流增加，还是部分肺泡血流不足引起的死腔样通气增加，都可导致动脉血氧分压降低，常为Ⅰ型呼吸衰竭。当病情发展极严重时，也可伴有二氧化碳潴留，引起Ⅱ型呼吸衰竭。

3. 解剖分流增加　在生理情况下，也有少量的静脉血不经过肺泡的气体交换而直接进入动脉血，如肺内的动静脉吻合支和一部分支气管静脉直接流入肺静脉。这些生理性解剖分流的血流量占左心排出量的 $2\%\sim3\%$，称为真性分流。如严重创伤、严重烧伤、重症休克和支气管扩张等，肺内的动静脉吻合支大量开放，使解剖分流明显增加，静脉血掺入动脉血异常增多，导致动脉血氧分压明显降低，引起呼吸衰竭。

二、呼吸衰竭时机体的代谢和功能变化

（一）酸碱平衡及电解质代谢紊乱

可出现多种类型的酸碱失衡：①Ⅰ型呼吸衰竭时，因低氧血症可引起代谢性酸中毒，如

161

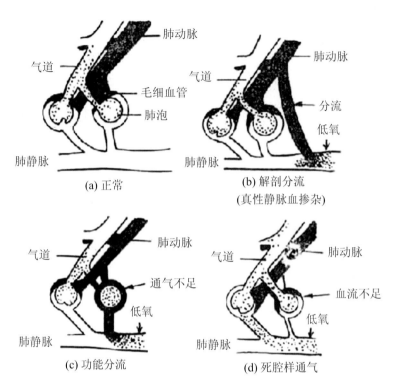

(a) 正常

(b) 解剖分流
(真性静脉血掺杂)

(c) 功能分流

(d) 死腔样通气

图 12.17 肺泡通气与血流比值失调模式图

病人代偿性通气过度,使二氧化碳排出过多,可并发呼吸性碱中毒。② Ⅱ 型呼吸衰竭时,低氧血症和高碳酸血症并存,因此可有代谢性酸中毒和呼吸性酸中毒。③ 机体酸中毒常引起高钾血症。

(二) 呼吸系统变化

外呼吸功能障碍造成的低氧血症和高碳酸血症从不同的途径影响呼吸功能。PaO_2 降低刺激颈动脉体与主动脉体化学感受器,反射性增强呼吸运动,当 PaO_2 低于 8 kPa(60 mmHg) 时作用更明显。缺氧对呼吸中枢有直接抑制作用,当 PaO_2 低于 4 kPa(30 mmHg) 时,此作用可大于反射性兴奋作用而使呼吸抑制。$PaCO_2$ 升高主要作用于中枢化学感受器,使呼吸中枢兴奋,引起呼吸加深加快。当 $PaCO_2$ 超过 10.7 kPa(80 mmHg) 时,反而抑制呼吸中枢。

(三) 循环系统变化

轻度的 PaO_2 降低和 $PaCO_2$ 升高可兴奋心血管中枢,使心率加快、心肌收缩力增强,导致心输出量增加。但是低氧血症与高碳酸血症对心、血管的直接作用是抑制心脏活动,并使血管扩张(肺血管例外)。严重的缺氧和二氧化碳潴留可直接抑制心血管中枢和心脏活动,导致扩张血管、血压下降、心收缩力下降、心律失常等严重后果。慢性呼吸衰竭累及心脏的后果是引起右心肥大与衰竭,即肺源性心脏病。

(四) 中枢神经系统变化

中枢神经系统对缺氧最敏感,当 PaO_2 降至 8 kPa(60 mmHg)时,可出现智力和视力轻度减退。如 PaO_2 迅速降至 5.33～6.67 kPa(40～50 mmHg)以下,会引起一系列神经精神症状,当 $PaCO_2$ 超过 10.7 kPa(80 mmHg) 时,可引起头痛、头晕、烦躁不安、言语不清、扑翼样震颤、精神错乱、嗜睡、抽搐、呼吸抑制等,称为二氧化碳麻醉。由呼吸衰竭引起的中枢神经功能障碍称为肺性脑病。

(五) 其他的变化

慢性呼衰患者会出现红细胞增多。由于慢性缺氧,低氧血流流经肾脏时刺激间质细胞生成并释放促红细胞生成素,促使红细胞分化成熟,红细胞增多。呼吸衰竭患者严重时可发生急性肾功能衰竭,出现少尿、氮质血症和代谢性酸中毒,此时肾结构往往并无明显改变,为功能性肾功能衰竭。肾功能衰竭的发生是由于缺氧与高碳酸血症反射性通过交感神经使肾血管收缩,肾血流量严重减少所致。慢性呼吸衰竭的患者有时可出现胃肠黏膜糜烂、坏死、出血与溃疡形成等病变。

知识卡片

急性呼吸窘迫综合征

急性呼吸窘迫综合征(acute respiratory distress syndrome,ARDS)是由急性弥漫性肺泡-毛细血管膜损伤引起的急性呼吸衰竭。它曾被称为成人呼吸窘迫综合征,1992 年更名为急性呼吸窘迫综合征。ARDS 的主要病理变化是急性弥漫性肺泡-毛细血管膜损伤,表现为肺水肿、肺出血、肺透明膜形成、肺不张、微血栓形成等。ARDS 的主要临床表现为进行性缺氧性呼吸衰竭(Ⅰ型呼吸衰竭),其发生机制是肺泡通气血流比值失调和肺弥散功能障碍。严重患者可因肺部病变广泛,肺总通气量减少,发生Ⅱ型呼吸衰竭。总之,ARDS 是各种疾病的一种严重并发症,发病急,进展快,病死率高。

163

复习思考题

1. 慢性支气管炎的病因有哪些?其主要病变是什么?有哪些并发症?
2. 比较大叶性肺炎和小叶性肺炎的区别。
3. 试述大叶性肺炎各期的基本病理变化。

案例分析

案例一　患者,男性,58 岁,因心悸、气短、双下肢水肿 4 天来院就诊。15 年来,患者经常出现咳嗽、咳痰,尤以冬季为甚。近 5 年来,自觉心悸、气短,活动后加重,时而双下肢水肿,但休息后缓解。4 天前因受凉致病情加重,出现腹胀,不能平卧。患者有吸烟史 40 年。体格检查:消瘦,有明显发绀。颈静脉怒张,桶状胸,叩诊两肺呈过清音,双下肢凹陷性水肿。

实验室检查:WBC $12.0 \times 10^9/L$,PaO_2 73 mmHg,$PaCO_2$ 60 mmHg。

讨论题:

1. 根据所学的病理知识,对患者做出诊断并说明诊断依据。

2. 依据本例患者的症状、体征,推测肺部的病理变化。

3. 试分析患者患病的原因和疾病的发展演变经过。

案例二　患者,男性,20 岁,学生。酗酒后遭雨淋,于当晚突然起病,寒战、高热、呼吸困难、胸痛,继而咳嗽,咳铁锈色痰,其家属急送当地医院就诊。体格检查:左肺下叶有大量湿性啰音,语颤增强。实验室检查:WBC $17.0 \times 10^9/L$,X 线示:左肺下叶有大片阴影。入院经抗生素治疗,病情好转,各种症状逐渐消失,随后出院。

讨论题:

1. 根据所学的病理知识,对患者做出诊断并说明诊断依据。

2. 患者为何出现高热、寒战、白细胞计数增多?

3. 患者为何出现咳铁锈色痰?

第十三章

心血管系统疾病

学习目标

1. 掌握缓进型高血压的病理变化、动脉粥样硬化的基本病理变化、风湿病的基本病理变化及其临床联系。

2. 熟悉心力衰竭的原因、诱因与分类,机体的代偿活动、发生机制,机体的功能代谢变化、防治和护理原则。

3. 了解慢性心瓣膜病的病理类型及其功能代谢的变化。

案例导学

患者王某,男性,73 岁,家属述王某患高血压 10 年余,但未按医嘱坚持服药,近段时间来患者曾经常感到心慌,体力下降,自觉减少活动,近 2 天觉头晕、眼花、乏力、四肢麻木,今晨在家突然昏倒,不省人事,口吐白沫,右侧上下肢不能活动并有大、小便失禁。

问题:

1. 该患者患有何种疾病? 判定依据是什么?

2. 结合诊断,解释患者为什么会出现上述临床表现?

心血管系统主要由心脏、动脉、毛细血管、静脉构成,是维持血液循环、进行物质交换的结构基础。心血管系统疾病包括心脏和血管疾病,是现代社会严重威胁人类健康和引起死亡的主要疾病。在我国,心血管系统疾病总死亡率仅次于恶性肿瘤,居死亡原因的第二位。心血管系统疾病种类很多,本章主要介绍其中一些常见疾病。

第一节　原发性高血压

高血压(hypertension)是指体循环动脉血压长期持续地高于正常水平。我国高血压的诊断标准为:成年人在安静休息状态下,收缩压≥140 mmHg (18.4 kPa)和(或)舒张压≥90 mmHg(12.0 kPa),称为高血压。

高血压可分为原发性高血压(primary hypertension)和继发性高血压(secondary hypertension)两大类。原发性高血压是一种原因未明的、以体循环动脉血压升高为主要表现的全身性独立性疾病,又称高血压病。它是我国最常见的心血管疾病,占高血压的 90%～95%,以全身细小动脉硬化为基本病变。继发性高血压是指继发于某个器官病变而出现的血压升高,又称症状性高血压。它较少见,占 5%～10%。本节主要介绍原发性高血压,即高血压病。

一、病因和发病机制

高血压病的病因和发病机制尚未完全阐明。目前认为病因及发病机制可能与以下因素有关。

(一) 病因

1. 遗传因素　高血压病患者有遗传素质且有明显的家族聚集现象。据调查,约 75% 的高血压病患者具有遗传素质。双亲有高血压病史的高血压患病率比无高血压家族史者高 2~3 倍,比单亲有高血压史的患病率高 1.5 倍。研究表明本病受多种基因变异、遗传缺陷的影响。

2. 饮食因素　最重要的是钠的摄入量,日均摄盐量高的人群高血压的患病率比日均摄盐量低的人群明显升高。但需要指出,并非所有的人对摄盐的反应都一样,存在着盐敏感和不敏感的个体差异。

> **知识卡片**
>
> **高血压病患者的饮食**
>
> ① 限定摄盐量:WHO 建议每日摄盐量控制在 5 g 以下。② 限制饮酒。③ 减少脂肪摄入,适量补充蛋白质。④ 多食含维生素的食品。

3. 社会、心理、精神因素　长期精神过度紧张或从事相应职业的人,如焦虑、暴怒、过度惊恐等,使大脑皮质功能紊乱,失去对皮质下血管舒缩中枢的调控能力,使其长期处于收缩冲动占优势的状态,可引起全身细小动脉收缩或痉挛,导致血压升高。

此外,肥胖、吸烟、年龄增长和缺乏体力活动等,也是促使血压升高的危险因素。

(二) 发病机制

目前认为在遗传因素和环境因素的共同作用下,通过水钠潴留(醛固酮分泌增多或盐摄入过多)、功能性血管收缩(如精神紧张)、细小动脉结构性血管肥厚导致心排出量和外周阻力增加,从而引起血压升高。

二、类型和病理变化

原发性高血压可分为缓进型高血压和急进型高血压两类。

(一) 缓进型高血压

缓进型高血压(chronic hypertension)又称良性高血压,约占原发性高血压的 95%,多见于中、老年人,病变进展缓慢,病程长,可达十余年以至数十年。它按病变的发展过程可分为三期。

1. 功能紊乱期 此期变化是全身细小动脉间歇性的痉挛收缩,器官无明显的器质性改变。血压间歇性升高,呈波动状态。可伴有头昏、头痛等表现,经适当休息和治疗,可恢复正常。

2. 动脉病变期 此期特征是全身细、小动脉硬化。细动脉玻璃样变性是高血压病最主要的病变特征。常累及肾小球入球小动脉、视网膜动脉和脾的中心动脉。小动脉内膜胶原纤维及弹性纤维增生,中膜平滑肌细胞增生、肥大,血管壁增厚、管腔狭窄。此期血压进一步升高,常需降压药才能降低血压。

3. 内脏病变期 此期内脏器官出现器质性改变。尤以心、肾、脑、视网膜病变为明显。

(1)心脏病变:由于血压持续升高,左心室因压力性负荷加重而发生代偿性肥大。肉眼观察:心脏体积增大,重量增加,可达 400 g 以上(正常约 250 g)。左心室壁肥厚,可达 1.5~2.0 cm(正常约 0.9 cm),乳头肌和肉柱增粗变圆,但心腔不扩张甚至缩小,称向心性肥大。镜下观察:心肌细胞变粗、变长,细胞核大且染色深。病变继续发展,肥大的心肌因供血不足而收缩力降低,逐渐出现心腔扩张,发生失代偿,称为离心性肥大。严重时,患者可出现左心衰竭的表现(图 13.1)。

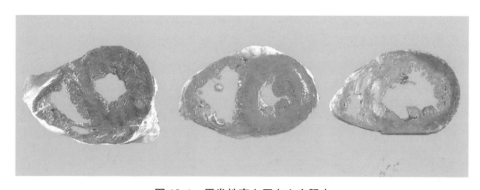

图 13.1 原发性高血压左心室肥大
注:正常心脏(左),高血压左心室代偿性肥大(中),高血压左心室失代偿性肥大(右)

(2)肾脏病变:肉眼观察:双肾体积缩小,重量减轻,质地变硬,表面呈均匀弥漫的细颗粒状,切面肾皮质变薄,皮、髓质分界不清,称原发性颗粒性固缩肾(图 13.2)。镜下观察:肾入球小动脉玻璃样变,管壁增厚,管腔狭窄或闭塞(图 13.3)。病变严重区肾小球发生纤维化和玻璃样变性,相应肾小管萎缩、消失,间质则有结缔组织增生及淋巴细胞浸润。病变相对较轻的肾小球发生代偿性肥大,所属肾小管代偿性扩张。严重时可出现肾衰竭的表现。

(3)脑病变:表现为一系列脑部变化。① 脑水肿:由于脑内细小动脉硬化和痉挛,局部缺血,毛细血管壁通透性增加,发生脑水肿。临床上可出现头痛、头晕、眼花及呕吐等表现,称高血压脑病。② 脑软化:由于脑的细小动脉硬化和痉挛,供血区脑组织因缺血而出现多个小梗死灶,继而坏死组织液化,形成质地疏松的筛网状病灶,后期坏死组织被吸收,由神经胶质细胞增生来修复。③ 脑出血:是高血压病最严重且有致命性的并发症。脑血管的细小动脉硬化使血管壁变脆,血压突然升高时,血管发生破裂(图 13.4)。脑出血常发生于基底节、内囊区域,其次为大脑白质、脑干。由于豆纹动脉是从大脑中动脉呈直角分出的,而且比较细,直接受到压力较高的大脑中动脉的血流冲击和牵引,易使已有病变的豆纹动脉破裂。

脑出血的临床表现常因出血部位不同、出血量的大小而异，可引起偏瘫、失语，严重者可发生昏迷、死亡。

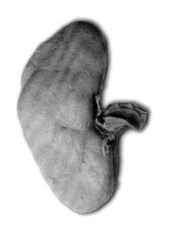

图 13.2 原发性颗粒性固缩肾

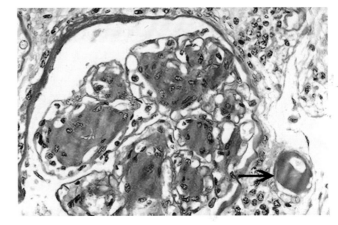

图 13.3 原发性高血压的肾细动脉硬化

（4）视网膜病变：视网膜中央动脉发生细小动脉硬化（图 13.5）。眼底镜检查除可见血管迂曲、反光增强、动静脉交叉处静脉受压外，晚期可有视乳头水肿，视网膜渗出和出血，视力可受到不同程度的影响。

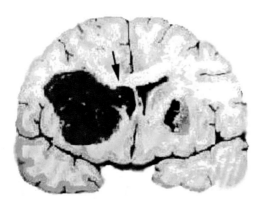

图 13.4 高血压病之脑出血

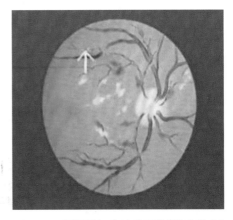

图 13.5 视网膜细小动脉硬化（眼底检查）

（二）急进型高血压

急进型高血压（accelerated hypertension）又称恶性高血压，多为原发性，也可继发于良性高血压。多见于青壮年，血压显著升高，病变进展迅速，预后差。患者血压常超过230/130 mmHg，尤以舒张压升高明显，较早即可出现心、脑、肾等器官病变，常死于尿毒症、脑出血和心力衰竭等继发病变。

第二节　动脉粥样硬化

动脉粥样硬化(atherosclerosis,AS)是一种与脂质代谢障碍有关的疾病。主要累及大、中动脉,病变特征是动脉内膜下脂质沉积,形成粥样斑块,致使动脉管壁增厚变硬、管腔狭窄,并引起一系列继发改变。常引起冠心病、脑卒中等。此病多发生于 40 岁以上的中、老年人,是严重危害人类健康的常见病。

动脉粥样硬化与动脉硬化的含义不同。动脉硬化泛指动脉壁增厚变硬、失去弹性的一类疾病,它包括动脉粥样硬化、细动脉硬化及动脉中层钙化,其中,动脉粥样硬化最常见。

一、病因和发病机制

动脉粥样硬化的病因与发病机制仍未完全清楚,大量的研究表明本病是多因素作用所致,这些因素称为危险因素(risk factors)。主要有以下几种。

(一) 高脂血症

高脂血症是指血浆总胆固醇(TC)和(或)甘油三酯(TG)的异常增高,是 AS 发生的重要危险因素。大量流行病学调查证明,大多数动脉粥样硬化患者血中胆固醇水平高于正常人,且严重程度随血浆胆固醇水平的升高而加重。

脂质在血液循环中以脂蛋白形式转运,脂蛋白按密度分为乳糜颗粒(CM)、极低密度脂蛋白(VLDL)、低密度脂蛋白(LDL)和高密度脂蛋白(HDL)。其中,LDL 和 VLDL 水平与动脉粥样硬化的形成呈正相关;HDL 与动脉粥样硬化的形成呈负相关,具有抗动脉粥样硬化的作用。

正常情况下,浸入动脉管壁内的少量脂蛋白可透过中膜至外膜,经淋巴管吸收移出,维持一种动态平衡。一旦失去这种平衡,脂质的移出减少或移入增多而使脂质沉积于动脉内膜中,即可形成粥样硬化病变。

(二) 高血压

高血压患者与同年龄组、同性别的无高血压者相比,其动脉粥样硬化发病较早,病变较重。这是由于高血压时,血流对血管壁的冲击力较大,引起动脉内皮损伤和功能障碍,使血液中脂质易于沉积在内膜。

(三) 吸烟

大量吸烟可使血中 LDL 易于氧化,促进血液单核细胞迁入内膜并成为泡沫细胞;吸烟能使血中一氧化碳浓度升高,造成血管内皮细胞缺氧性损伤,促进动脉粥样硬化的发生。

（四）糖尿病及高胰岛素血症

糖尿病患者血中甘油三酯和 VLDL 水平明显升高，HDL 水平较低，而且高血糖可致 LDL 氧化，促进动脉粥样硬化的发生；高胰岛素血症可促进动脉壁平滑肌细胞增生。

（五）遗传因素

家族性高胆固醇血症、家族性脂蛋白脂酶缺乏症等患者，动脉粥样硬化的发生率明显高于正常人群，说明遗传因素是本病的危险因素之一。

（六）其他因素

1. 年龄 大量资料表明，动脉粥样硬化的检出率和病变程度均随年龄增长而增加。

2. 性别 女性在绝经期前动脉粥样硬化的发病率低于同龄组男性，但在绝经期后这种差异消失，这可能是由于雌激素能改善血管内皮的功能，降低血浆胆固醇水平。

3. 肥胖 肥胖者易患高血脂、高血压和糖尿病，间接促进动脉粥样硬化的发生。

在以上危险因素中，高血脂、高血压、高血糖、吸烟（即"三高一吸"）被视为动脉粥样硬化最危险的因素。

二、基本病理变化

动脉粥样硬化主要累及大、中动脉，如主动脉、冠状动脉、脑动脉等。根据其病变演变过程，分为以下四个阶段。

（一）脂纹脂斑期

脂纹脂斑是动脉粥样硬化的早期病变。肉眼观察：在动脉内膜表面可见不隆起或微隆起的黄色条纹或斑点（图 13.6）。镜下观察：病灶处的内膜中有大量泡沫细胞聚集，散在少量中性粒细胞和淋巴细胞。泡沫细胞体积大，圆形或椭圆形，胞质内含有大量小空泡（图 13.7）。

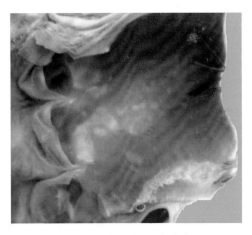

图 13.6　脂纹脂斑（主动脉）

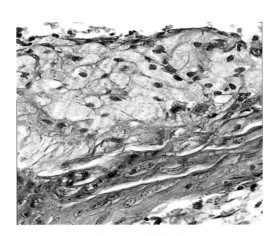

图 13.7　泡沫细胞

（二）纤维斑块期

纤维斑块是由脂斑和脂纹发展而来的。肉眼观察：动脉内膜有明显隆起，形成灰黄色或灰白色的斑块，略带光泽，状如蜡滴。镜下观察：斑块表层为厚薄不一的纤维帽，由大量的平滑肌细胞、胶原纤维和弹性纤维等组成。其下方可见数量不等的平滑肌细胞、泡沫细胞、细胞外基质。

（三）粥样斑块期

粥样斑块亦称粥瘤，是动脉粥样硬化的典型病变，由纤维斑块深层细胞的坏死发展而来。肉眼观察：为明显隆起于内膜表面的大小不等的灰黄色斑块。切面，表层为瓷白色的纤维帽，深层为灰黄色质软的粥糜样物质。镜下观察：纤维帽的胶原纤维呈玻璃样变性；深层为大量不定形的坏死崩解产物，其内富含细胞外脂质，并见胆固醇结晶（HE 片中为针状空隙）和钙盐沉积；斑块底部和边缘可见肉芽组织、少量泡沫细胞和淋巴细胞浸润。中膜由于斑块压迫、平滑肌萎缩、弹力纤维破坏而变薄（图 13.8）。

（四）继发病变

1. 斑块内出血 斑块内新生的毛细血管破裂形成血肿（图 13.9），血肿使斑块进一步增大，甚至可致动脉管腔完全闭塞，导致急性供血中断。

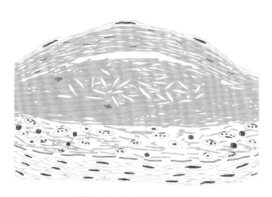

图 13.8 粥样斑块模式图

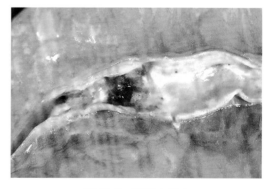

图 13.9 斑块内出血

2. 斑块破裂 斑块表面的纤维帽破裂形成溃疡，粥样物质自裂口进入血流可引起栓塞。

3. 血栓形成 病灶处的内皮损伤和溃疡形成，胶原纤维暴露，局部血栓形成，导致动脉管腔进一步狭窄甚至闭塞，引起器官缺血坏死。

4. 钙化 在纤维帽和粥样病灶内可见钙盐沉积，导致动脉壁变硬、变脆，易破裂出血。

5. 动脉瘤形成 粥样斑块的压迫使中膜平滑肌萎缩和弹性下降，在血管内压力的作用下，动脉壁局限性向外膨出形成动脉瘤。

三、重要器官的病理变化及其临床联系

(一) 冠状动脉粥样硬化及冠心病

冠状动脉粥样硬化(coronary atherosclerosis)是动脉粥样硬化中对人类构成威胁最大的疾病(图 13.10)。病变最常发生于左冠状动脉前降支,其余为右主干、左主干或左旋支、后降支。严重者可有多支同时受累。病变常呈节段性分布,受累血管管腔可有不同程度的狭窄,根据管腔狭窄的程度可分为四级:I 级≤25%;25%<II 级≤50%;50%<III 级≤75%;IV级>75%。

冠状动脉粥样硬化常伴发冠状动脉痉挛或粥样斑块继发性改变,可造成急性心脏供血中断,引起心肌缺血和相应的心脏病变(如心绞痛、心肌梗死等)。

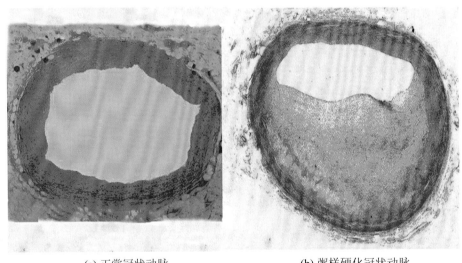

(a) 正常冠状动脉   (b) 粥样硬化冠状动脉

图 13.10　冠状动脉粥样硬化

冠状动脉性心脏病(coronary heart disease,CHD),简称冠心病,是由于冠状动脉供血不足或中断所引起的缺血性心脏病。由于冠心病的最常见原因(95%)是冠状动脉粥样硬化,因此,习惯上把冠心病视为冠状动脉粥样硬化性心脏病的同义词。冠心病临床上表现为心绞痛、心肌梗死、心肌纤维化和冠状动脉性猝死。

1. 心绞痛(angina pectoris)　是心肌急剧的、暂时性缺血、缺氧所引起的一种临床综合征。典型表现为阵发性胸骨后、心前区疼痛或压迫感,常放射到左肩、左臂内侧达无名指和小指,或至颈、咽或下颌部,持续数分钟,休息或用硝酸酯制剂可缓解。常由体力劳动、情绪激动、寒冷或暴饮暴食等因素诱发。

2. 心肌梗死(myocardial infarction MI)　是指冠状动脉供血持续中断而引起的心肌缺血性坏死,从而引发一系列临床综合征。临床表现为剧烈而持久的胸骨后疼痛,可达数小时或数天,休息及用硝酸酯类药物多不能缓解,并可并发心律失常、休克、心力衰竭等症。

（1）心肌梗死的原因：绝大多数是在冠状动脉粥样硬化造成管腔狭窄的基础上伴发以下病变：① 血栓形成，使管腔完全阻塞。② 斑块内出血，斑块增大阻塞管腔。③ 冠状动脉持久性痉挛而致管腔狭窄或闭塞。④ 劳累、情绪激动等使心肌耗氧量剧增。

（2）心肌梗死的类型：① 心内膜下心肌梗死：病变主要累及心室壁心腔侧 1/3 的心肌并波及肉柱和乳头肌，常表现为多发性、小灶性坏死。② 透壁性心肌梗死：是典型心肌梗死的类型。病变累及心室壁全层或未累及全层但已达心室壁全层的 2/3，病灶较大。

（3）心肌梗死的病理变化：心肌梗死属贫血性梗死，一般梗死发生 6 h 后肉眼才能辨认，梗死灶呈苍白色、地图形；8～9 h 后呈土黄色；4 天后梗死灶周围出现充血出血带；1 周后肉芽组织开始长入；第 2～8 周梗死灶机化及瘢痕形成（图 13.11）。光镜下见大部分心肌呈凝固性坏死，心肌间质则充血、水肿，伴少量中性粒细胞浸润。

（4）心肌梗死的合并症及后果：心肌梗死可并发下列病变：① 心力衰竭：为梗死后心肌舒缩力显著减弱或不协调所致，是患者常见的死亡原因。② 心源性休克：当梗死面积达 40％以上时，心肌收缩力极度减弱，心输出量显著下降，即可发生心源性休克。③ 心律失常：心肌梗死累及传导系统所致，严重时可导致心搏骤停。④ 附壁血栓形成：由于梗死部位心内膜粗糙或室壁瘤处血流缓慢、出现涡流，易于形成血栓。⑤ 室壁瘤形成：梗死区坏死组织或瘢痕组织在心室内压力的作用下，形成的局限性向外膨隆（图 13.12）。⑥ 心脏破裂：是严重的合并症，常发生于梗死后 2 周内，主要由于梗死灶内中性粒细胞释放蛋白水解酶的酶解作用，加之心脏收缩，心腔内压增加对梗死灶造成冲击而破裂，引起心包填塞而猝死。

173

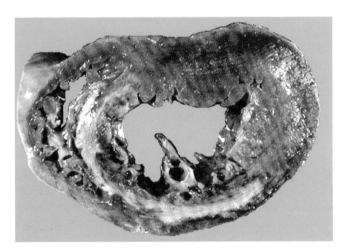

图 13.11　心肌梗死

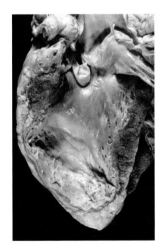

图 13.12　室壁瘤

3. 心肌纤维化（myocardial fibrosis）　心肌纤维化是由于中、重度的冠状动脉粥样硬化性狭窄使心肌长期缺血、缺氧，最终导致心肌纤维化。肉眼观察：心脏增大，心腔扩张，伴有多灶性白色纤维条块，严重者甚至出现透壁性瘢痕。镜下观察：可见广泛性、多灶性心肌纤维化，伴邻近心肌纤维萎缩和（或）肥大。临床上可以表现为心律失常或心力衰竭。

4. 冠状动脉性猝死（sudden coronary death）　冠状动脉性猝死是心脏性猝死中最常见的一种，多见于 40～50 岁成年人，饮酒、劳累和运动等是常见的诱因。临床表现为患者突然昏倒、四肢抽搐、小便失禁,或突然发生呼吸困难、口吐白沫、迅速昏迷。可立即死亡或在1至数小时后死亡,有的在夜间睡眠中死亡。

病理检查除冠状动脉和相应心肌病变外,无其他致死性病理改变。猝死可能为在冠状动脉中、重度粥样硬化性狭窄的基础上伴发血栓形成、斑块内出血或冠状动脉痉挛所致。

(二)主动脉粥样硬化

病变好发于主动脉后壁及其分支开口处,以腹主动脉病变最为严重,其次为胸主动脉、主动脉弓和升主动脉。主动脉粥样硬化易形成动脉瘤,动脉瘤破裂可导致致命性大出血。

(三)脑动脉粥样硬化

病变常发生于大脑中动脉和基底动脉,导致脑供血不足,引起记忆力下降、头痛、头晕和晕厥等症状。若长期供血不足可引起脑萎缩,表现为智力和记忆力减退,精神变态,甚至痴呆。脑动脉粥样硬化合并血栓形成时可导致管腔完全阻塞而引起脑梗死(脑软化),出现意识障碍、偏瘫、失语等表现,严重者甚至死亡。脑动脉粥样硬化部位血管壁由于受压变薄,弹性降低,常可形成小动脉瘤,血压突然升高时可导致小动脉瘤破裂而发生脑出血。

(四)四肢动脉粥样硬化

病变以下肢动脉为重。当较大的动脉管腔狭窄明显时,可因供血不足而致肢体缺血,行走时发生腓肠肌麻木、疼痛,休息后缓解,继续行走时再次出现疼痛,称为间歇性跛行。同时,可出现患肢发凉、足背动脉波动减弱或消失。当动脉管腔完全阻塞而侧支循环又不能代偿时,可导致缺血部位坏死。

第三节 风 湿 病

风湿病(rheumatism)是一种与 A 组乙型溶血性链球菌感染有关的变态反应性疾病。主要侵犯全身结缔组织,病变最常累及心脏,其次为关节、皮肤等。临床上以反复发作的心肌炎、关节炎、皮肤环行红斑、皮下结节和小舞蹈病为特征。血液检查可见血沉加快、抗链球菌溶血素"O"升高等表现。本病常反复发作,急性期称为风湿热,反复发作后可致心脏瓣膜病。

风湿病常见于 5～14 岁的儿童,以 6～9 岁为发病高峰,男女无明显差别。本病秋、冬季多发,好发于寒冷、潮湿地区。

一、原因和发病机制

（一）原因

一般认为风湿病的发生与 A 组乙型溶血性链球菌感染有关，它们之间的关系可概括为"与其相关，非其致病"。

"与其相关"的依据是：① 多数患者发病前 2～3 周曾有咽峡炎、扁桃体炎等链球菌感染史。② 发病时多数患者血清中抗链球菌溶血素"O"升高。③ 用抗生素治疗链球菌感染可降低风湿病的发病率。"非其致病"的依据是：① 本病常于链球菌感染后 2～3 周发病，而非链球菌感染当时。② 患者的血液和病灶检测不到链球菌。③病变性质为变态反应性炎而非链球菌感染引起的化脓性炎。

（二）发病机制

关于风湿病的发病机制仍不十分清楚，目前多倾向于抗原抗体交叉反应学说，即链球菌细胞壁的 M 蛋白和 C 抗原（糖蛋白）引起的抗体可与结缔组织（如心脏瓣膜及关节等）的糖蛋白发生交叉免疫反应，导致组织损伤。

二、基本病理变化

风湿病特征性病变是风湿小体形成和胶原纤维纤维素样坏死。典型病变过程可分为三期。

（一）变质渗出期

病变部位的结缔组织发生黏液样变性和纤维素样坏死，同时有浆液、纤维素渗出及少量淋巴细胞、浆细胞、单核细胞浸润，此期病变约持续 1 个月。

（二）增生期

增生期又称肉芽肿期。形成特征性的风湿小体（风湿性肉芽肿），对于风湿病具有诊断意义。风湿小体多见于心肌间质、心内膜下和皮下结缔组织等处。镜下观察：风湿小体（图 13.13）中央是纤维素样坏死物，周围有风湿细胞（由增生的巨噬细胞吞噬纤维素样坏死物后转变而成，又称阿少夫细胞），外周有少量成纤维细胞、淋巴细胞、单核细胞。其中风湿细胞体积大，胞质丰富，嗜碱性，单核或双核，核大，圆形或卵圆形，核膜清晰，染色质集中于中央并呈细丝状向核膜放射，横切面似枭眼状，纵切面呈毛虫状。此期病变约持续 2～3 个月。

（三）纤维化期

纤维化期又称瘢痕期或愈合期。风湿小体中的纤维素样坏死物被溶解吸收，风湿细胞转变为纤维细胞，风湿小体逐渐纤维化，最终成为梭形小瘢痕。此期病变持续 2~3 个月。

风湿病每次发作历时 4~6 个月。因风湿病常反复发作，因此受累器官中可见不同阶段的病变同时存在。病变反复可致器官出现严重的纤维化和瘢痕形成，最终出现功能障碍。

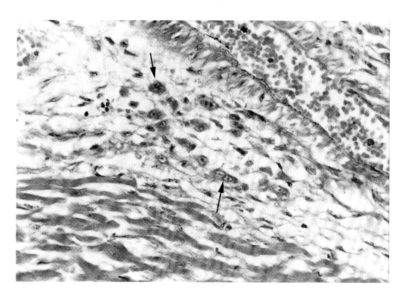

图 13. 13 风湿性心肌炎之风湿小体

三、主要器官的病理变化及其临床联系

（一）风湿性心脏病

风湿病引起的心脏病变可以表现为风湿性心内膜炎、风湿性心肌炎和风湿性心外膜炎。若病变累及心脏全层组织，则称风湿性全心炎或风湿性心脏炎。

1. 风湿性心内膜炎 病变主要侵犯心瓣膜，以二尖瓣最常受累，其次为二尖瓣和主动脉瓣联合受累，三尖瓣和肺动脉瓣极少累及。

病变早期，受累瓣膜肿胀、增厚，闭锁缘上可见粟粒大小，灰白色、半透明，呈串珠状单行排列的赘生物，其与瓣膜附着牢固，不易脱落（图 13.14）。镜下观察：瓣膜结缔组织呈黏液样变性，有小灶性纤维素样坏死和炎性细胞浸润。赘生物是由血小板和纤维蛋白构成的白色血栓。病变后期，赘生物逐渐机化，瓣膜本身发生纤维化及瘢痕形成。由于风湿病易反复发作，瘢痕形成越来越多，可导致瓣膜增厚、变硬、卷曲、短缩，瓣膜间相互粘连，腱索增粗、缩短，最终导致瓣膜口狭窄或关闭不全。

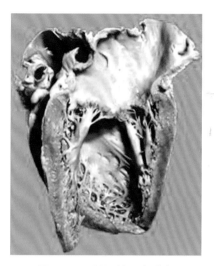
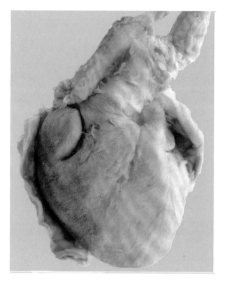

图 13.14　风湿性心内膜炎　　　　　图 13.15　风湿性心外膜炎(绒毛心)

2. 风湿性心肌炎　病变主要累及心肌间质内的结缔组织,在心肌间质小血管旁形成大小不一呈灶状分布的风湿小体。风湿小体多见于左室后壁、室间隔、左心房和左心耳等处。反复发作者,可致心肌间质形成小瘢痕,心肌收缩力减弱,严重时发生心力衰竭。

3. 风湿性心外膜炎　病变主要累及心包脏层,呈浆液性炎或纤维素性炎。当大量浆液渗出时,形成心包积液。当大量纤维素渗出时,渗出的纤维素覆盖于心外膜表面,在心脏的搏动和牵拉下形成绒毛状,称为绒毛心(图 13.15)。若渗出纤维素过多,机体难以完全溶解吸收时则发生机化,使心包脏、壁层互相粘连,形成缩窄性心包炎。

(二) 风湿性关节炎

风湿性关节炎多见于成年患者,儿童少见。其特点为游走性、多发性、反复性发作,多侵犯膝、肩、腕、肘和髋等大关节。病变关节的滑膜充血、肿胀,关节腔内有大量浆液渗出,并伴有红、肿、热、痛、活动受限等典型炎症表现。急性期过后,渗出物可被完全吸收,一般不留后遗症。

(三) 皮肤病变

急性风湿病时,皮肤可出现环形红斑。多见于儿童的躯干和四肢皮肤,为淡红色环状红晕,中央皮肤色泽正常,压之褪色。常在 1～2 日内消退,为风湿活动的表现之一,临床上具有诊断意义。

(四) 皮下结节

多见于病变关节附近伸面,为增生性病变(风湿小体)。结节为直径 0.5～2 cm 的圆形或椭圆形,质硬,可活动,无压痛。风湿活动停止后,可自行消退,遗留小的纤维瘢痕。

177

（五）风湿性脑病

风湿性脑病常见于5～12岁儿童，女孩多见。病变主要累及大脑皮质、基底节、丘脑及小脑皮质。镜下表现为神经细胞变性，胶质细胞增生，胶质结节形成。当病变累及锥体外系时，患儿可出现面肌和肢体的不自主运动，称为小舞蹈症。

第四节　慢性心瓣膜病

慢性心瓣膜病是指由于各种原因损伤或先天发育异常而造成的心瓣膜器质性病变，表现为瓣膜口狭窄和/或关闭不全，是最常见的慢性心脏病之一。瓣膜狭窄是指瓣膜开放时不能充分张开，使瓣膜口缩小，血流通过障碍。瓣膜关闭不全是指心瓣膜关闭时瓣膜口不能完全闭合，使一部分血液反流。二者可单独发生，也可并存。心瓣膜病的主要危害是引起血流动力学的紊乱，加重相应心房和（或）心室的负荷，导致心功能障碍。

一、二尖瓣狭窄

二尖瓣狭窄大多由风湿性心内膜炎反复发作引起，少数由亚急性感染性心内膜炎所致，偶为先天性。正常成人二尖瓣口面积约为 5 cm²，可通过两个手指。狭窄时可缩小为 1～2 cm²，甚至小于 1 cm²。

二尖瓣狭窄的血流动力学异常是由于舒张期左心房血液流入左心室受阻。早期，左心房代偿性扩张肥厚以增加收缩力，使血液在加压情况下快速通过狭窄口，并引起漩涡与震动，产生心尖区舒张期隆隆样杂音。当左心房进入失代偿期时，左心房血液不能充分排入左心室，左心房血液淤积，导致肺静脉血液回流受阻，引起肺淤血。当肺淤血肺静脉压增高超过一定限度时，将反射性引起肺小动脉痉挛，使肺动脉压升高。长期肺动脉高压，导致右心室代偿性肥大，继而失代偿，右心室扩张，三尖瓣因而相对性关闭不全。最终引起右心房淤血及体循环静脉淤血，临床出现颈静脉怒张、肝脾肿大、下肢水肿及浆膜腔积液等右心衰竭的表现。

二尖瓣狭窄时左心房、右心房、右心室均肥大扩张，仅左心室变化不明显，因此 X 线检查显示心脏呈"梨形"，称为梨形心。

二、二尖瓣关闭不全

二尖瓣关闭不全大多数是风湿性心内膜炎的后果，其次为亚急性感染性心内膜炎所致，常与二尖瓣狭窄合并发生。

二尖瓣关闭不全时，在心室收缩期左心室部分血液通过关闭不全的瓣膜口反流入左心房，引起漩涡与震动，产生心尖区收缩期吹风样杂音。左心房既接受肺静脉的血液，又接受左心室反流的血液,容量大增,压力升高,左心房因而代偿性扩张肥大。在心室舒张期,大量血液涌入左心室,左心室容量负荷增加,引起代偿性肥大。久之,左心房、左心室均可发生失代偿(左心衰竭)。继而引起肺淤血、肺动脉高压、右心室代偿性肥大,最终导致右心衰竭发生。左右心房、心室均肥大、扩张,X线检查显示心脏呈"球形",称为球形心。

三、主动脉瓣狭窄

主动脉瓣狭窄主要由风湿性主动脉瓣炎引起,少数由于先天性发育异常或动脉粥样硬化引起瓣膜钙化所致。

主动脉瓣狭窄导致左心室射血阻力增加,左心室因压力性负荷升高而发生代偿性肥大以增加收缩力。血液在加压情况下快速通过狭窄的主动脉瓣口,产生漩涡与震动,引起主动脉瓣区喷射性杂音。久之,左心室失代偿,又相继出现左心衰竭、肺淤血、肺动脉高压及右心衰竭。临床上可出现呼吸困难、运动时眩晕和心绞痛及脉压减小等症状和体征。X线检查可见左室影更加突出,心脏呈"靴形",称为靴形心。

四、主动脉瓣关闭不全

主动脉瓣关闭不全是由风湿病、亚急性感染性心内膜炎、主动脉粥样硬化和梅毒性主动脉炎累及主动脉瓣所致。

主动脉瓣关闭不全时,在心室舒张期主动脉部分血液反流入左心室,引起主动脉瓣区舒张期杂音,左心室因容量负荷增加而发生代偿性肥大。久之,依次发生左心衰竭、肺淤血、肺动脉高压和右心衰竭。临床上可出现脉压增大及周围血管体征,如颈动脉搏动、水冲脉和股动脉枪击音等。

179

第五节 心 力 衰 竭

在各种致病因素的作用下,心脏的收缩和(或)舒张功能发生障碍,使心输出量绝对或相对下降,不能满足机体代谢需要的病理生理过程或综合征称为心力衰竭(heart failure),简称心衰。

心功能不全与心力衰竭本质上是相同的,只是有程度上的差别,临床上这两个概念往往是通用的,不进行严格区分。心功能不全常指心功能受损后从代偿阶段到失代偿阶段的全过程,而心力衰竭一般是指心功能不全的失代偿阶段。

一、心力衰竭的原因、诱因与分类

(一) 原因

1. 原发性心肌收缩和/或舒张功能障碍 主要原因有:① 心肌代谢障碍:由冠状动脉粥样硬化、严重贫血、呼吸衰竭等疾病引起。心肌供血、供氧不足,使心肌代谢障碍,导致心肌舒缩功能异常。② 心肌损害:常见于病变严重的心肌炎、心肌病、心肌梗死等疾病。由于心肌细胞发生严重、广泛的变性、坏死或纤维化,使心肌收缩力减弱,引起心力衰竭。

2. 心负荷过度 主要原因有:① 前负荷过重:前负荷系指心脏收缩前所承受的负荷。常见于动脉瓣或房室瓣关闭不全、房室间隔缺损等。② 后负荷过重:后负荷系指心室射血所要克服的阻力。左心室后负荷过重常见于高血压和主动脉狭窄等;右心室后负荷过重常见于肺动脉高压、肺动脉瓣狭窄等。

3. 心室充盈障碍 心肌舒张活动受限使心室充盈障碍,既可引起静脉血淤积和压力升高,又可导致心输出量减少,引起与心力衰竭相似的临床表现,但此时心肌的收缩功能是正常的。常见于缩窄性心包炎、心包填塞等。

(二) 诱因

临床统计结果表明,约90%的心力衰竭存在明显的诱因。常见诱因有以下几个方面。

1. 感染 感染是心力衰竭的最常见诱因。可通过多种途径加重心脏负荷,削弱心肌的舒缩能力而诱发心力衰竭。

2. 心律失常 尤其是快速性心律失常。心率加快可使心肌耗氧量增加,舒张期缩短使冠脉血流不足,心室充盈不足致心输出量下降,都可诱发心力衰竭。

3. 酸碱平衡及电解质代谢紊乱 酸碱平衡及电解质代谢紊乱时,一方面可引起心律失常;另一方面可直接或间接地影响心肌舒缩功能,诱发心力衰竭。

4. 妊娠与分娩 妊娠期血容量增加,心脏负荷加重;分娩时,宫缩疼痛、精神紧张等,使交感-肾上腺髓质系统兴奋。一方面使静脉回流增加,心脏前负荷加大;另一方面,引起外周小血管收缩,阻力增加,使左心室后负荷加重,又因心率加快使心肌耗氧量增加和冠脉流量不足,从而诱发心力衰竭。

此外,过度劳累、情绪激动、贫血、过多过快的输液等也可成为心力衰竭的诱因。

(三) 分类

1. 根据心力衰竭发生的部位分类 主要分为:① 左心衰竭:比较常见,左心室泵血降低,肺静脉回流受阻,导致肺循环淤血、肺水肿。② 右心衰竭:右心室泵血降低,体静脉回流受阻,引起体循环淤血。③ 全心衰竭:是指左、右心衰同时存在。

2. 按心力衰竭发生的速度分类 主要分为:① 急性心力衰竭:起病急骤,发展迅速,心功能尚来不及代偿,常出现心源性休克。② 慢性心力衰竭:比较多见,起病缓慢,多经过较长时间的心功能代偿阶段后才发生心力衰竭。

3. 根据心力衰竭的程度分类 主要分为：① 轻度心力衰竭：由于代偿完全，处于一级心功能状态(轻体力活动情况下，不出现明显的心力衰竭症状、体征)或二级心功能状态(体力活动略受限制，一般体力活动时可出现气急、心悸)。② 中度心力衰竭：由于代偿不全，处于三级心功能状态(体力活动明显受限，轻体力活动即出现心衰症状、体征，休息后可好转)。③ 重度心力衰竭：完全失代偿，处于四级心功能状态(安静情况下即可出现心力衰竭症状、体征，完全丧失体力活动能力，病情危重)。

4. 根据心输出量分类 主要分为：① 低输出量性心力衰竭：心力衰竭发生时，心输出量低于正常水平，临床较多见。② 高输出量性心力衰竭：心输出量比心力衰竭前有所降低，但仍等同甚至高于正常水平。常继发于高动力循环状态的某些疾病。如：甲状腺功能亢进、严重贫血等。

二、心力衰竭时机体的代偿活动

当心肌受损或心脏负荷过重引起心输出量减少时，机体通过一系列的代偿活动提高或维持心输出量。若通过代偿活动，心输出量能够满足机体正常活动而暂时不出现心力衰竭者称为完全代偿；如心输出量仅能满足机体在安静状态下的代谢需要，已发生轻度心力衰竭者称为不完全代偿；如心输出量不能满足机体安静状态下的代谢需要，出现明显的心力衰竭表现者称为失代偿。心力衰竭时，机体的代偿活动可分为心脏本身的代偿活动和心外代偿活动。

(一) 心自身代偿

181

1. 心率加快 心率加快是一种快速的代偿反应，在一定范围内的心率加快可提高心输出量，这对维持动脉血压、保证心脑血管的灌流量具有积极的代偿意义。但是，如果心率过快(成人>180 次/min)，可因心肌耗氧量增加，心室舒张期过短，冠脉灌流量减少及心室充盈不足，反而使心输出量降低，失去代偿意义。

2. 心肌紧张源性扩张 在一定范围内，心肌收缩的强度与前负荷呈正比。各种病因引起心输出量减少时，会导致心室舒张末期容积增加，心腔扩张，使心肌初长度增加，心收缩力增强，心输出量增加，这种伴有收缩力增强的心脏扩张称为紧张源性扩张。若心室舒张末期容积过大，心腔过度扩张，心肌过度拉长超过最适初长度时，心收缩力反而降低，这种无代偿意义的心腔扩张称为肌源性扩张。肌节过度拉长是心脏扩张从代偿转向失代偿的关键因素。

3. 心肌肥大 是心脏长期负荷过重引起的一种慢性代偿方式，主要表现为：心肌细胞体积增大，重量增加。肥大的心肌在两个方面发挥代偿作用，一是可以增加心肌的收缩力，有助于维持心输出量；二是室壁增厚可降低室壁张力，使心肌耗氧量减少，有助于减轻心脏负担。因此，心肌肥大具有积极的代偿意义。但心肌过度肥大时，因能量代谢及兴奋-收缩耦联障碍，心收缩力反而会下降，心输出量不再维持在代偿水平，致心力衰竭发生。

（二）心外的代偿

1. 血容量增加 心力衰竭时心输出量减少,机体通过神经、体液因素的调节作用,使肾小球滤过率降低,肾小管对水、钠的重吸收增加,尿量减少,导致钠水潴留,血容量增加。而血容量增加有利于心室的充盈,对提高心输出量、维持动脉血压具有积极的代偿意义。但这也同时增加了心脏的前、后负荷,在心脏舒张功能障碍的基础上易失代偿。

2. 外周血流循环重新分布 心力衰竭时全身血流重新分布,其特点是腹腔脏器、皮肤、骨骼肌的血管收缩,血流量减少,以保证心、脑的血液供应。但是,周围器官的长期供血不足可导致脏器的功能紊乱,如肝、肾功能衰竭。

三、心力衰竭的发生机制

心力衰竭的发病机制十分复杂,目前尚未完全清楚,但一般认为心肌收缩性减弱、心室舒张功能障碍和顺应性降低以及心室各部舒缩活动不协调,是心力衰竭发生的基本机制。

（一）心肌收缩性减弱

绝大多数心力衰竭发生的基础是心肌收缩性减弱,其直接后果是心输出量减少。心肌收缩性减弱主要与心肌细胞受损和死亡、心肌能量代谢障碍及心肌兴奋-收缩耦联障碍三个方面有关(图 13.16)。

1. 心肌细胞受损和死亡 心肌细胞正常的收缩性依赖与收缩有关的蛋白质的结构和功能正常。当心肌细胞死亡后,与心肌收缩有关的蛋白质随即被分解破坏,心肌收缩力也随之下降,导致心输出量减少。心肌细胞的死亡包括坏死与凋亡。

严重的心肌缺血、缺氧、感染、中毒等造成广泛的心肌细胞变性、坏死,使心肌收缩蛋白和调节蛋白被大量破坏,从而引起心肌收缩性减弱而导致心力衰竭。凋亡是造成心肌细胞死亡的另一种形式。心肌细胞凋亡过度必将导致心肌收缩物质减少,传导系统细胞凋亡还将影响心脏的正常节律,在心力衰竭发生过程中也起着重要作用。

2. 心肌能量代谢障碍 心肌的舒缩过程中,Ca^{2+} 的转运和肌丝的滑行都需要能量。心肌能量代谢过程包括能量的释放(生成)、储存和利用三个阶段。凡是干扰能量生成、储存、利用的因素,都可影响到心肌收缩性。最易发生障碍的是能量生成和利用阶段。

（1）心肌能量生成障碍:心肌缺血和(或)缺氧时,有氧代谢障碍,导致能量生成不足使心肌收缩性减弱。此外,维生素 B_1 缺乏时,焦磷酸硫胺素生成不足,导致丙酮酸氧化脱羧障碍,也可使 ATP 生成不足。

（2）心肌能量贮存障碍:甲状腺功能亢进时甲状腺素增多,使氧化磷酸化过程减弱,能量不能储存,而以热能的形式丢失。

（3）心肌能量利用障碍:在心肌收缩过程中,肌球蛋白横桥顶部 ATP 酶水解 ATP,将化学能转变为机械能,供肌丝滑行。过度肥大心肌的肌球蛋白 ATP 酶活性降低,对 ATP 水解作用减弱,不能为心肌提供足够的能量,导致心力衰竭。

3. 心肌兴奋-收缩耦联障碍 心肌"兴奋-收缩耦联"的关键是 Ca^{2+} 的正常转运。各种

原因造成 Ca^{2+} 的转运和分布失常均可导致心肌兴奋-收缩耦联障碍,使心肌收缩力下降。

(1)肌浆网对 Ca^{2+} 的摄取、储存和释放障碍:心力衰竭时,肌浆网钙泵活性减弱,含量降低,摄取、储存 Ca^{2+} 减少。同时,心肌缺血缺氧可引起酸中毒,使 Ca^{2+} 与储钙蛋白结合牢固,不易解离,从而影响 Ca^{2+} 的释放。

(2)细胞外 Ca^{2+} 的内流受阻:过度肥大的心肌内交感神经分布密度降低,去甲肾上腺素合成减少,同时心肌细胞膜 β 受体密度降低,从而导致 Ca^{2+} 内流减少。酸中毒或高血钾时,细胞外 H^+ 和 K^+ 增多,竞争性地抑制细胞外 Ca^{2+} 的内流。

(3)肌钙蛋白与 Ca^{2+} 的结合障碍:由于 H^+ 与 Ca^{2+} 有竞争结合肌钙蛋白的作用,H^+ 与肌钙蛋白的亲和力比 Ca^{2+} 与肌钙蛋白的亲和力大。所以,在心肌细胞酸中毒时,Ca^{2+} 与肌钙蛋白结合减少,阻碍了心肌兴奋-收缩耦联,使心肌收缩力下降。

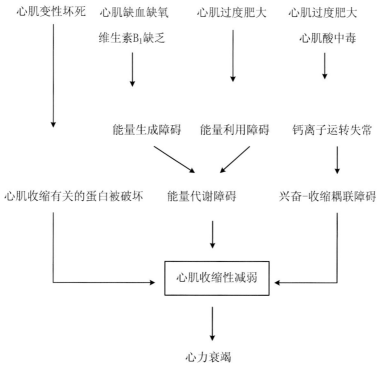

图 13.16　心力衰竭的发生机制

(二)心室舒张功能障碍

在心室舒张功能障碍时,可使心室充盈量减少,进而心输出量不足。发生机制有如下几点。

1. 舒张期胞浆内 Ca^{2+} 浓度下降延缓　心肌细胞舒张的先决条件是胞浆内 Ca^{2+} 浓度迅速下降,并与肌钙蛋白解离。在心肌缺血缺氧时,ATP 供应不足,肌浆网和肌膜的钙泵功能降低,舒张期胞浆内 Ca^{2+} 浓度下降延缓,Ca^{2+} 与肌钙蛋白解离也延缓,从而使心舒张功能降低。

2. 肌球-肌动蛋白复合体解离障碍　心肌舒张时,肌球蛋白上的横桥与肌动蛋白解离,需要 ATP。任何原因造成心肌能量供应不足,都可能造成肌球-肌动蛋白复合体解离障碍,影响心的舒张充盈。

3. 心室舒张势能减少 心室肌的收缩形成了心室舒张势能,心室收缩越好,舒张势能也越高。心力衰竭时,由于收缩性减弱,舒张势能减少,使心室舒张不全。

4. 心室顺应性降低 心室顺应性是指心室在单位压力变化下所产生的容积改变。室壁增厚、室壁成分改变及心外因素等,均可导致心室顺应性降低,妨碍心室舒张,导致心室充盈不足。

(三) 心室各部舒缩活动不协调

各种心律失常使心脏各部舒缩活动在空间上和时间上产生不协调,心室收缩不协调,心室的射血量减少;心室舒张不协调,影响心脏的扩张充盈。二者均使心输出量减少(图 13.17)。

总之,临床上心力衰竭的发生、发展,往往是多种机制共同作用的结果。

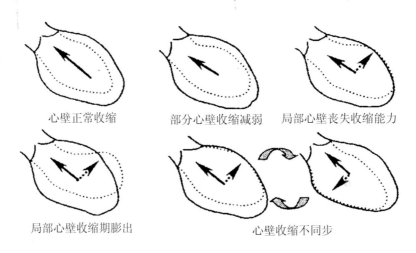

心壁正常收缩　　　　部分心壁收缩减弱　　　局部心壁丧失收缩能力

局部心壁收缩期膨出　　　　　　心壁收缩不同步

图 13.17　心室各部舒缩活动不协调

注:实线为舒张末期心腔容积,虚线为收缩末期心腔容积。实线箭头示心室收缩期指向流出道的射血向量,虚线箭头示心室收缩期分流的射血向量

四、心力衰竭时机体的功能和代谢变化

心力衰竭时,机体发生各种变化的最根本的环节在于心排血量绝对或相对减少,导致各器官、组织血液灌流不足、静脉血液回心受阻,使肺循环、体循环淤血,引起一系列的临床表现。

(一) 心血管系统变化

1. 心"泵"功能改变 主要表现为:① 心输出量减少:心力衰竭时每搏心输出量和每分心输出量均可出现降低。② 射血分数降低:射血分数是每搏输出量与心室舒张末期容积的比值。心力衰竭时，由于每搏输出量减少，心室收缩末期余血较多，使心室舒张末期容积增大，因而射血分数降低。③ 心率增快：心力衰竭早期即有明显的心率增快，主要与交感神经兴奋有关。

2. 动脉血压的变化 轻度、慢性心力衰竭时，由于机体的代偿作用，如心率加快、体循环阻力血管的广泛收缩以及血容量增多等，动脉血压通常可维持在正常范围。急性、严重心力衰竭（如大面积心肌梗死）时，由于心输出量急剧减少，机体来不及代偿，血压可急剧下降，甚至发生心源性休克。

3. 组织器官血流量改变——血液重新分布 心力衰竭时，心输出量减少使动脉充盈不足，并引起交感神经兴奋。由于各脏器对交感神经兴奋的反应不一致，结果是肾等腹腔脏器及皮肤血管收缩，血流量减少；脑、心血流量因血管不收缩相对增加。这种血流的重新分布，有重要的代偿意义。

4. 淤血——静脉压升高和水肿 右心衰竭或全心衰竭时，临床上以受重力影响最大的下肢和内脏淤血出现最早或最显著。严重时出现颈静脉怒张、肝颈静脉反流征阳性（按压肝脏后，颈静脉异常充盈）等。引起静脉淤血、压力增高的主要原因有：① 钠水潴留，使血容量增加；② 右心室舒张末期室内压增高，上、下腔静脉回流受阻，使体循环静脉系统大量血液淤积，充盈过度。

（二）呼吸系统变化

左心衰竭时，引起不同程度的肺循环淤血。主要表现为呼吸困难和肺水肿。

1. 呼吸困难 根据肺淤血、水肿的程度不同，呼吸困难可有不同的表现形式。

（1）劳力性呼吸困难：是指伴随着体力活动而发生的呼吸困难，休息后可减轻或消失，为左心衰竭的最早表现。造成劳力性呼吸困难的主要原因是：① 体力活动时机体需氧量增加，而衰竭的心脏不能提供与之相适应的心输出量，机体缺氧加剧，反射性地兴奋呼吸中枢，引起呼吸运动加强。② 活动时心率加快，舒张期缩短，一方面冠脉灌流不足，加剧心肌缺氧，另一方面左室充盈减少，加重肺淤血。③ 活动时回心血量增加，肺淤血加重。

（2）端坐呼吸：患者在静息时已出现呼吸困难，平卧时加重，故而被迫采取半卧位或坐位以减轻呼吸困难的程度，称为端坐呼吸，提示心力衰竭已引起明显的肺循环淤血。其机制是：① 平卧时机体下半身血液回流增加，加重肺淤血。端坐时部分血液因重力关系转移到身体的下半部，使肺淤血减轻。② 平卧时，膈肌位置上移，胸廓容积减少，肺扩张受限。端坐时膈肌位置相对下移，胸廓容积增大，有利于肺的扩张，改善呼吸状况。③ 平卧时身体下半部的水肿液回收入血增多，而端坐体位可减少水肿液的吸收，使肺淤血缓解。

（3）夜间阵发性呼吸困难：患者夜间入睡后因突感气闷而惊醒，在端坐咳喘后缓解，称为夜间阵发性呼吸困难，是左心衰竭引起肺严重淤血的典型表现。若发作时伴有哮鸣音，则称为心性哮喘。其发生机制为：① 因平卧位使膈肌上移，肺扩张受限；静脉回心血量增多，肺淤血加重。② 入睡后迷走神经兴奋性升高，支气管平滑肌收缩，肺通气阻力增大。③ 睡眠时中枢神经系统对传入刺激的敏感性降低，只有当肺淤血程度较为严重，PaO_2降到一定程度时，才刺激呼吸中枢，使通气增强，病人也随之被惊醒，并感到呼吸困难。

2. 肺水肿 肺水肿是急性左心衰竭最严重的表现。由于肺淤血和肺静脉压升高，导致血浆渗入肺间质和肺泡,临床表现为突发严重的呼吸困难、紫绀、咳嗽、咳粉红色泡沫样痰等。

(三) 其他系统变化

1. 皮肤苍白或紫绀　由于心排出量减少,加上交感-肾上腺髓质系统兴奋,皮肤血管收缩,血流量减少,引起皮肤苍白、温度降低、出冷汗等,严重时皮肤呈斑片状或浅蓝色。

2. 尿量减少　心力衰竭时心输出量减少,肾供血不足;同时交感神经兴奋使肾血管收缩,肾血流量进一步减少,引起肾小球滤过率下降和肾小管重吸收功能增强,尿量减少。

3. 中枢神经系统功能紊乱　在轻度心力衰竭时,由于机体的代偿,体内血流的重新分布可使脑血流仍然保持在正常水平。机体代偿失调后,脑血流量减少,供氧不足,导致中枢神经系统功能紊乱,表现为头痛、头晕、失眠、记忆力减退、烦躁不安、嗜睡,甚至昏迷等。

4. 肝肿大、肝功能异常　肝肿大是右心衰竭的早期表现之一。由于下腔静脉压升高,肝静脉血液回流受阻,肝小叶中央静脉及其周围的肝血窦扩张、充血及周围水肿,导致肝脏肿大。肿大的肝脏牵张肝包膜,引起疼痛,触摸时引起压痛。慢性右心衰竭的病人因肝脏长期的淤血、缺氧引起肝细胞变性、坏死及纤维组织增生可致心源性肝硬化,肝功能进一步恶化。

5. 水肿　水肿是右心衰竭的典型体征,好出现于身体的下垂部位,如足、踝、胫骨前等,向上延及全身,发展缓慢。晚期可出现全身性、对称性凹陷性水肿及胸、腹水。水钠潴留和毛细血管静压升高是水肿最主要的发病因素。

6. 胃肠功能改变　慢性心力衰竭时,由于心输出量减少及胃肠道淤血,可出现消化系统功能障碍,表现为食欲不振、消化不良、恶心、呕吐、腹泻等。

(四) 水、电解质和酸碱平衡紊乱

1. 水钠潴留　为慢性心力衰竭最重要的变化。由于心力衰竭时心输出量减少,交感神经兴奋,导致肾血流量减少、肾素-血管紧张素-醛固酮系统被激活和抗利尿激素分泌增加,使肾小球滤过率降低,肾小管重吸收加强,出现水钠潴留。

2. 代谢性酸中毒和高钾血症　心力衰竭时心输出量减少,静脉系统淤血可引起机体缺血缺氧,使无氧酵解增强,酸性代谢产物增多,产生代谢性酸中毒,而酸中毒又可导致高钾血症。如伴有肾功能障碍,可促使代谢性酸中毒和高钾血症的发生,使心力衰竭加重。

五、心力衰竭的防治和护理原则

(一) 防治原发病、消除诱因

防治原发病、消除诱因是心力衰竭防治的重要原则。如高血压病引起的心衰,应及时、适当地降血压。同时应避免体力活动过剧、精神过度紧张并预防感染等诱发因素。

（二）改善心功能

1. 调整前负荷　前负荷过重者应限制钠盐的摄入，适当应用利尿药物消除水肿减少血容量，并应注意输液速度和量。

2. 调整后负荷　后负荷过重者可应用扩血管药物降低后负荷。

3. 加强心肌收缩力　因心肌收缩性减弱引起的心力衰竭可适当应用强心药物如洋地黄类和地高辛等，提高心肌收缩性。

4. 改善组织供氧和心肌代谢　吸氧是心力衰竭病人的常规治疗措施。另外，为改善心肌代谢，可给予能量合剂、葡萄糖、氯化钾等。

（三）纠正水、电解质和酸碱平衡紊乱

心力衰竭患者发生水、电解质和酸碱平衡紊乱，不但会加重心力衰竭的发展，而且会妨碍心力衰竭的治疗效果，故及时纠正水、电解质和酸碱平衡紊乱是治疗心力衰竭的原则之一。

（四）加强护理

（1）患者应保持安静，达到精神和体力上的真正休息，以减少耗氧量，可给予镇静剂等。

（2）合理营养。给患者易消化、营养丰富的低盐饮食。

（3）密切监护和观察患者的呼吸、心率等情况。

复习思考题

1. 简述心肌梗死的并发症。

2. 何为心力衰竭？

3. 简述心力衰竭发生后机体会出现的功能代谢变化。

案例分析

案例一　患者郑某，女性，52 岁，曾患游走性四肢大关节炎数年，近半年来心悸、气短，口唇发绀，近 1 个月双下肢水肿。查体：颈静脉怒张，肝大，右肋缘下 3 cm，二尖瓣听诊区可闻及双期杂音。

讨论题：

1. 请问病人患的可能是什么病？

2. 诊断依据是什么？

案例二　患者张某，女性，60 岁，农民。10 年前起张某常感头昏、头痛，当时检查发现血压在 165/100 mmHg 左右。经休息、治疗后情况好转。5 年前又出现记忆力减退、心悸等症状，虽经治疗，但效果不佳。近 1 年来出现劳动后呼吸困难、不能平卧、咳嗽及咳泡沫痰。1 天前忽然出现头痛，呕吐，左侧面部麻木及右侧上、下肢瘫痪，急诊入院。

体格检查：急性病容，体温 38.8 ℃，脉搏 110 次/min，呼吸 16 次/min，血压190/105 mmHg，神志尚清，呼吸不规则，面色潮红，左侧鼻唇沟较浅，心浊音界扩大，心律齐，右侧上下肢呈弛

缓性瘫痪,腱反射消失,双下肢水肿。心电图显示左室肥厚,右心室壁陈旧性梗死。尿常规:蛋白(＋＋),红细胞(＋),管型(＋)。

讨论题:

1. 该患者患有哪些疾病?

2. 该患者为什么会出现上述临床表现?

3. 如何预防此病的发生和发展?

第十四章

消化系统疾病

学习目标

1. 掌握消化性溃疡、病毒性肝炎的病理变化,门脉性肝硬化的病理变化及临床与病理联系。

2. 熟悉消化性溃疡的临床与病理联系、结局及并发症;病毒性肝炎、门脉性肝硬化的病因和发病机制,各型肝炎的传染途径、病变与临床特点。

3. 了解消化性溃疡的病因和发病机制;胃炎、其他类型肝硬化及消化系统常见肿瘤的病因、发病机制,病理变化及其与临床的联系。

案例导学

患者李某,男性,42 岁,以"规律性上腹痛 2 年,加重 1 周"入院。查体:上腹部剑突下偏左有压痛。胃镜检查提示"胃窦部溃疡"。经抗酸治疗和胃黏膜保护剂治疗后,症状逐渐缓解,6 周后复查胃镜见溃疡已愈合。

问题:

1. 该患者上腹痛应表现出怎样的节律性? 为什么?

2. 胃窦部溃疡处会出现哪些病理变化? 该患者可能会出现哪些并发症?

3. 在胃溃疡愈合过程中有哪些组织的再生?

4. 肉眼如何识别胃溃疡与溃疡性胃癌?

消化系统由消化管和消化腺组成,前者包括口腔、食管、胃、小肠、大肠及肛门,后者包括涎腺、肝、胰及消化管的黏膜腺体等。消化系统具有消化、吸收、排泄、解毒和内分泌等功能。本章主要介绍胃炎、消化性溃疡、病毒性肝炎、肝硬化、食管癌、胃癌、肝癌等常见病和多发病。

第一节 胃 炎

胃炎(gastritis)是胃黏膜的炎症性疾病,是消化系统最常见的疾病之一。按病程不同分为急性胃炎和慢性胃炎两种。

一、急性胃炎

急性胃炎(acute gastritis)是指不同病因所致的胃黏膜急性炎症,是最常见的一种消化道疾病,常由理化因素及微生物感染引起,可以是弥漫性的全胃炎,也可局限于胃窦部或胃的其他部位。临床较为常见,在 50～60 岁的人群中,发病率高达 60%～80%。

(一) 病因和发病机制

1. 物理因素 进食过冷、过热的食物和饮料,浓茶、咖啡、烈酒、刺激性调味品、过于粗糙的食物均可刺激胃黏膜,破坏黏膜屏障而致病。

2. 化学因素 强酸、强碱等腐蚀剂可损伤胃黏膜,阿司匹林等药物干扰胃黏膜上皮细胞合成硫糖蛋白,使胃黏液减少,脂蛋白膜的保护作用减弱,以致胃黏膜充血、水肿、糜烂和出血等。

3. 生物因素 细菌感染及其毒素是常见原因之一。常见致病菌为金黄色葡萄球菌、沙门菌、致病性大肠杆菌等;常见毒素为金黄色葡萄球菌毒素。进食污染细菌或毒素的食物数小时后即可发生胃炎。近年来,因病毒感染而引起本病者逐渐增多。

4. 精神、神经因素 精神、神经功能失调,各种急重症的危急状态以及机体的变态(过敏)反应等均可引起胃黏膜的急性炎症。

(二) 类型和病理变化

根据病理变化的不同,急性胃炎常有以下四种类型。

1. 急性刺激性胃炎(acute irritated gastritis) 又称单纯性胃炎,常因暴饮暴食,进食过冷、过热或刺激性食品及烈性酒等引起。病变主要累及胃窦和胃体。胃镜可见胃黏膜充血、水肿,重者可有黏膜糜烂。

2. 急性出血性胃炎(acute hemorrhagic gastritis) 多由服药不当、过度酗酒、严重创伤及较大手术引起的应激反应等所致。胃镜可见胃黏膜充血、出血、糜烂,严重者甚至可见多发性应激性浅表溃疡形成。

3. 腐蚀性胃炎(corrosive gastritis) 多由吞食强酸、强碱等腐蚀性化学物质引起。病变多较严重,胃黏膜严重坏死,可累及深层组织甚至发生穿孔。

4. 急性感染性胃炎(acute infective gastritis) 临床上较少见,是一种由金黄色葡萄球菌、链球菌、大肠杆菌等经血行感染或胃外伤直接感染而引起的急性蜂窝织性胃炎。

(三) 病理与临床联系

由于胃黏膜充血、水肿、出血、糜烂的病变程度不同,急性胃炎的临床症状轻重也不同,表现为中上腹不适、疼痛,甚至出现剧烈的腹部绞痛;厌食、恶心、呕吐;因常伴有肠炎而有腹泻,大便呈水样;严重者可有发热、呕血、便血、脱水、休克和酸中毒等症状。体检可出现上腹部或脐周压痛、肠鸣音亢进等体征。

二、慢性胃炎

慢性胃炎(chronic gastritis)是胃黏膜的慢性非特异性炎症,是临床上的常见病、多发病,其发病率在胃疾病中位居第一。

(一) 病因和发病机制

慢性胃炎的病因和发病机制尚未完全明了,可能与下列因素有关:① 幽门螺杆菌感染:幽门螺杆菌存在于多数慢性胃炎患者的胃黏膜,可通过分泌尿素酶、细胞毒素相关蛋白等物质而致病。② 长期慢性刺激:如长期进食热烫、辛辣等刺激性食物,酗酒、吸烟、滥用水杨酸类药物等。③ 胆汁反流:胆汁从十二指肠反流至胃腔内,能严重破坏胃黏膜屏障,导致胃黏膜损伤。④ 自身免疫:自身免疫在部分慢性胃炎患者的发病中可能发挥一定作用。因为在其血液中可检测出抗壁细胞抗体和抗内因子抗体。

知识卡片

幽门螺旋杆菌与胃疾病

1984 年,Warren 和 Marshall 从人胃黏膜中分离培养出幽门螺旋杆菌(HP)。在我国 HP 感染率极高,并与慢性胃炎关系密切,尤其是慢性胃窦炎。依据有:① 慢性胃炎病人 HP 阳性率达 $80\% \sim 90\%$。② 在胃黏膜炎细胞浸润处可见此菌且与炎细胞浸润程度成正比。③ 抗 HP 治疗可使炎症好转。此外,研究表明 HP 感染与胃溃疡、部分胃癌和胃淋巴瘤的发病也有密切关系。

191

(二) 类型和病理变化

根据病理变化的不同,慢性胃炎分为慢性浅表性、萎缩性和肥厚性胃炎三种。

1. 慢性浅表性胃炎(chronic superficial gastritis) 又称慢性单纯性胃炎,最常见,国内胃镜检出率高达 $20\% \sim 40\%$。病变最常见于胃窦部,呈多灶性或弥漫性分布。大多数慢性浅表性胃炎经过治疗或合理饮食后,可以痊愈;少数则可转变为慢性萎缩性胃炎。

2. 慢性萎缩性胃炎(chronic atrophic gastritis) 本病的病变特点是胃黏膜萎缩变薄,黏膜腺体减少、变小甚至消失,黏膜上皮细胞常伴有肠上皮化生,黏膜固有膜内有不同程度的淋巴细胞和浆细胞浸润(图 14.1、图 14.2)。慢性萎缩性胃炎分为 A 型和 B 型。A、B 两型萎缩性胃炎的胃黏膜病变基本相同。A 型的发生与自身免疫有关,病人血中可检出抗壁细胞抗体和抗内因子抗体,病变以胃体、胃底为主,临床上有恶性贫血,但与癌变的关系不明显;B 型的病变以胃窦部为主,临床上无恶性贫血,但与癌变的关系较密切,我国以此型多见,二者区别见表 14.1。

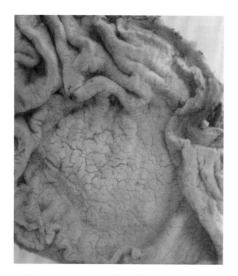

图 14.1 慢性萎缩性胃炎的肉眼观察

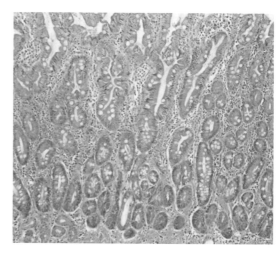

图 14.2 慢性萎缩性胃炎的镜下观察

表 14.1 A 型与 B 型慢性萎缩性胃炎的区别

项目	A 型	B 型
病因	与自身免疫有关	与长期酗酒、吸烟、刺激性食物及药物等有关
病变部位	以胃体、胃底为主	以胃窦部为主
血清胃泌素水平	升高	正常
抗壁细胞抗体	阳性	阴性
抗内因子抗体	阳性	阴性
维生素 B_{12} 吸收障碍	有	无
恶性贫血	有	无
与癌变的关系	无关	有关

3. 慢性肥厚性胃炎(chronic hypertrophic gastritis) 又称巨大肥厚性胃炎,病因尚未明了,较少见。病变主要累及胃底和胃体部(图 14.3)。

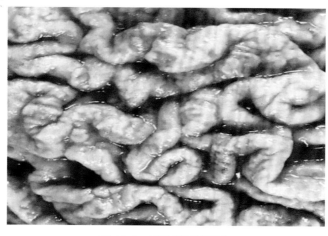

图 14.3 慢性肥厚性胃炎

各种慢性胃炎的区别见表14.2。

表 14.2　各种慢性胃炎比较

类型	好发部位	肉眼观察	镜下观察
慢性浅表性胃炎	胃窦部	胃黏膜充血、水肿,可见出血和糜烂	胃黏膜充血、水肿,固有层见淋巴细胞、浆细胞浸润
慢性萎缩性胃炎	A 型:胃体、胃底部 B 型:胃窦部	胃黏膜薄而平坦,呈灰白或灰黄色,黏膜皱襞变浅或消失	黏膜固有层内见淋巴细胞、浆细胞浸润,腺体小而少,腺上皮萎缩、化生
慢性肥厚性胃炎	胃底和胃体部	胃黏膜肥厚,皱襞粗大,状似脑回	黏膜增厚,腺体增生,腺管延长,固有层内充血水肿,炎细胞浸润不明显

(三) 病理与临床联系

因胃黏膜炎症,消化功能下降,导致持续性或进食后的上腹部饱胀不适或疼痛、嗳气、反酸、食欲不振等,有胃黏膜糜烂者,可反复少量出血或大出血。长期少量出血则可引起缺铁性贫血。A 型萎缩性胃炎患者由于壁细胞遭到明显破坏,内因子缺乏,维生素 B_{12} 吸收障碍,易发生恶性贫血。B 型萎缩性胃炎患者因常伴有不同程度的肠上皮化生,在化生过程中若出现异常增生,则可能导致癌变。

第二节　消化性溃疡

消化性溃疡(peptic ulcer),又称溃疡病(ulcer disease),是以胃或十二指肠形成慢性溃疡为主要特征的一种常见病。十二指肠溃疡约占 70%,胃溃疡约占 25%,胃和十二指肠同时发生的复合性溃疡约占 5%。消化性溃疡好发年龄为 25～50 岁,男性多于女性。本病易反复发作,呈慢性经过,好发于秋冬或冬春相交之际。临床上主要表现为周期性上腹部疼痛、反酸、嗳气等。

一、病因和发病机制

正常胃和十二指肠黏膜具有重要的屏障保护作用,当胃和十二指肠黏膜的这种自我保护作用减弱时,胃酸和胃蛋白酶可消化破坏胃和十二指肠黏膜,从而发生消化性溃疡。消化性溃疡的病因和发病机制尚未完全阐明,可能是多种因素综合作用的结果。

193

> **知识卡片**
>
> **黏膜的屏障功能**
>
> ① 黏膜屏障:是黏膜上皮细胞的紧密连接和细胞膜上的脂蛋白层,可阻止H^+逆向弥散。② 黏液屏障:是黏膜上皮和腺体分泌的以糖蛋白为主的碱性黏液,保护黏膜不受机械损伤及胃酸和胃蛋白酶的消化。③ 碳酸氢盐屏障:存在于黏液与上皮细胞间的缓冲层,对H^+起缓冲作用而保护黏膜。④ 其他:黏膜的完整性的维持还与许多因素有关,如黏膜血流、内源性前列腺素、热休克蛋白等。

1. 胃液的消化作用　多年的研究证明,溃疡病的发生是胃酸和胃蛋白酶消化胃和十二指肠黏膜的结果。十二指肠溃疡患者可见壁细胞总数明显增多,胃酸的分泌也明显增多。当黏膜上皮缺血、缺氧,胆汁反流等使黏膜屏障功能减弱、抗消化能力降低时,胃液中的氢离子便可逆向弥散入黏膜,损伤黏膜中的毛细血管,促使黏膜中的肥大细胞释放组胺,引起局部血液循环障碍;并促使胃蛋白酶原转变为胃蛋白酶,引起自身消化,导致溃疡形成。氢离子逆向弥散能力以十二指肠最强(是胃窦的 2～3 倍),其次为胃窦(是胃底的 7 倍),溃疡病的好发部位可能与此有关。由于胃酸在消化性溃疡的发生中发挥了重要作用,所以临床上用药物减少胃酸分泌或中和胃酸,可促进溃疡愈合。

2. 幽门螺杆菌感染　近年来的研究认为,消化性溃疡的发生与幽门螺杆菌的感染有密切的关系,大多数患者胃内可检出此菌。幽门螺杆菌可分泌尿素酶以促进游离氨的生成,并裂解胃黏膜糖蛋白;可产生磷酸酯酶,破坏黏膜上皮细胞的脂质膜;可吸引多量中性粒细胞释放出过氧化物酶而产生次氯酸,损伤黏膜上皮细胞;可释放血小板激活因子,促进毛细血管血栓形成,导致黏膜缺血。结果降低了黏膜屏障的防御能力,导致溃疡形成。

3. 胆汁反流　胆汁可改变胃黏膜表面黏液层的特性而破坏其屏障作用,受损的胃黏膜更易受胃酸和胃蛋白酶的破坏而发生溃疡。

4. 神经内分泌因素　由于长期的精神紧张、忧虑、过度脑力劳动等导致大脑皮层功能失调,皮层下中枢及迷走神经功能紊乱,引起胃酸和胃蛋白酶分泌增多,造成自身消化问题,从而发生消化性溃疡。十二指肠溃疡病人迷走神经兴奋性升高,空腹时胃酸分泌也增多,是因通过直接兴奋壁细胞和主细胞而导致的胃酸和胃蛋白酶分泌增多;而胃溃疡病人迷走神经兴奋性降低,胃蠕动减弱,造成食物在胃窦部潴留,刺激胃窦,引起胃泌素分泌增多,进而导致胃酸分泌增多。

5. 其他因素　水杨酸类药物、烈性酒、烟等对胃和十二指肠黏膜屏障有破坏作用,与溃疡病的发生可能有关。另外,它在有些 O 型血的消化性溃疡家庭中出现高发趋势,发病率是其他血型的 1.5～2 倍,说明溃疡病的发生还可能与遗传因素有关。

二、病理变化

1. 肉眼观察　胃溃疡好发于胃小弯侧近幽门处,尤其是胃窦部小弯侧多见。溃疡多为单个,少数为 2～3 个;直径多在 2 cm 以内;溃疡呈圆形或椭圆形,边缘整齐,状如刀切;底部平坦干净,常深达黏膜下层、肌层甚至浆膜层;溃疡周围黏膜皱襞因受溃疡底部瘢痕组织的牵拉而呈放射状向溃疡集中(图 14.4)。十二指肠溃疡多位于十二指肠球部的前壁或后壁,溃疡形态似胃溃疡,但直径多在 1 cm 以内,较浅并易愈合。

2. 镜下观察 溃疡底部由内向外依次可分为四层结构(图 14.5)。① 渗出层:主要渗出物为纤维素和中性粒细胞,覆盖在溃疡表面。② 坏死层:为无结构的红染坏死组织。③ 肉芽组织层:是毛细血管和成纤维细胞等构成的肉芽组织。④ 瘢痕组织层:主要是胶原纤维和少数纤维细胞。瘢痕组织内的小动脉可发生增殖性动脉内膜炎,管壁增厚、硬化、管腔狭窄、闭塞或有血栓形成,溃疡底部神经节细胞及神经纤维变性和断裂,有时断端可呈球状增生。这些变化影响了局部组织的血液循环和组织再生,使溃疡不易愈合而呈慢性经过。

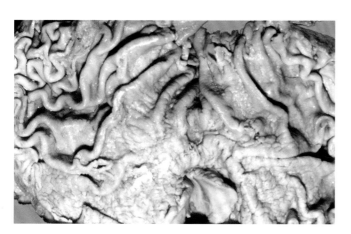

图 14.4 慢性胃溃疡的肉眼观察

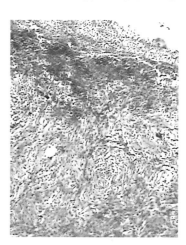

图 14.5 慢性胃溃疡的镜下观察

三、病理与临床联系

1. 疼痛 消化性溃疡患者主要的临床表现是上腹部节律性疼痛,胃溃疡略偏左,十二指肠溃疡略偏右,疼痛为钝痛或烧灼感。疼痛常有周期性,与进食有明显的关系。胃溃疡的疼痛多发生在进食后半小时至 2 h 内,这是因为进食引起胃酸分泌增多,刺激溃疡面和局部的神经末梢,导致胃壁平滑肌痉挛,从而引起疼痛。十二指肠溃疡患者的疼痛则常出现在饥饿时或夜间,进食后缓解或消失。其原因可能是患者迷走神经兴奋性升高,空腹时也有较多的胃酸分泌,酸性的胃液刺激溃疡面而引起疼痛。进食后,胃酸被食物中和或稀释,疼痛可得到缓解。

2. 嗳气、上腹部饱胀 嗳气和上腹部饱胀是因为胃排空困难,滞留食物在胃内发酵所致。

3. 反酸、呕吐 反酸、呕吐是因幽门括约肌痉挛和胃肠逆蠕动,胃内容物反流至食管和口腔所致。

4. X 线检查 X 线钡剂造影检查,在溃疡处见龛影。

四、结局与并发症

消化性溃疡经过积极治疗可以愈合,愈合时,溃疡内的渗出物及坏死组织被溶解吸收和机化,溃疡处由肉芽组织填充并最终形成瘢痕组织,溃疡面由周围再生的黏膜上皮覆盖。但本病呈慢性经过,且常反复发作,在病变发展过程中可出现以下几种并发症。

1. 出血(hemorrhage) 是消化性溃疡最常见的并发症,是由于溃疡底部血管受侵蚀破裂所致,发生率为10%～35%。小血管破裂引起少量出血,患者大便潜血试验呈阳性;较大血管破裂导致大出血,患者表现为呕血和柏油样大便,严重者甚至可发生失血性休克。

2. 穿孔(perforation) 占消化性溃疡的5%,其发生原因是溃疡底部组织不断坏死,溃疡不断加深,最终穿透胃或十二指肠壁而造成穿孔。十二指肠溃疡穿孔更为常见。急性穿孔时,由于胃或十二指肠内容物进入腹腔,引起急性弥漫性腹膜炎,患者出现腹部剧烈疼痛、板状腹,X线检查,膈下有游离气体;慢性穿孔时,因溃疡处胃十二指肠壁的浆膜层在穿孔前多与邻近组织、器官(肝、脾、胰、结肠、网膜等)发生粘连,可穿入相邻器官或引起局限性腹膜炎和腹腔脓肿。

3. 幽门狭窄(pyloric stenosis) 大约见于3%的消化性溃疡患者。如为溃疡周围黏膜水肿以及幽门括约肌痉挛引起的幽门狭窄,出现梗阻,经消炎、解痉后,梗阻可得以解除,称为功能性梗阻;若为溃疡底部瘢痕收缩引起的梗阻,必须手术治疗才能解除梗阻,称为外科梗阻或机械性梗阻。幽门梗阻时,患者常有上腹部饱胀、呕吐酸性宿食以及水、电解质和酸碱平衡紊乱等临床表现。

4. 癌变(malignant transformation) 可发生于约1%的胃溃疡患者。十二指肠溃疡一般不癌变。癌变的溃疡边缘隆起,直径多在2 cm以上(表14.3)。

表 14.3　胃溃疡与胃溃疡癌变的大体形态区别

项目	胃溃疡	胃溃疡癌变或溃疡型胃癌
形状	圆形或椭圆形	不整形,皿状或火山口状
大小	直径常小于2 cm	直径常大于2 cm
深度	较深	较浅
边缘	整齐、不隆起	不整齐、隆起
底部	较平坦,坏死少	高低不平,坏死、出血明显
周围黏膜	黏膜皱襞呈放射状向溃疡集中	黏膜皱襞中断,呈结节状肥厚

第三节　病毒性肝炎

病毒性肝炎(viral hepatitis)是由肝炎病毒引起的以肝细胞变性、坏死为主要病变特征的一种常见传染病。任何年龄均可发病,世界各地均有发生和流行,在我国尤其是乙型肝炎最为多见,乙型肝炎病毒携带者约达 1.2 亿人,约 3 000 万人渐进为慢性乙型肝炎、肝硬化、甚至肝癌,严重危害人类的健康。

一、病因和发病机制

(一) 病因和传播途径

病毒性肝炎的病原体为肝炎病毒,目前对甲型、乙型、丙型、丁型、戊型肝炎病毒(HAV~HEV)均已比较清楚,近期又报道了己型和庚型(HFV 和 HGV)两种新肝炎病毒类型,各种肝炎病毒通过不同的传播途径引起相应的病毒性肝炎,其传染源是病毒性肝炎患者和病毒携带者。

各型肝炎病毒的传播途径及特点见表 14.4。

表 14.4　各型肝炎病毒特点及传播途径

肝炎病毒类型	病毒性质	传播途径	潜伏期	转为慢性肝炎
甲型(HAV)	RNA	消化道	2~6 周	极少
乙型(HBV)	DNA	血液及体液	4~26 周	5%~10%
丙型(HCV)	RNA	同上	2~26 周	50%~70%
丁型(HDV)	RNA	常与乙型病毒伴行感染	4~7 周	<5%
戊型(HEV)	RNA	消化道	2~8 周	少
庚型(HGV)	RNA	血液及体液	不详	不详

(二) 发病机制

本病的发病机制尚未完全清楚,目前认为,肝炎病毒是通过两种机制损害肝细胞的,一种是病毒侵入肝细胞,在细胞质内复制繁殖,直接损伤肝细胞,如甲型、丙型和丁型肝炎;另一种是通过细胞免疫反应引起病变,如乙型肝炎。乙型肝炎病毒(图 14.6)进入肝细胞复制繁殖,然后释放入血,同时在肝细胞表面留下病毒抗原成分(主要是 HBsAg)。病毒入血后刺激机体免疫系统,产生致敏 T 淋巴细胞和特异性抗体,引起细胞免疫和体液免疫(以细胞免疫为主)。致敏的 T 淋巴细胞和抗体能识别和攻击附着在肝细胞表面的病毒抗原,在杀伤病毒的同时损伤肝细胞,导致肝细胞变性、坏死。

病毒性肝炎的类型不仅取决于感染肝炎病毒的数量、毒力等因素,还与患者细胞免疫反应的强弱有重要关系。当免疫功能正常、感染病毒数量较少、毒力较弱时,发生急性普通型肝炎;免疫功能过强、感染病毒数量较多、毒力较强时,则发生重型肝炎;免疫功能不足,未被杀灭的病毒在未受损的肝细胞内反复复制,反复损伤肝细胞而成为慢性肝炎;免疫功能缺陷或耐受,病毒与宿主肝细胞共生,持续存在,也不损伤肝细胞,则成为无症状的病毒携带者。

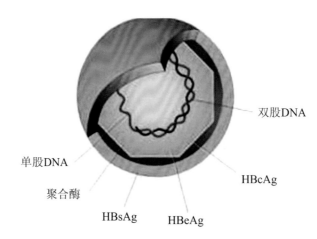

图 14.6　乙型肝炎病毒模式图

知识卡片

病毒性肝炎的预防

（1）注意隔离，控制传染源：① 肝炎病人应隔离治疗，病人使用过的物品要进行消毒。② 病人使用的生活用品要与健康人分开。③ 加强对餐饮、托幼和献血人员的检查。

（2）切断传播途径：① 勤洗手，不使用他人生活用具。② 不与病人共进食物。③ 避免注射、输血及血制品传染。

（3）保护易感人群：① 注射人体免疫球蛋白。② 注射肝炎疫苗。

二、病理变化

各型病毒性肝炎的病理变化基本相同，均属于变质性炎症，都是以肝细胞变性、坏死为主，伴有炎细胞浸润、肝细胞再生和纤维组织增生。

（一）肝细胞变性、坏死

1. 肝细胞变性

（1）细胞水肿：为病毒性肝炎最常见的变性病变，是由于肝细胞受损后细胞内水分增多所致。镜下观察：病变多呈弥漫性分布，肝细胞肿胀，胞质半透明、疏松呈网状，称为胞质疏松化。如病变进一步发展，肝细胞高度肿胀，由多角形变为圆球形，胞质几乎完全透明，称为气球样变（图 14.7）。因肝细胞肿胀压迫肝血窦而使其变窄。

（2）嗜酸性变：由受损肝细胞脱水引起。一般仅累及单个或数个肝细胞，散在于肝小叶内。镜下观察：病变肝细胞体积缩小，胞质嗜酸性染色增强而红染，细胞核体积缩小，染色亦较深。

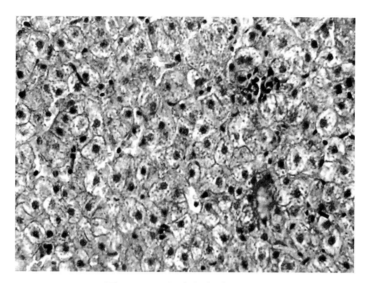

图 14.7　肝细胞水肿、点状坏死

2. 肝细胞坏死

（1）嗜酸性坏死：为单个肝细胞的死亡，属于细胞凋亡。它是由嗜酸性变发展而来的，胞质进一步浓缩，核也浓缩消失，最终形成深红色浓染的圆形小体，称为嗜酸性小体（acidophilic necrosis），该小体常单个存在于肝细胞索中或脱落至肝窦内（图 14.8）。

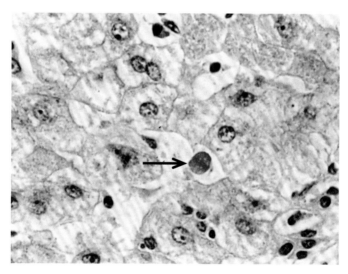

图 14.8　嗜酸性小体

（2）溶解坏死（lytic necrosis）：由严重的细胞水肿进一步发展而来。不同类型的病毒性肝炎坏死的范围和分布情况不同，可分为：① 点状坏死（spotty necrosis）：为肝小叶内的单个或数个肝细胞坏死而形成的微小坏死灶，多见于急性普通型肝炎（图 14.7）。② 碎片状坏死（piecemeal necrosis）：为肝小叶周边部界板肝细胞的灶性坏死和崩解，常见于慢性肝炎（图 14.9）。③ 桥接坏死（bridging necrosis）：指中央静脉与汇管区之间、两个汇管区之间或两个中央静脉之间出现的互相连接的坏死带，常见于中度与重度慢性肝炎（图 14.10）。

④ 大片坏死(massive necrosis):指几乎累及整个肝小叶的大范围肝细胞坏死,主要见于重型肝炎(图 14.11)。

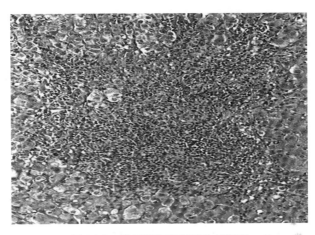

图 14.9 界板肝细胞呈碎片状坏死

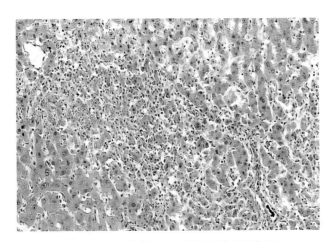

图 14.10 中央静脉与汇管区间的桥接坏死

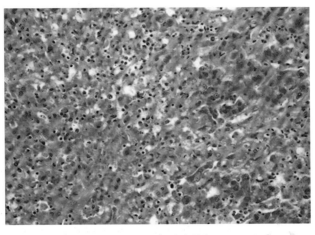

图 14.11 肝细胞大片坏死

（二）炎细胞浸润

在肝小叶坏死区和汇管区内有多少不等的炎细胞浸润，主要为淋巴细胞和单核细胞，也可见少量中性粒细胞和浆细胞。

（三）间质反应性增生和肝细胞再生

1. 库普弗（kupffer）细胞增生　肝小叶内增生的库普弗细胞呈梭形或多角形，胞质丰富，可从窦壁脱落入肝窦腔内变为游走的吞噬细胞，属肝内单核细胞系统，参与炎症反应。

2. 间叶细胞和成纤维细胞增生　参与损伤的修复，并产生胶原纤维，穿插于肝小叶内，可导致肝硬化。

3. 小胆管增生　慢性且坏死较严重的病例，在汇管区或大片坏死灶内，可见不同程度的细小胆管增生。

4. 肝细胞再生　肝细胞坏死后，由周围的肝细胞通过分裂再生而修复，在肝炎的恢复期或慢性阶段表现得更为明显。再生的肝细胞体积较大，胞质略呈嗜碱性，胞核较大、深染，有时可见双核。这种再生的肝细胞可沿原有的网状支架排列，如坏死严重，肝小叶内的网状支架塌陷，再生的肝细胞则呈团块状排列，称为结节状再生。

三、各型肝炎病理变化特点及其临床联系

病毒性肝炎的临床病理类型如图 14.12 所示。

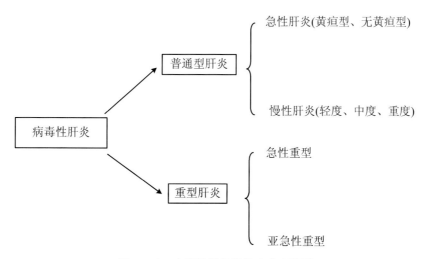

图 14.12　病毒性肝炎的临床病理类型

（一）急性病毒性肝炎

急性病毒性肝炎（acute viral hepatitis）也称普通型肝炎，最多见，分为黄疸型和无黄疸型，二者病理变化大致相同。但前者病变略重，病程较短，多见于甲型、丁型、戊型肝炎；我国

以无黄疸型肝炎居多,其中多为乙型肝炎,部分为丙型肝炎。

1. 病理变化 肉眼观察:肝脏体积增大,被膜紧张,质软,表面光滑。镜下观察:肝小叶内肝细胞广泛变性而坏死轻微。变性多为肝细胞胞质疏松化、气球样变,坏死多为点状坏死。在坏死区及汇管区内有淋巴细胞、单核细胞浸润(图7.7)。黄疸型肝炎肝细胞坏死往往稍重,在毛细胆管内可见明显淤胆和胆栓形成。

2. 病理与临床联系 ① 食欲减退、厌油腻:是由肝细胞受损、胆汁分泌、排泄障碍引起的。② 黄疸:因肝细胞坏死较多时,胆红素的摄取、结合和分泌发生障碍,加之毛细胆管受压或胆栓形成等导致血清胆红素升高所致。③ 畏寒、发热、乏力:是因病毒血症引起的。④ 肝大、肝区疼痛:由于肝细胞弥漫变性,使肝脏体积增大,被膜紧张所致。⑤ 谷丙转氨酶(SGPT)升高:是因肝细胞坏死后,肝细胞内谷丙转氨酶大量入血所致。⑥ 特异性抗原或抗体阳性:由于感染的肝炎病毒类型不同,病原学检测可检出相应的特异性抗原或抗体。⑦ 尿胆红素阳性:因患者血清胆红素升高,胆红素随尿排出导致尿胆红素阳性。

3. 结局 大多数急性肝炎在半年内可治愈;少数病例可发展为慢性肝炎,尤其是乙型、丙型肝炎;极少数病例可恶化为重型肝炎。

(二) 慢性病毒性肝炎

病毒性肝炎的病程持续半年以上者称为慢性病毒性肝炎(chronic viral hepatitis)。导致肝炎慢性化的因素有感染病毒的类型、治疗不当、营养不良及机体免疫状态等,其中以乙型肝炎居多,约占80%。

1. 病理变化 根据肝细胞变性、坏死及纤维组织增生的程度不同可分为轻、中、重度三型。

(1) 轻度慢性肝炎(mild chronic hepatitis):特点为点状坏死,偶见轻度碎片状坏死,汇管区周围有少量纤维组织增生及炎细胞浸润,肝小叶结构仍较完整(图14.13)。

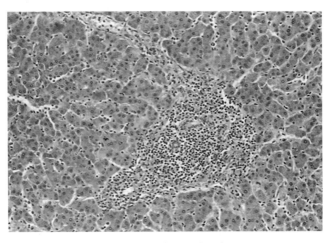

图14.13 轻度慢性肝炎

(2) 中度慢性肝炎(moderate chronic hepatitis):特点为中度碎片状坏死,可出现桥接坏死。小叶内及汇管区纤维组织增生及炎细胞浸润,肝小叶内有纤维间隔形成,但多数肝小叶结构完整(图 14.10)。

（3）重度慢性肝炎(severe chronic hepatitis)：特点为重度碎片状坏死与大范围桥接坏死，坏死区及汇管区见多量淋巴细胞、单核细胞浸润，坏死区出现肝细胞结节状再生，增生的纤维组织将肝小叶分隔。随着时间延长可逐步发展成为肝硬化。

上述为各型慢性病毒性肝炎的基本病变特点，但 2000 年修订的全国病毒性肝炎防治方案确定，慢性病毒性肝炎的组织病理学诊断应包括病因、病变程度及分级、分期结果，如：慢性病毒性肝炎，乙型，中度，G3/S4。因此，要根据肝细胞变性坏死和炎症程度进行分级(grading)，分 G1～4 级；根据纤维化程度进行分期(staging)，分 S1～4 期。

知识卡片

慢性肝炎的分级和分期标准

慢性肝炎分级			慢性肝炎分期	
级	门管区及周围	小叶内	分期	纤维化程度
0	无炎症	无炎症	0	无
1	门管区炎症	变性及少数点、灶状坏死	1	门管区纤维化扩大，局限窦周小叶内纤维化
2	轻度碎片坏死	变性、融合坏死或嗜酸性小体	2	门管区周围纤维化，纤维间隔形成，小叶结构保留
3	中度碎片坏死	变性、融合坏死或见桥接坏死	3	纤维间隔形成，伴小叶结构紊乱，无肝硬化
4	重度碎片坏死	桥接坏死范围广，累及多个小叶(多小叶坏死)	4	早期肝硬化

2. 病理与临床联系　① 肝大、肝区疼痛：因肝细胞肿胀及结缔组织增生引起。② 肝功能异常：除血清转氨酶升高外，因肝细胞坏死程度较重，肝细胞合成清蛋白障碍，使血浆清蛋白减少，而球蛋白常增多。③ 黄疸：出现皮肤、巩膜黄染，尿三胆阳性等。

3. 结局　轻度慢性肝炎可治愈，如病变加重或反复发作，最终可演变为小结节性肝硬化，甚至发展为肝癌。

（三）重型病毒性肝炎

重型病毒性肝炎可分为急性重型肝炎和亚急性重型肝炎两种。

1. 急性重型肝炎(acute fulminant hepatitis)　起病急骤，病程短（大约 10 天），病情凶险，死亡率高。临床上又称暴发型、电击型或恶性肝炎，较少见。

（1）病理变化：肉眼观察：肝体积明显缩小，尤以左叶为甚，重量常减轻至 600～800 g（正常成人为 1 300～1 500 g），质地柔软，被膜皱缩，切面呈黄色或红褐色，称为急性黄色（或红色）肝萎缩(图 14.14)。镜下观察：肝细胞弥漫性大片坏死，从小叶中央开始，仅小叶周边残留少量变性的肝细胞；肝窦明显扩张充血，库普弗细胞增生、肥大，并吞噬细胞碎屑及色素；

肝细胞再生及纤维组织增生不明显;坏死区及汇管区内有多量淋巴细胞及单核细胞浸润(图 14.11)。

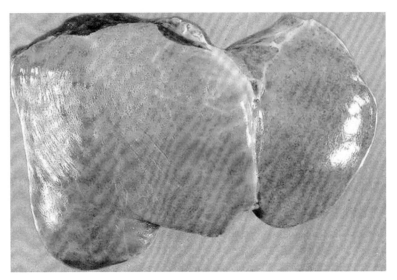

图 14.14　急性重型肝炎

（2）病理与临床联系:① 黄疸:由于大量肝细胞迅速溶解坏死,大量胆红素入血导致肝细胞性黄疸。② 出血倾向:严重的肝细胞坏死,使凝血因子合成障碍,毛细血管内皮损伤,可引起 DIC 而致出血表现,如皮肤或黏膜瘀斑、瘀点、呕血、便血等。③ 肝功能衰竭:严重的肝细胞坏死,对各种代谢产物的解毒功能障碍,导致肝性脑病。④ 肾衰竭:胆红素代谢障碍及血循环障碍等,引起肝肾综合征。

（3）结局:大多数患者在两周内因肝性脑病、消化道大出血、急性肾衰竭、DIC 及继发感染而死亡。少数病例如能渡过急性期,可发展为亚急性重型肝炎。

2. 亚急性重型肝炎(subacute fulminant hepatitis)　起病较急性重型肝炎稍缓,病程较长,可达一至数月。多由急性重型肝炎迁延而来,亦可以是急性普通型肝炎恶化进展的结果。

（1）病理变化:肉眼观察:肝体积有不同程度缩小,被膜皱缩,质地软硬程度不一,部分区域呈大小不一的结节状。切面见坏死区呈红褐色或土黄色,称为亚急性黄色肝萎缩。镜下观察:既有大片肝细胞坏死,又可见肝细胞结节状再生,坏死区的肝小叶结构破坏,并有明显的淋巴细胞、单核细胞浸润。较陈旧的病变区有明显的结缔组织增生,小叶周边的小胆管增生及胆汁淤积。

（2）病理与临床联系:临床表现类似急性重型肝炎,但症状较轻。

（3）结局:如治疗得当,病变可停止发展并有可能治愈,如病变继续发展,迁延时间较长(1 年以上),肝内病变反复进行,则可演变为坏死后肝硬化。病情严重者亦可死于肝功能衰竭。

各型肝炎病变特点见表 14.5。

表 14.5　各型肝炎的病变特点比较

	急性肝炎	慢性肝炎			重型肝炎	
		轻度	中度	重度	急性重型	亚急重型
肝细胞变性、坏死	广泛变性、点状坏死	点状坏死、轻度碎片坏死	中度碎片坏死,出现桥接坏死	重度碎片坏死,桥接坏死广泛	大片坏死	大片坏死
炎细胞浸润	明显	较轻	较明显	明显	明显	明显
间质增生及肝细胞再生	不明显	较轻	较明显	明显	不明显	明显

第四节　肝　硬　化

　　肝硬化(liver cirrhosis)是由多种原因引起的反复交替出现的肝细胞变性、坏死,肝细胞结节状再生和纤维组织增生,最终导致肝脏结构破坏和血液循环改建,肝脏变形变硬的慢性进行性肝疾病。大多数肝硬化的发病年龄在 20～50 岁,男、女发病率无明显差异。肝硬化的病程可长达数年至十几年或更长。由于肝脏的代偿,早期肝硬化患者可无明显症状,晚期则出现门脉高压和肝功能障碍的表现。

　　肝硬化有多种分类方法。WHO 根据形态变化把肝硬化分为四类:小结节型(结节直径<3 mm)、大结节型(结节直径>3 mm)、大小结节混合型和不完全分隔型。在我国,采用病因和病理变化综合的方法,将肝硬化分为门脉性、坏死后性、胆汁性、淤血性、寄生虫性等类型。其中以门脉性肝硬化最为常见,其次是坏死后肝硬化,其他类型较少。

一、门脉性肝硬化

　　门脉性肝硬化(portal cirrhosis)是临床上最多见的一种肝硬化,相当于国际分类中的小结节型肝硬化。

(一) 病因和发病机制

　　1. 病毒性肝炎　在我国,病毒性肝炎是引起门脉性肝硬化的最常见病因,尤以乙型和丙型病毒性肝炎多见。

　　2. 慢性酒精中毒　在欧美发达国家因酗酒引起门脉性肝硬化占 60%～70%。近年来,我国由此引起的肝硬化逐渐增多。酒精的代谢产物乙醛可直接损伤肝细胞,引起肝细胞变性、坏死,在长期的损害作用下,反复损伤肝细胞及纤维组织增生,则可逐渐发展为肝硬化。

　　3. 营养缺乏　动物实验发现,饲料中缺乏胆碱或蛋氨酸等营养物质,肝细胞合成磷脂和脂蛋白不足,会引起肝细胞脂肪变性,在发生脂肪肝的基础上可发展为肝硬化。

4. 毒物中毒　多种化学物质(如氯仿、二甲基氨基偶氮苯、黄磷等)和一些药物(如异烟肼等)可对肝脏造成损伤而引起肝硬化。

门脉性肝硬化的发病机制首先是各种病因引起肝细胞变性、坏死,坏死区网状纤维支架塌陷、融合并胶原化,贮脂细胞转变为成纤维细胞以及汇管区的成纤维细胞增生并产生胶原纤维。然后,由于肝小叶内网状支架塌陷,再生的肝细胞不能沿原有支架排列,形成不规则的再生肝细胞结节。病变进一步发展,肝小叶中央区和汇管区以及坏死灶内形成的纤维组织互相连接,分隔正常的肝小叶形成假小叶。这些病变反复交替进行,最终使肝小叶结构破坏和肝组织血液循环改建而发展为肝硬化。

(二) 病理变化

肉眼观察:早、中期肝硬化时肝脏体积正常或稍大,质地稍硬;晚期肝硬化时肝体积明显缩小,重量可减轻至 1 000 g 以下,质地明显变硬,包膜增厚。肝表面及切面见弥漫性小结节,结节大小较一致,最大一般不超过 1 cm(图 14.15)。结节周围为薄而均匀的灰白色纤维组织包绕。镜下观察:正常肝小叶结构破坏,代之以假小叶(图 14.16)。假小叶是由增生的纤维组织分割包绕再生的肝细胞结节而形成的大小不等的、圆形或椭圆形的肝细胞团。假小叶内肝细胞排列紊乱,肝细胞可有不同程度的变性、坏死及再生,再生的肝细胞核大、染色较深、可见双核;中央静脉缺如、偏位或有两个以上;有时可见汇管区也被包绕在假小叶内。假小叶外大量增生的纤维组织内可见炎细胞浸润以及小胆管增生。假小叶与正常肝小叶的比较见表 14.6。

表 14.6　正常肝小叶与假小叶比较

	正常肝小叶	假小叶
中央静脉	单个,居中	无或 2～3 个,偏位
肝细胞索	放射状排列,肝细胞正常	排列紊乱,肝细胞变性、坏死、再生
汇管区结构	位于肝小叶外	见于假小叶内
纤维组织	肝小叶外,量少	假小叶外,大量增生形成纤维间隔

(三) 病理与临床联系

肝硬化早期,由于肝脏的代偿,患者常无明显症状;而在晚期主要表现为门脉高压和肝功能障碍。

1. 门脉高压症　肝硬化时,门静脉压可由正常的 0.8～1.2 kPa(8～12 cmH$_2$O)升高至 3～5 kPa(30～50 cmH$_2$O)。其原因为:① 增生的纤维组织收缩牵拉以及假小叶的压迫使得肝内门静脉和肝静脉小分支扭曲、管腔闭塞,门静脉血液回流受阻。② 肝细胞坏死后网状纤维支架塌陷,肝窦闭塞,肝内血管网减少,门静脉血液回流阻力增大。③ 肝内门静脉和肝动脉小分支之间出现异常吻合,压力高的肝动脉血流入门静脉,提高了门静脉压力。门脉高压引起所属的器官淤血,临床主要表现有以下几点。

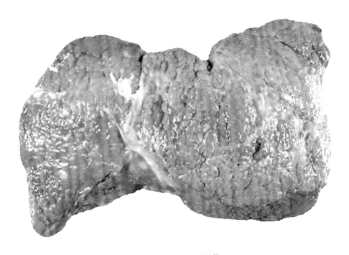

图 14.15　肝硬化

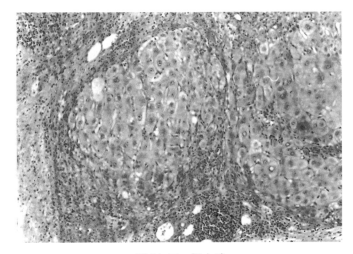

图 14.16　假小叶

（1）脾肿大、功能亢进：因脾静脉回流受阻引起脾淤血所致，见于 70%～85% 患者。脾重量可达 400～500 g，严重者可达 800～1 000 g。脾被膜增厚、质韧。脾小体萎缩或消失。长期脾淤血后可发生脾功能亢进，对血细胞破坏增多，导致外周血中红细胞、白细胞和血小板减少，表现为贫血和出血倾向。

（2）胃肠道淤血、水肿：由于门静脉高压，胃、肠静脉回流受阻所致。病人消化吸收功能受到影响，表现为腹胀、食欲不振、消化不良等。

（3）腹水：是肝硬化晚期突出的表现。腹腔内为淡黄色、清亮透明的漏出液，量大时，导致患者腹部明显膨隆，呈蛙状腹，叩诊出现移动性浊音。腹水的发生机制是：① 门静脉高压引起肠及肠系膜等处毛细血管血压升高以及因淤血、缺氧引起毛细血管壁通透性升高，液体漏入腹腔。② 由于消化吸收功能受到影响以及肝功能受损，肝脏合成白蛋白减少，患者出现低蛋白血症，血浆胶体渗透压下降。③ 由于肝窦内压升高，肝淋巴液生成增多，部分经肝被膜和肝门淋巴管漏入腹腔。④ 肝功能受损，因肝脏对血中醛固酮和抗利尿激素灭活减少而使其增多，导致钠水潴留，促进了腹水的形成。

（4）侧支循环形成：由于门静脉血液回流受阻，门静脉与体静脉之间的吻合支发生代偿性扩张，建立侧支循环，使部分门静脉血通过侧支绕过肝脏而直接回流至右心（图 14.17）。门静脉高压时，侧支循环主要有以下几个途径：① 食管下段静脉丛曲张：门静脉→胃冠状静脉→食管下段静脉丛→奇静脉→上腔静脉。曲张的静脉可发生破裂，导致上消化道大出血（图 14.18）。② 直肠静脉丛（痔静脉丛）曲张：门静脉→肠系膜下静脉→直肠静脉丛→髂内静脉→下腔静脉。直肠静脉丛曲张则导致痔疮，可引起便血。③ 脐周静脉丛曲张：门静脉→附脐静脉→脐周静脉网→腹壁上静脉、胸腹壁静脉和腹壁下静脉、腹壁浅静脉→上腔静脉和下腔静脉。脐周静脉丛曲张严重时，可向上、下腹壁延伸，表现为"海蛇头"现象（图 14.19）。

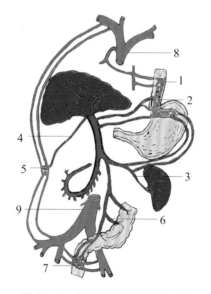

图 14.17 肝硬化侧支循环模式图

1. 食管静脉丛；2. 胃冠状静脉；3. 脾静脉；4. 附脐静脉；5. 脐周静脉丛；6. 肠系膜下静脉；7. 直肠静脉丛；8. 上腔静脉；9. 下腔静脉

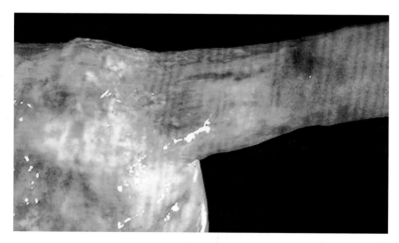

图 14.18 食管静脉丛曲张

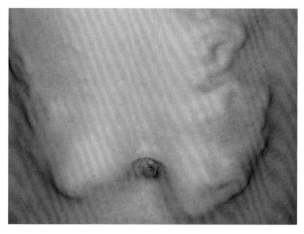

图 14.19　脐周静脉丛曲张

2. 肝功能障碍　是肝细胞长期受损、肝组织结构破坏以及肝血液循环改变的结果，主要表现为以下几点。

（1）蛋白质合成障碍：肝细胞损伤后，合成白蛋白的功能降低，因此血清白蛋白浓度降低。同时，由于胃肠道吸收来的一些抗原物质未经肝脏处理直接进入了体循环，刺激免疫系统合成球蛋白增多，白蛋白与球蛋白比值减小甚至倒置。

（2）出血倾向：由于肝脏合成多种凝血因子减少以及脾功能亢进引起的血小板减少，病人有出血倾向，表现为鼻出血、牙龈出血、皮肤黏膜淤斑等。

（3）黄疸：为肝细胞性黄疸，主要因肝细胞坏死对胆红素的处理障碍以及肝内淤胆所致，患者血中未结合胆红素和结合胆红素均增多。

（4）对雌激素的灭活功能减弱：主要是雌激素灭活降低，使患者血中雌激素水平升高。它引起男性患者乳房发育、睾丸萎缩、性功能减退；女性患者月经不调、闭经、不孕等。部分患者还可出现肝掌和蜘蛛痣。肝硬化患者因为皮肤小动脉末梢和毛细血管扩张引起的两手鱼际发红称为肝掌。蜘蛛痣则是患者颈、面、胸、前臂及手背等处的小动脉及其分支扩张。

（5）肝性脑病：肝性脑病是肝功能严重障碍的后果，是肝硬化晚期最严重的并发症，也是病人死亡的重要原因之一。

（四）结局

早期如能及时治疗，消除病因，受损的肝细胞可恢复正常功能，增生的纤维组织有可能溶解吸收。晚期则由于病变不断加重而出现感染、上消化道出血、肝性脑病，甚至肝癌等。

二、坏死后肝硬化

坏死后肝硬化（postnecrotic cirrhosis）相当于国际分类中的大结节型和大小结节混合型肝硬化。

209

（一）病因和发病机制

1. 病毒性肝炎　坏死后肝硬化多是在亚急性重型肝炎引起的肝组织发生大面积坏死的基础上形成的,尤其是乙型、丙型肝炎病毒引起的亚急性重型肝炎。

2. 化学物质及药物中毒　有些化学物质或药物中毒可导致广泛的肝细胞坏死、肝细胞结节状再生和纤维组织增生,最终发展为坏死后肝硬化。

（二）病理变化

肉眼观察:肝体积明显缩小(尤以左叶为甚),重量减轻,质地变硬,变形明显,表面见大小悬殊的较大结节,结节多在1~3 cm,大者直径可达6 cm。切面见结节周围有较宽的纤维组织间隔,且宽窄不均(图14.20)。镜下观察:肝正常组织结构破坏,代之以大小不等、形状不一的假小叶。较大的假小叶内包绕有一个或数个肝小叶,并可见残存的汇管区集中现象。假小叶内的肝细胞常有程度不等的变性、坏死和淤胆。假小叶周围的纤维间隔较宽且宽窄不一,其内有较多的炎细胞浸润和显著的小胆管增生。

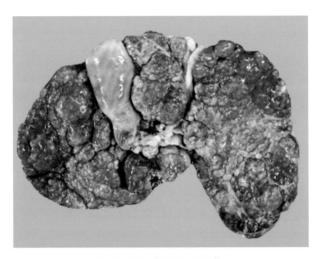

图 14. 20　坏死后肝硬化

（三）病理与临床联系

坏死后肝硬化的肝组织坏死严重,与门脉性肝硬化相比,其肝功能障碍明显且出现较早,但门脉高压症出现较晚且较轻。此型肝硬化的癌变可能性比门脉性肝硬化高,故病程常较短,预后较差。

三、胆汁性肝硬化

胆汁性肝硬化(biliary cirrhosis)是因肝内外胆道系统阻塞,长期胆汁淤积而引起的肝硬化,较少见。

（一）病因和发病机制

根据病因不同,胆汁性肝硬化可分为原发性和继发性两种。在我国,原发性胆汁性肝硬化较少见,其发生可能与自身免疫有关。继发性胆汁性肝硬化的发生与长期的肝外胆道阻塞和感染有关。一方面,由于长期的胆道阻塞和胆汁淤积,肝细胞变性、坏死;另一方面,在胆汁淤积的基础上发生逆行性细菌感染,引起胆管炎和胆管周围炎,最终导致肝硬化。

（二）病理变化

肉眼观察:早期肝体积增大,中等硬度,表面较平滑或有较小结节。晚期肝体积缩小,硬度增大,表面呈结节状,颜色深绿或绿褐,切面见结节较小,结节周围纤维间隔较窄。镜下观察:肝细胞明显淤胆;坏死的肝细胞肿大,胞质疏松呈网状,核消失,称为网状或羽毛状坏死。毛细胆管可见淤胆、胆栓形成。汇管区小胆管增生和扩张。纤维组织增生较轻,假小叶呈不完全分割型。

（三）病理与临床联系

胆汁性肝硬化患者突出的临床表现是阻塞性黄疸和因胆汁刺激而引起的皮肤瘙痒等表现。同时,由于进入肠道的胆汁减少,还可有脂溶性维生素缺乏、消化不良等表现。

四、寄生虫性肝硬化

寄生虫性肝硬化(parasitic cirrhosis)主要见于长江中下游流域的血吸虫病流行区。血吸虫虫卵随血流栓塞于汇管区门静脉分支内,病变以汇管区慢性虫卵结节和纤维化为特征,尤以肝左叶最明显。镜下观察:汇管区可见多数虫卵结节,邻近的肝窦扩张充血,肝细胞变性、小灶性坏死或受压萎缩,库普弗细胞增生。晚期汇管区可见慢性虫卵结节,大量纤维组织增生并沿肝内门静脉分支呈树枝状分布,称为干线型肝纤维化,但肝小叶结构未明显破坏,一般不形成假小叶。肉眼观察:早期肝表面及切面可见粟粒状灰白或灰黄色结节。晚期肝体积缩小,变形变硬,表面起伏不平,有散在地图状浅沟将肝划分为许多不规则的隆起区,切面见大量增生的结缔组织沿门静脉分支呈树枝状分布,又称干线型或管道型肝硬化。由于虫卵阻塞在门静脉小分支内,造成窦前性阻塞,故门脉高压症状较门脉性肝硬化早而严重,临床常出现腹水、巨脾、食管下段静脉曲张等,而肝功能损害的表现较轻。

五、淤血性肝硬化

淤血性肝硬化(congestive cirrhosis)由慢性充血性心力衰竭引起肝静脉血液回流受阻,肝长期淤血形成肝硬化(详见局部血液循环障碍章节)。

第五节　消化系统常见恶性肿瘤

一、食管癌

食管癌(carcinoma of esophagus)是起源于食管黏膜上皮或腺上皮的恶性肿瘤,是我国最常见的恶性肿瘤之一,全世界每年死于食管癌者约有 30 万,其中约半数是中国人。国内食管癌高发区有太行山区、苏北地区、大别山区、川北地区和潮汕地区等。男性多于女性,发病年龄多在 40 岁以上,尤其好发于 50～60 岁之间。

(一) 病因

食管癌的病因尚未完全明了,可能与下列因素有关。

1. 饮食习惯　长期食用过热、过硬、粗糙的饮食以及饮酒、吸烟等,可损伤或刺激食管黏膜,引起黏膜癌变。在某些食管癌高发地区,居民喜食的腌制酸菜中含有较多的亚硝酸盐,亚硝酸盐在体内可合成为亚硝胺类化合物,具有强烈致癌作用。

2. 环境因素　流行病学研究发现我国食管癌高发地区土壤中某些微量元素如钼、锌、铜等较低,尤其是钼的含量显著偏低,而钼是硝酸盐还原酶的成分,可降低植物中硝酸盐的含量,缺钼可使农作物中硝酸盐的含量增高。另外,在食管癌高发地区的成年人体内某些维生素如维生素 A、维生素 C 及核黄素等水平较低,而维生素是重要的抗氧化剂,这些物质缺乏,可能起促癌作用。

3. 遗传因素　在食管癌高发地区中,食管癌的家族聚集现象较明显,提示本病的发生可能与遗传因素有一定关系。

(二) 类型和病理变化

食管癌好发于三个生理狭窄处,中段最多(约占 50%),下段次之(约占 30%),上段最少(约占 20%)。根据癌组织侵犯深度等不同,可分为早期和中晚期两类。

1. 早期癌　是指癌组织尚未侵犯肌层,无淋巴结转移的食管癌。肉眼观察:病变处黏膜轻度糜烂或呈颗粒状、微小的乳头状。镜下观察:几乎均为鳞状细胞癌,病变局限,多为原位癌或黏膜内癌。

2. 中晚期癌　癌组织已侵犯至肌层。肉眼观察:按大体形态不同可分为四型。

(1) 髓质型:此型最多见。癌组织在食管壁内浸润性生长,常累及食管全周或大部分,管壁增厚,管腔狭窄;切面癌组织呈灰白色,质软,似脑髓。

(2) 蕈伞型:肿瘤呈扁圆形蘑菇状突向食管腔,表面可有浅溃疡,底部常累及食管肌层浅部。

(3) 溃疡型:肿瘤表面形成形状不规则、边缘隆起、底部高低不平的溃疡,溃疡常深达肌层。癌组织可浸润至食管周围组织和器官。

（4）缩窄型：此型少见。由于癌组织内有大量的纤维组织增生并浸润食管壁全周，使食管腔呈环形狭窄，狭窄上端食管腔则明显扩张。

食管癌组织学类型：约 90% 以上为鳞状细胞癌，少部分为腺癌、腺鳞癌等类型。

（三）病理与临床联系

早期癌组织无明显浸润和肿块形成，常无明显症状，部分患者可有轻微的胸骨后疼痛、烧灼感或噎哽感（可能是食管痉挛或肿瘤浸润食管黏膜所致），易被忽视。X 线钡餐检查食管黏膜正常或仅见轻度僵硬，若及时治疗，预后较好，五年生存率可达 90% 以上。中晚期患者因食管腔狭窄而出现进行性吞咽困难，甚至不能进食，最终导致恶病质及全身衰竭而死亡。部分患者还可死于食管-主动脉瘘引起的大出血。

（四）扩散方式

1. 直接蔓延 癌组织穿透食管壁后可浸润至周围组织和器官。上段食管癌可侵及喉、气管和颈部软组织等部位。中段食管癌可侵入支气管，形成食管-支气管瘘；也可蔓延到胸膜、肺、脊椎等处；少数还可侵入主动脉，形成食管-主动脉瘘。下段食管癌常侵犯心包、贲门、膈肌等处，对机体造成不同的影响。

2. 淋巴道转移 是食管癌常见的转移方式。上段食管癌可转移到颈及上纵隔淋巴结；中段食管癌常转移到食管旁或肺门淋巴结；下段食管癌常转移到食管旁、贲门旁或腹腔上部淋巴结。到了晚期，发生在各部位的癌肿均可转移到锁骨上淋巴结。

3. 血道转移 主要发生于晚期患者，以肝、肺转移最常见，也可转移到肾、骨、肾上腺等处。

二、胃癌

胃癌（carcinoma of stomach）是起源于胃黏膜上皮和腺上皮的恶性肿瘤。在我国不少地区的统计中（如西北、东北及沿海地区），胃癌的发病率和死亡率均居恶性肿瘤的第一位。好发年龄在 40～60 岁，男性多于女性。

（一）病因

胃癌的病因尚未完全阐明，目前认为可能与下列因素有关。

1. 饮食习惯或环境因素 胃癌的发生有一定的地理分布特点，如日本、智利、哥伦比亚、匈牙利等国家和我国某些地区胃癌的发病率高于美国和西欧国家约 5 倍。移民流行病学调查证实，从高发区移民到低发区，其下一代胃癌的发病率相应降低，相反则相应升高。提示胃癌的发生可能与生活饮食习惯及土壤地质因素有关。如冰岛居民喜食熏制的鱼、肉类食品，日本居民用滑石粉处理大米，饮食过热或喜吃盐渍食品等。

2. 化学性因素 在食物保存调制过程中加入的亚硝酸盐，可在胃内与二级胺结合成亚硝胺类化合物，具有很强的致癌作用。

3. 幽门螺杆菌感染 流行病学调查显示,幽门螺杆菌感染可能与胃癌的发生有关。

4. 慢性胃疾病 某些长期未愈的慢性疾病如慢性萎缩性胃炎、胃溃疡、胃息肉可伴有胃黏膜上皮不典型增生和肠上皮化生,可发展为胃癌。

胃癌主要源自胃腺颈部和胃小凹底部的干细胞,部分经肠上皮化生、上皮内瘤变而形成胃癌。

(二) 类型和病理变化

胃癌好发于胃窦部,尤以胃窦部小弯侧多见,约占 75%,胃底、贲门部和胃体发生的较少。按胃癌的病理变化可分为早期和中晚期。

1. 早期胃癌 癌组织仅限于黏膜及黏膜下层,尚未浸润至肌层。早期胃癌中,直径小于 0.5 cm 者称为微小癌;直径 0.6～1.0 cm 者称为小胃癌;内镜检查时经钳取活体组织检查确诊为癌,但手术切除标本经反复连续切片却未发现癌者,则称为一点癌。

肉眼观察:早期胃癌有以下三种大体类型(图 14.21)。

(1) 隆起型(Ⅰ型):肿瘤从黏膜面显著隆起(约高出胃黏膜厚度的 2 倍以上),或呈息肉状,较少见。

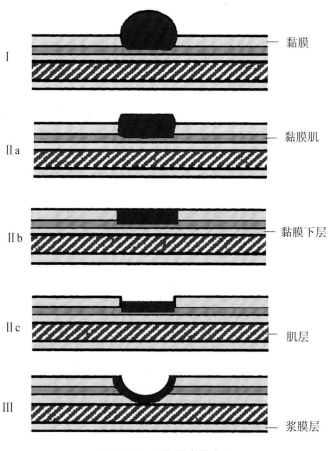

图 14.21 早期胃癌模式图

（2）表浅型（Ⅱ型）：肿瘤表面较平坦，没有明显的隆起，根据其形态特点不同，又可分为三种。① 表浅隆起型（Ⅱa型）：略向黏膜表面隆起，但不超出胃黏膜厚度的2倍。② 表浅平坦型（Ⅱb型）：肿瘤呈扁平状，几乎与周围黏膜同高。③ 表浅凹陷型（Ⅱc型）：癌灶略向内凹陷，形成不超过黏膜层的癌性糜烂。

（3）凹陷型（Ⅲ型）：肿瘤组织较周围黏膜明显凹陷，常有溃疡形成，但较表浅，不超过黏膜下层。此型最多见。

镜下观察：早期胃癌以原位癌和高分化管状腺癌多见，其次为乳头状腺癌，未分化癌最少见。

2. 中晚期胃癌　又称进展期胃癌，癌组织浸润深度超过黏膜下层，常有扩散和转移。癌组织浸润越深，预后越差。

肉眼观察：中晚期胃癌有以下几种大体类型。

（1）息肉型或蕈伞型：癌组织向黏膜表面生长，呈息肉状或蕈状突入胃腔，表面可以有深浅不一的溃疡。

（2）溃疡型：癌组织部分坏死脱落，表面形成溃疡，溃疡一般比较大，直径多在2cm以上，呈皿状或边缘隆起的火山口状，溃疡边缘不整齐，底部凹凸不平（图14.22），应注意与消化性溃疡的区别（表14.3）。

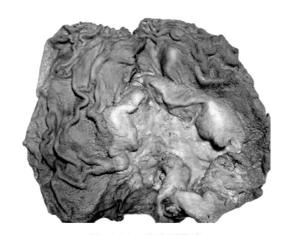

图 14.22　溃疡型胃癌

（3）浸润型：癌组织在胃壁内呈局限性或弥漫性浸润，与正常组织分界不清楚，其表面胃黏膜皱襞大多消失，有时可形成浅表的溃疡。当癌组织弥漫性浸润时，可导致胃壁增厚、变硬，胃腔缩小，黏膜皱襞大多消失，状如皮革，因而称为"革囊胃"。

（4）胶样型：上述各型胃癌如癌组织产生大量黏液时，癌组织则呈半透明的胶冻状外观，称为胶样癌。

镜下观察：中晚期胃癌的组织学类型主要为腺癌，如管状腺癌、乳头状腺癌、黏液腺癌、低分化腺癌等。还有一些少见类型，如鳞癌、腺鳞癌、神经内分泌癌、小细胞癌等。

（三）病理与临床联系

早期胃癌患者症状多不明显，随着病变的进展，可出现上腹部不适、疼痛、呕血、便血、消瘦、贫血等临床表现。若癌肿侵蚀大血管，可发生上消化道大出血；位于贲门或幽门部的肿块可引起梗阻的表现，如吞咽困难、呕吐等。X线钡餐检查可呈现充盈缺损或龛影。晚期胃癌患者可有恶病质。

近年来，由于纤维胃镜的广泛应用，早期胃癌的发现和诊断率有了很大提高。早期胃癌手术后的五年生存率可达到 80%～90%，而中晚期胃癌手术后的五年生存率只有 20%，因此，纤维胃镜检查对胃癌的早期诊断和早期治疗具有重要意义。

（四）扩散方式

1. 直接蔓延 癌组织向胃壁各层浸润，穿透浆膜后，可向周围的组织和器官蔓延生长，如肝、胰腺、大网膜等处。

2. 淋巴道转移 是胃癌主要的转移途径。大多首先转移到胃幽门下和胃小弯局部淋巴结，然后转移到主动脉旁、肝门、肠系膜根部等处淋巴结，晚期还可经胸导管转移至左锁骨上淋巴结。

3. 血道转移 多发生于胃癌晚期，可经门静脉转移到肝，也可转移到肺、骨、脑等远处器官。

4. 种植性转移 癌组织浸润至浆膜面时，癌细胞可脱落至腹腔，种植于腹腔或盆腔器官的浆膜上，形成转移瘤。黏液癌若种植性转移至卵巢，形成的转移性黏液癌，称为克鲁根勃（Krukenberg）瘤。

三、大肠癌

大肠癌（carcinoma of large intestine）是起源于大肠黏膜上皮或腺上皮的恶性肿瘤。包括结肠癌与直肠癌。是世界第三大常见肿瘤。我国为低发区，但近年来，由于饮食结构的变化，我国的大肠癌发病率呈逐渐上升的趋势，已名列第五，且城市高于农村。患者多为40～50 岁的中老年人，男性多于女性。如能早期发现并进行手术治疗，5 年存活率可达 90%。

（一）病因

大肠癌的病因尚未完全明确，但可能与下列因素有关。

1. 饮食因素 高营养而少纤维的饮食与本病的发生有密切关系。其原因可能是这种少消化残渣的饮食不利于有规律性的排便，延长了大肠黏膜与食物中可能含有的致癌物质的接触时间，加上肠道内易生长的厌氧菌分解一些物质（如胆汁酸、中性类固醇代谢产物等）形成致癌物质。

2. 遗传因素 遗传性家族性多发性息肉病是一种常染色体显性遗传病，患者大肠内有大量的腺瘤性息肉，如不治疗，40 岁左右常发生癌变（图 14.23）。另外，有报告表明存在家族性非息肉病性大肠癌（hereditary non-polyposis colorectal cancer，HNPCC）高发现象，其发生是由于错配修复基因的突变所致，是一种呈常染色体显性遗传的家族性肿瘤综合征。

3. 慢性肠道疾病 如大肠腺瘤、慢性溃疡性结肠炎、增生性息肉、肠道慢性血吸虫病等,由于长期慢性炎症刺激,常使大肠黏膜上皮发生过度或异性增生,从而发生癌变,导致大肠癌的发生。

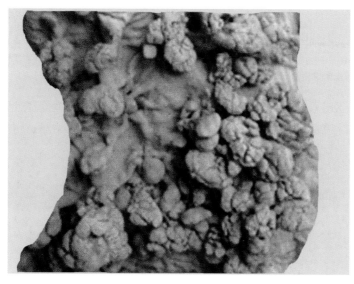

图 14.23　遗传性家族性多发性息肉病

(二)类型和病理变化

病理变化　大肠癌好发部位以直肠最多见,其余依次为乙状结肠、盲肠和升结肠、横结肠、降结肠。肉眼观察:大肠癌按大体形态可分为以下四种类型。

(1)隆起型:肿瘤呈息肉状、扁平盘状或菜花状向肠腔内突起,常伴有浅表的溃疡形成、继发感染等。此型以右侧结肠癌多见。

(2)溃疡型:此型多见。肿瘤表面形成火山口样的溃疡,溃疡底部不平、较深。

(3)浸润型:癌组织向肠壁浸润性生长,可累及肠管全周,以致肠壁变硬、增厚,肠腔狭窄。此型以左侧结肠癌多见。

(4)胶样型:肿瘤表面及切面呈半透明胶冻状。此型少见,但多数患者为青年人,预后较差。

镜下观察:大肠癌的组织学类型有:① 乳头状腺癌:癌组织呈细乳头状,乳头内间质较少。② 管状腺癌:癌细胞形成腺管状结构,按分化程度可分为三级。③ 黏液腺癌和印戒细胞癌。④ 未分化癌。⑤ 腺鳞癌。⑥ 鳞状细胞癌:主要见于直肠。大肠癌以高分化管状腺癌和乳头状腺癌最为多见。依据大肠癌的癌组织浸润深度、淋巴结转移以及远隔脏器转移情况,可将其分为四期,大肠癌的分期与其预后关系密切,具有一定的临床意义(表 14.7)。

表 14.7　大肠癌的分期与预后

改良 Dukes 分期	肿瘤生长范围	手术后五年存活率(%)
A	癌组织未穿透肌层,无淋巴结转移	90 以上
B	肿瘤穿透肌层,无淋巴结转移	70

217

续表

改良 Dukes 分期	肿瘤生长范围	手术后五年存活率(%)
C	有淋巴结转移	30
D	有远隔脏器转移	极低

（三）病理与临床联系

1. 排便习惯改变及便血 常是大肠癌较早出现的症状，这是肿瘤坏死形成溃疡以及继发感染所致。直肠癌患者还可有直肠刺激症状，如便意频繁、里急后重、排便不尽、便前肛门下坠等。

2. 腹痛 常为定位不明确的持续性隐痛，或仅为腹部不适。

3. 腹部包块 癌肿较大时，可触及包块。若为乙状结肠癌或横结肠癌，包块可有一定的活动度。

4. 肠梗阻 是晚期大肠癌的表现。右侧结肠癌由于局部肠腔较宽，较少出现肠梗阻；左侧结肠癌由于局部肠腔较小且癌肿常呈环状浸润性生长，容易发生肠腔狭窄。出现肠梗阻的表现，如腹痛、腹胀、便秘、肠蠕动亢进等。

5. 全身症状 右侧结肠癌较明显。因癌肿较大，易坏死、出血，加上感染、毒素的吸收等，患者可发生贫血、乏力、低热、消瘦等。

6. 癌胚抗原（CEA） 大肠癌癌细胞能产生癌胚抗原，可在患者血中检出。CEA 的动态检测可作为判断大肠癌手术后是否复发或转移的一个指标。

（四）扩散方式

1. 直接蔓延 大肠癌穿透肠壁后可蔓延到邻近的组织或器官，如前列腺、膀胱、腹膜等。

2. 淋巴道转移 大肠癌未穿透肠壁肌层时，很少发生淋巴结转移，当癌组织穿透肠壁肌层后，淋巴结转移率明显上升。不同部位的大肠癌一般首先都是转移至局部淋巴结，再沿淋巴引流方向转移至远处淋巴结，偶然可侵入胸导管转移至锁骨上淋巴结。

3. 血道转移 大肠癌晚期可发生血道转移，常经门静脉转移至肝，也可转移至肺、骨、脑等处。

4. 种植转移 癌细胞穿破浆膜后，可脱落播撒到直肠膀胱陷凹和直肠子宫陷凹等处。

四、原发性肝癌

原发性肝癌（primary carcinoma of liver）是由肝细胞或肝内胆管上皮细胞发生的恶性肿瘤，为我国常见的恶性肿瘤之一。患者发病年龄多在中年以后，男性多于女性。肝癌发病隐匿，早期常无临床症状，故临床发现时多已为晚期，死亡率较高。

（一）病因

肝癌的病因尚未完全清楚，可能与下列因素有关。

1. 病毒性肝炎 有资料显示,慢性乙型肝炎病毒(HBV)感染的人群中肝细胞癌的发生率是正常人群的 100 倍,60%～90% 的肝癌患者有 HBV 感染;有人发现,肝癌患者常见有 HBV 基因整合到肝癌细胞基因组内。因此认为,HBV 是肝癌发生的重要因素。近年来,有人认为丙型肝炎病毒(HCV)也与肝癌的发生有关,在日本已发现 70% 肝癌患者 HCV 抗体阳性。

2. 肝硬化 肝硬化与肝癌之间的关系非常密切,据统计约 85% 的肝癌患者合并有肝硬化。肝硬化发展为肝癌一般需 7 年左右的时间,以坏死后肝硬化最为常见,其次是门脉性肝硬化。因我国肝硬化的主要原因为病毒性肝炎,所以,一般认为病毒性肝炎、肝硬化、肝癌三者有着密切的联系。

3. 黄曲霉毒素 动物实验证明黄曲霉毒素可诱发肝癌,尤其是黄曲霉毒素与肝细胞肝癌的密切关系受到高度重视。在我国肝癌高发区,黄曲霉菌污染谷物的情况较为严重,也可说明黄曲霉毒素可使肝细胞癌变。

4. 亚硝胺类化合物 流行病学研究发现在我国肝癌高发地区的土壤中硝酸盐和亚硝酸盐的含量明显高于低发地区;用二甲基亚硝胺和二乙基亚硝胺可诱发动物肝癌。

5. 寄生虫感染 寄生在肝内胆管的华支睾吸虫能刺激胆管上皮增生,可能与胆管细胞癌有关。

(二)类型和病理变化

肉眼观察:肝癌的大体类型分为早期和晚期两种。

1. 早期肝癌(小肝癌) 是指单个癌结节直径小于 3 cm 或两个癌结节的直径总和小于 3 cm 的原发性肝癌。癌结节多呈球形,与周围组织分界清楚,质较软,切面均匀一致,灰白色,无出血坏死。

2. 晚期肝癌 肝脏体积常明显增大,重量增加,因淤胆而呈黄绿色或棕褐色。癌肿可位于肝的一叶,也可弥漫于整个肝脏,而且大多合并有肝硬化。可分为三型:① 巨块型:此型合并肝硬化者较少。肿瘤可形成巨大的圆形肿块,直径可超过 10 cm,多位于肝右叶(图 14.24),癌肿中央常有出血坏死,周围有多少不等的卫星状癌结节。② 结节型:此型肝癌最常见,常合并有肝硬化。肿瘤形成多个圆形或椭圆形的癌结节,散在分布,结节大小不等,直径多小于 5 cm,但若相互融合则可形成较大结节。③ 弥漫型:此型较少见。癌组织在肝内弥散分布,无明显结节或结节较小。若在肝硬化的基础上发生,癌结节的形态与肝硬化的结节很难区分。

镜下观察:原发性肝癌按其起源可分为以下三种组织学类型。

1. 肝细胞癌 起源于肝细胞,最常见。癌细胞呈条索状、腺管状或实体团块状排列,间质少,血管多(图 7.25)。分化较好者癌细胞似正常肝细胞,大小较为一致,可分泌胆汁。分化差者癌组织异型性大,细胞大小不一,可见瘤巨细胞和小癌细胞。

2. 胆管细胞癌 起源于肝内胆管上皮,较为少见。癌细胞与胆管上皮细胞相似,常呈腺管样排列,并可分泌黏液,癌组织间质较多。

3. 混合细胞性肝癌 此型肝癌具有肝细胞肝癌和胆管上皮癌两种结构成分,最为少见。

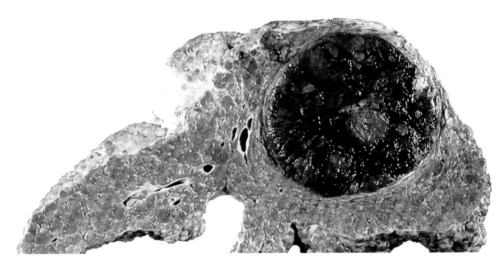

图 14.24　肝癌(巨块型)

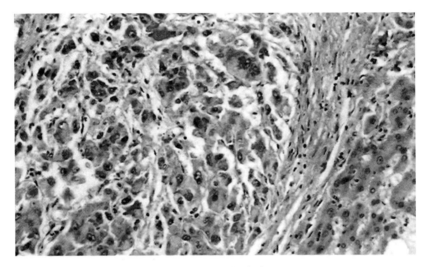

图 14.25　肝细胞癌

(三) 病理与临床联系

　　早期肝癌常无明显的临床症状。随着癌肿的不断增大以及肝组织破坏,患者可出现肝区疼痛、肝区肿块、食欲减退、进行性消瘦、乏力、黄疸、腹水等表现。血清甲胎蛋白(AFP)含量持续升高是诊断肝癌的重要依据之一。近年来,由于血清 AFP 检测、CT 及肝穿刺活检等技术的广泛应用,使得一些直径在 1 cm 以下的小肝癌被发现,大大提高了早期肝癌的诊断率,经手术治疗可取得较好的效果。晚期肝癌预后差,死亡率极高。

(四) 扩散方式

　　1. 肝内蔓延及转移　肝癌常首先在肝内直接蔓延而使癌肿范围不断扩大。癌细胞可沿门静脉分支在肝内形成多处转移性癌结节,甚至逆行至门静脉主干,形成癌栓,引起门静脉高压。

2. 肝外转移　经淋巴道转移到肝门、上腹部及腹膜后等处淋巴结;晚期肝癌除发生肝内转移外,还可经血道转移到肺、脑、骨等处,其中以肺转移最常见;侵入到肝表面的癌细胞脱落后可种植于腹膜及腹腔器官表面而形成转移癌。

复习思考题

1. 名词解释

假小叶　肝硬化　小肝癌　肝性脑病

2. 试述溃疡病的好发部位、肉眼及显微镜下病变特点。

3. 如果胃窦部发现一个溃疡,根据学过的病理知识初步判断此溃疡是良性还是恶性的,请列表说明。

4. 试述肝硬化时门脉高压症和肝功能不全的临床表现。

5. 胃癌的扩散途径及常见的组织学类型有哪些?

案例分析

病例一　患者张某,男性,62 岁,患慢性萎缩性胃炎 12 年,常有上腹部饱胀不适或疼痛、嗳气、反酸。近半年来纳差,疼痛加剧且无规律性,伴有消瘦、乏力、贫血等,有时大便呈黑色。体检:神志清楚,明显消瘦,精神不振,上腹部饱满,可扪及包块,左锁骨上淋巴结肿大、质硬。实验室检查:红细胞 $3.2×10^{12}$/L,血红蛋白 55 g/L,大便潜血(＋＋＋)。

讨论题:

1. 患者可能患有何种疾病? 诊断依据是什么?

2. 请分析患者的疾病演进过程。

3. 可进一步做何种检查以确定诊断?

病例二　患者王某,男性,25 岁。因"右上腹隐痛、发热、乏力 1 周"入院。

体格检查:体温 38 ℃,呼吸 28 次/min,脉搏 112 次/min,血压 120/80 mmHg。神志清楚,皮肤、巩膜无黄染。心肺未见异常,腹部平软,肝肋下 1.5 cm,剑突下 3.5 cm,脾未扪及,腹水征(一),胸腹部未见静脉曲张及蜘蛛痣。化验检查:白细胞 $4.5×10^9$/L,中性白细胞 50％,淋巴细胞 41％,SGPT 400U。

讨论题:

1. 本例患者可能罹患什么疾病? 为什么?

2. 用病理知识解释其临床表现。

3. 试述病毒性肝炎的基本病变及各型肝炎的主要病变特点。

第十五章

泌尿系统疾病

学习目标

1. 掌握肾小球肾炎的病因、发病机制、类型和病理变化。
2. 熟悉肾盂肾炎的病因、发病机制、类型和病理变化。
3. 了解急、慢性肾衰竭的原因、发病机制、机体的功能代谢变化、防治和护理原则。

案例导学

患者小伟，男孩，7岁，因"眼睑水肿、尿少2天"入院。1周前曾有上呼吸道感染，体格检查：眼睑水肿，咽红肿，心肺（-），血压135/96 mmHg。实验室检查：尿常规示，红细胞（++），尿蛋白（++）；24 h尿量300 mL，尿素氮11.5 mmol/L，血肌酐170 μmol/L。B超检查：双肾明显对称性增大。

问题：

1. 请结合病史做出病理学诊断，依据是什么？
2. 患者肾脏的主要病理变化有哪些？
3. 患者为什么会出现上述一系列临床表现？

泌尿系统由肾脏、输尿管、膀胱和尿道组成，其功能是将人体代谢过程中产生的废物和毒物通过尿的形式排出体外以维持机体内环境的相对稳定。肾在其中起到重要作用。此外，肾还具有内分泌作用，分泌肾素、促红细胞生成素、前列腺素、1,25-二羟胆骨化醇等，参与血压的调节、红细胞的生成和钙的吸收。

肾单位是肾脏结构和功能的基本单位，两侧肾脏共有约200万个肾单位，由肾小球和肾小管组成。肾小球包括毛细血管丛和肾球囊，肾小球毛细血管壁内皮细胞、基底膜和肾球囊脏层上皮细胞共同组成肾小球的滤过膜（图15.1）。

知识卡片

肾小球滤过膜（滤过屏障）

肾单位由肾小球和肾小管组成，肾小球又由血管球和肾球囊组成。当血液流经血管球毛细血管时，管内压力高，血浆内部分物质经过毛细血管内皮层（有孔内皮）、基膜层、肾球囊脏层上皮细胞层（足细胞裂孔膜）滤入肾小囊腔，形成原尿，以上三层称为滤过膜或滤过屏障。一般情况下，分子量为7万以下、直径为4 nm以下、带正电荷的物质可通过滤过膜,如葡萄糖、多肽、电解质等。如滤过膜受损,则大分子蛋白质甚至血细胞均可通过,形成蛋白尿或血尿,当系膜细胞清除了基膜内沉积物,内皮细胞和足细胞再建新的基膜后,滤过膜功能又可恢复。

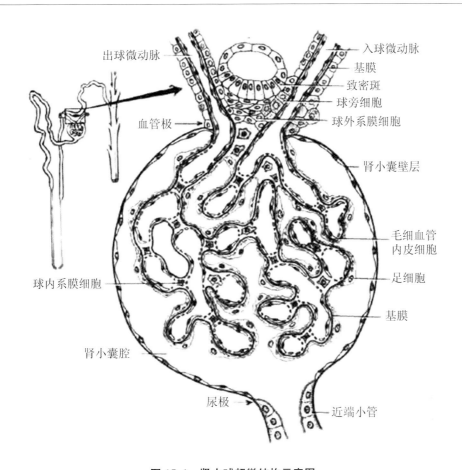

图 15.1　肾小球超微结构示意图

泌尿系统疾病很多,本章主要介绍肾小球肾炎、肾盂肾炎和肾衰竭等常见疾病。

第一节　肾小球肾炎

肾小球肾炎(glomerulonephritis)简称肾炎,是以肾小球损害为主的一组炎症性疾病。在我国较为常见,主要由免疫因素引起。它可分为原发性肾小球肾炎、继发性肾小球疾病和遗传性肾炎。本节仅讨论原发性肾小球肾炎。

一、病因和发病机制

(一)病因

肾小球肾炎的确切病因和发病机制尚未完全阐明,但大量研究证实肾小球肾炎主要由免疫机制引起,与肾小球肾炎相关的抗原分为内源性和外源性两大类。内源性抗原包括肾小球性抗原(内皮细胞膜抗原、基膜抗原等)和非肾小球性抗原(DNA、核抗原、肿瘤抗原、免疫球蛋白等);外源性抗原包括生物性抗原(细菌、病毒、寄生虫、真菌等)和非生物性抗原(药物、异种血清等)。

(二)发病机制

抗原抗体反应中形成的免疫复合物是引起肾小球损伤的主要原因。而免疫复合物引起肾炎的基本机制有以下两种。

1. 原位免疫复合物性肾炎　抗体与肾小球内固有的抗原成分或与经血液循环植入肾小球内的抗原结合,在肾小球内直接反应,形成原位免疫复合物,引起肾小球损伤。

2. 循环免疫复合物性肾炎　引起循环免疫复合物的抗原在机体内产生相应抗体,两者结合形成抗原抗体复合物,随血液循环流经肾时沉积在肾小球内引起肾小球损伤。

以上两种机制可单独作用,也可协同作用引起肾小球损伤。

二、类型和病理变化

常见肾小球肾炎有急性弥漫性增生性肾小球肾炎、快速进行性肾小球肾炎、慢性肾小球肾炎等。

(一)急性弥漫性增生性肾小球肾炎

急性弥漫性增生性肾小球肾炎(acute diffuse proliferative glomerulonephritis)是临床最常见的肾小球肾炎,一般起病急,临床简称急性肾炎。患者多为儿童,成人少见。病变特点是以弥漫性肾小球毛细血管内皮细胞和系膜细胞增生为主,并伴中性粒细胞和巨噬细胞浸润。最常发生在 A 组乙型溶血性链球菌感染后 1～3 周。除链球菌外,其他细菌如葡萄球菌、肺炎球菌和某些病毒等也可引起这种类型的肾炎。一般认为本病的发病机制为循环免疫复合物沉积所致。

1. 病理变化　肉眼观察:双肾轻到中度肿大,表面光滑,包膜紧张,有的肾脏表面可见散在出血点,称为蚤咬肾或大红肾(图 15.2),切面见肾皮质变厚。镜下观察:病变弥漫分布,累及绝大多数肾小球。肾小球体积增大,内皮细胞和系膜细胞增生,内皮细胞肿胀,毛细血管腔狭窄或闭塞,肾小球血量减少,病变严重者毛细血管壁坏死,腔内血栓形成(图 15.3)。

2. 病理临床联系　本型肾炎发病急,主要表现为急性肾炎综合征。

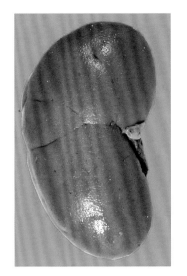
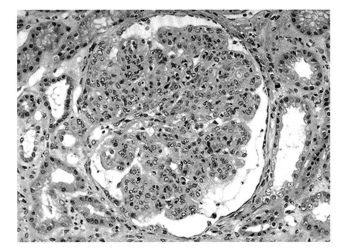

图 15.2 急性肾小球肾炎的肉眼观察　　　　图 15.3 急性肾小球肾炎的镜下观察

（1）尿的变化：早期出现血尿，可伴有轻度蛋白尿、管型尿，少尿，大约 2 周后逐渐恢复正常，少数病人可发展成无尿和肾功能衰竭。

（2）水肿：轻者为晨起眼睑水肿，严重可波及全身。主要原因是肾小球滤过率下降，钠水潴留及毛细血管壁通透性增高。

（3）高血压：大部分患者可出现高血压，原因可能是钠水潴留，血容量增加。

（二）快速进行性肾小球肾炎

快速进行性肾小球肾炎（rapidly progressive glomerulonephritis）为一组病情快速发展的肾小球肾炎，临床表现由血尿、蛋白尿等症状迅速发展为少尿和无尿。如不及时治疗，病人常在数周至数月内死于急性肾衰竭。本组肾炎的病理特征为肾小球壁层上皮细胞增生，新月体形成，故又称新月体性肾小球肾炎。

1. 病理变化　肉眼观察：双肾体积增大，颜色苍白，皮质表面可见出血点（图 15.4）。镜下观察：超过 50％肾小球球囊内有新月体形成。新月体主要由增生的壁层上皮细胞和渗出的单核巨噬细胞构成，有时可见淋巴细胞。早期新月体的主要成分是各种细胞，称为细胞性新月体；以后纤维组织增生，新月体纤维化，称为纤维性新月体。新月体形成后，压迫毛细血管丛使肾球囊闭塞，病变肾单位的肾小管上皮细胞玻璃样变性，肾间质水肿，炎细胞浸润，后期发生纤维化（图 15.5）。

2. 病理临床联系　患者常有血尿，伴红细胞管型、中度蛋白尿，并有不同程度的高血压和水肿，可迅速出现少尿、无尿和氮质血症。

（三）慢性肾小球肾炎

慢性肾小球肾炎（chronic glomerulonephritis）是各种类型肾小球肾炎发展的终末阶段。多数患者有肾炎病史，但也有部分患者起病隐匿，无自觉症状，发现时病变已进入晚期。本病病变特点是大量肾小球发生玻璃样变和硬化，故又称慢性硬化性肾小球肾炎。

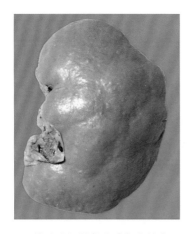
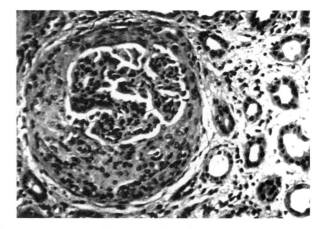

图15.4　快速进行性肾小球肾炎的肉眼观察　　　图 15.5　快速进行性肾小球肾炎的镜下观察

1. 病理变化　　肉眼观察：双肾体积缩小，表面呈弥漫性细颗粒状，称为颗粒性固缩肾（图 15.6）。切面皮质变薄，皮髓质分界不清，肾盂周围可见较多脂肪组织。镜下观察：大量肾小球发生玻璃样变和硬化，肾小管萎缩或消失，间质纤维化，可见淋巴细胞或浆细胞浸润。少数残存的肾单位发生代偿性改变，肾小球体积增大，肾小管扩张，腔内可见各种管型（图 15.7）。

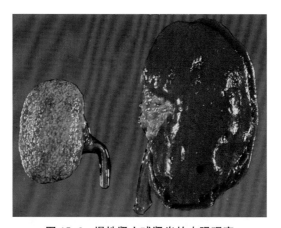

图 15.6　慢性肾小球肾炎的肉眼观察

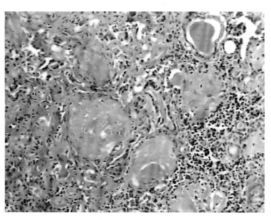

图 15.7　慢性肾小球肾炎的镜下观察

2. 病理临床联系 慢性肾小球肾炎患者临床表现为慢性肾炎综合征。

（1）尿的变化：由于残存肾单位内血流速度加快，肾小球滤过率增加，肾小管重吸收功能有限，尿浓缩功能下降，病人可出现多尿、夜尿及低比重尿。

（2）高血压：主要是因为肾小球硬化和严重缺血，肾素分泌增多，导致高血压。高血压引起细、小动脉硬化，肾缺血加重，肾素继续分泌，使血压持续升高。

（3）贫血：体内代谢产物抑制骨髓造血以及肾损伤导致促红细胞生成素分泌不足所致。

（4）水、电解质和酸碱平衡紊乱：大量肾单位受损使代谢产物不能及时排出，可引起水钠代谢紊乱、酸中毒和高钾血症等。

（5）氮质血症：肾功能障碍时，血中非蛋白氮含量高于正常范围，可出现氮质血症。

（6）心脏病变：长期高血压可导致左心肥大，严重时可出现心力衰竭。

第二节 肾 盂 肾 炎

肾盂肾炎（pyelonephritis）主要是由细菌感染引起的以肾盂、肾间质和肾小管损害为主的一种常见的炎症。可发生于任何年龄，女性多见，发病率约为男性的 10 倍。按发病情况和病程可分为急性肾盂肾炎和慢性肾盂肾炎两种。

一、病因和发病机制

肾盂肾炎主要由革兰氏阴性杆菌引起，最常见的致病菌是大肠杆菌，其次为变形杆菌、产气杆菌、肠杆菌和葡萄球菌，其他细菌和真菌也可致病。急性肾盂肾炎多为单一细菌感染，慢性肾盂肾炎多为两种或多种细菌的混合感染。细菌主要通过以下两条途径感染肾脏。

1. 血源性感染 细菌从感染灶侵入血液，随血液进入肾脏，停留在肾小球或肾小管周围的毛细血管内，引起局部组织的化脓性病变，以葡萄球菌为主，双侧肾脏同时受累。

2. 上行性感染 是引起肾盂肾炎的最常见的感染途径，细菌可沿输尿管或输尿管周围淋巴管上行至肾盂、肾盏和肾间质，此外插导尿管、膀胱镜检查、膀胱输尿管反流和肾内反流也可引起肾盂肾炎。

二、类型和病理变化

（一）急性肾盂肾炎

急性肾盂肾炎（acute pyelonephritis）是由化脓菌感染引起的肾盂、肾小管及肾间质的化脓性炎症。常由上行感染引起，可累及一侧或双侧肾脏。

1. 病理变化 肉眼观察：单侧或两侧肾脏体积增大，表面充血，有散在、略隆起的黄白色脓肿，周围有充血带。病灶可弥散分布，也可局限在某一区域，相邻病灶融合形成一个较大脓肿,切面可见肾盂黏膜充血水肿,表面有脓性分泌物(图 15.8)。镜下观察:上行性感染,病变首先累及肾盂,局部黏膜充血、水肿伴有大量中性粒细胞浸润,肾间质可见大小不一的脓肿,累及肾小管,肾小管内充满中性粒细胞。血源性感染,病变先累及肾皮质并向肾髓质和肾盂蔓延(图 15.9)。

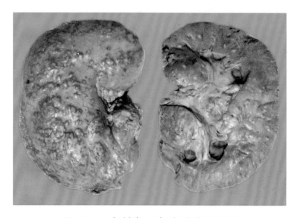

图 15.8　急性肾盂肾炎的肉眼观察

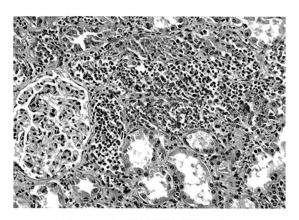

图 15.9　急性肾盂肾炎的镜下观察

2. 病理临床联系　急性肾盂肾炎起病急,因属于急性感染性炎症,患者常有发热、寒战、白细胞增多等全身症状。由于肾体积增大使被膜紧张,并因炎症累及肾周围组织而引起腰痛和肾区叩击痛。因膀胱和尿道急性炎症的刺激可出现尿频、尿急、尿痛等症状。因肾盂和肾实质的化脓性炎可引起脓尿、蛋白尿、管型尿、菌尿,有时还有血尿等。急性肾盂肾炎的病变为不规则灶性分布,且肾小球很少受累,故一般肾功能无明显变化,无氮质血症和高血压。

(二) 慢性肾盂肾炎

慢性肾盂肾炎(chronic pyelonephritis)多由急性肾盂肾炎反复发作转化而来,病理特征是肾组织瘢痕形成,伴有肾盂和肾盏的纤维化和变形。慢性肾盂肾炎是慢性肾功能衰竭的常见原因之一。

1. 病理变化　肉眼观察:可见两侧肾不对称,大小不等,体积缩小,质地变硬。表面高低不平,有不规则的凹陷性瘢痕并与肾被膜粘连。切面可见皮髓质界限模糊,肾乳头萎缩,肾盂、肾盏因瘢痕收缩而变形,肾盂黏膜增厚、粗糙(图15.10)。镜下观察:病变区肾小球纤维化和玻璃样变,肾小管萎缩,肾间质纤维组织增生伴有淋巴细胞、浆细胞等炎细胞浸润。病灶周围的肾组织内肾小球结构完好或伴有代偿性改变。慢性肾盂肾炎急性发作时,出现大量中性粒细胞浸润,伴有小脓肿出现(图15.11)。

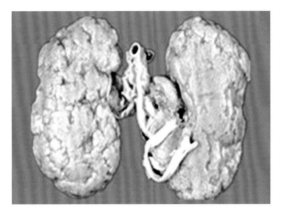

图15.10 慢性肾盂肾炎的肉眼观察

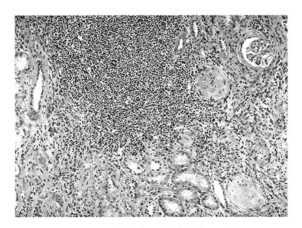

图15.11 慢性肾盂肾炎的镜下观察

2. 病理临床联系 慢性肾盂肾炎常反复急性发作。发作时症状与急性肾盂肾炎相似,尿中可出现白细胞、蛋白质和管型。由于肾小管病变发生较早且比较严重,故较早时就明显出现肾小管功能障碍。肾小管重吸收、浓缩功能降低,可出现多尿和夜尿。电解质如钠、钾等和重碳酸盐丧失过多,可导致低钠血症、低钾血症和代谢性酸中毒。随着肾组织发生纤维化和小血管硬化,肾组织缺血,肾素分泌增加,通过肾素-血管紧张素的作用引起高血压。晚期大量肾组织破坏,可引起氮质血症和尿毒症。

第三节 肾 衰 竭

肾衰竭是指当各种原因引起肾功能发生严重障碍时,代谢废物和有毒物质不能完全排出体外,引起内环境紊乱,出现水、电解质、酸碱平衡紊乱,伴有肾脏内分泌功能紊乱的病理生理过程。根据起病急缓和病程的长短,又可分为急性肾衰竭和慢性肾衰竭。急、慢性肾衰竭最终均可进展为尿毒症,患者可出现全身中毒症状。

一、急性肾衰竭

急性肾衰竭(acute renal failure,ARF)是指各种原因引起的肾小球滤过率短期内急剧降低,导致机体内环境出现严重紊乱的急性病理过程。临床上主要表现为尿量减少或无尿、水中毒、氮质血症、高钾血症和代谢性酸中毒等症状。

(一) 原因和分类

根据发病原因,急性肾衰竭可分为肾前性、肾性、肾后性三类。

1. 肾前性因素 常见的有各型休克早期、失血失液、重度脱水、烧伤、急性心衰等原因,肾脏无器质性病变。

2. 肾性因素 由肾实质病变引起,能引起肾实质病变的因素主要有:

(1) 急性肾小管坏死:引起急性肾小管坏死的原因主要有:① 持久的肾缺血及再灌注损伤。② 重金属(铅、汞等)、药物等肾毒素。③ 高钙血症、低钾血症和高胆红素血症等。

(2) 肾脏自身疾病:急性肾小球肾炎、急性肾盂肾炎、恶性高血压、肾动脉血栓及栓塞等疾病可引起肾脏器质性病变,导致肾小球滤过率下降。

3. 肾后性因素 常见的有尿路结石、前列腺肥大、泌尿道周围肿瘤等,引起肾以下急性尿路梗阻所致。

(二) 发病机制

急性肾衰竭的发生是多种因素、多种机制综合作用的结果,通过大量的实验和临床研究发现,肾小球滤过率降低被认为是急性肾衰竭发生的中心环节(图15.12)。

1. 肾血流灌注降低 引起肾血流灌注降低的原因有:① 肾灌注压下降:正常肾灌流量大约占到循环血量的20%,动脉血压在80~180 mmHg时,肾血管通过自身调节可维持肾血流量稳定,当动脉血压降低至50~70 mmHg时,肾血流失去正常调节,肾血管平滑肌收缩,肾小球毛细血管血压下降,肾小球滤过率降低。② 肾血管收缩:休克、肾中毒时,交感-肾上腺髓质系统兴奋,儿茶酚胺增多,肾素-血管紧张素系统激活,引起肾血管收缩。③ 缺血-再灌注损伤产生大量氧自由基,引起肾血管内皮细胞肿胀和管腔狭窄,肾血流明显减少。④ 肾血管内凝血,阻塞血管。

2. 肾小管阻塞　如肾小管上皮细胞坏死、脱落,异型输血、挤压综合征时,血红蛋白和肌红蛋白均可在肾小管内形成管型,阻塞肾小管腔,导致肾小管腔及肾小囊内压升高,肾小球滤过率明显下降,出现少尿。

3. 肾小管原尿反流　持续的肾缺血及肾毒素的影响,不仅引起肾小管上皮细胞坏死,还伴有基膜断裂,尿液通过断裂的基膜弥散到肾间质,使间质水肿,压迫肾小管及周围的毛细血管,引起肾小囊内压升高,肾小球滤过压降低,滤过率进一步下降。

4. 肾组织细胞的损伤　各种肾小球肾炎引起肾小球滤过膜损伤,有效滤过面积减少,肾小球滤过率下降。

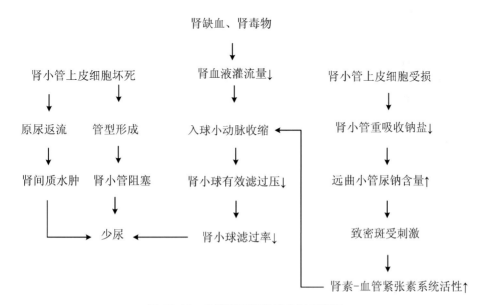

图 15.12　急性肾衰竭发病机制示意图

(三) 机体的功能和代谢变化

根据尿量的变化将急性肾衰竭分为少尿型和非少尿型两类。

1. 少尿型急性肾衰竭　少尿型急性肾衰竭的发展过程一般分为少尿期、多尿期、恢复期三个阶段。

(1) 少尿期:此期尿量明显减少,由于少尿,代谢产物蓄积,因而导致机体内环境严重紊乱。少尿期可持续1~2周,时间越长,预后越差,本期是病程中最危险的阶段。

① 尿的变化:出现少尿(<400 mL/d)或无尿(<100 mL/d)。由于肾小管上皮细胞坏死,导致原尿中钠、水重吸收功能障碍,出现尿比重降低、尿钠增高、蛋白尿、血尿、管型尿。

② 水中毒:主要因肾排水减少,ADH分泌增多,体内分解代谢增强,内生水明显增多所致。

③ 高钾血症:高钾血症是少尿期中最严重的并发症,也是重要的致死原因。引起高钾血症的原因有:肾排钾减少;组织损伤,钾从细胞内释出;酸中毒引起的细胞内外离子交换所致;摄入含钾药物或临床输入大量库存血。高钾血症引起心肌中毒,心律失常,甚至心脏停搏而死亡。

④ 代谢性酸中毒:体内分解代谢增强,酸性产物大量产生,不能及时排出。

⑤ 氮质血症:血中尿素、尿酸、肌酐等非蛋白氮含量超过正常值,称为氮质血症。轻度氮质血症对机体影响不大,中、重度时,可引起呕吐、腹泻甚至昏迷,继续进展可出现尿毒症。临床上给予患者低蛋白、高碳水化合物饮食,可防止氮质血症加重。

(2) 多尿期:伴随着坏死的肾小管通过再生修复,肾泌尿功能逐渐恢复正常,尿量也慢慢增多,当患者尿量超过 400 mL/d 时,即进入多尿期。多尿期是病情好转的标志。此期尿量明显增多,每天可达 3 000 mL 以上。多尿的机制可能是:① 新生的肾小管上皮细胞浓缩尿液的功能尚未完全恢复。② 肾间质水肿消退,肾小管阻塞解除。③ 少尿期蓄积在肾小球的尿素此期滤过明显增多,增加了小管液中的渗透压,形成渗透性利尿。

(3) 恢复期:大约发病后一个月时间进入恢复期。肾功能逐渐恢复,氮质血症消失,水、电解质和酸碱平衡紊乱得到纠正,临床症状迅速改善、消失。但是肾功能完全恢复需要更长时间。少数患者由于严重的肾小管上皮细胞和基膜的损伤,转为慢性肾衰竭。

2. 非少尿性急性肾衰竭　患者的临床症状较轻,病程短,并发症少,预后较好。主要特点是:① 尿量不减少,介于 400～1 000 mL/d。② 尿比重低(低于 1.020),尿钠含量低。③ 氮质血症,但多无高钾血症。非少尿型急性肾衰竭肾损害较轻,主要表现为尿液浓缩功能障碍,而肾小球滤过率降低的程度并不严重。非少尿型急性肾衰竭和少尿型急性肾衰竭的病因相同,两者可以相互转化,临床上需重视非少尿型向少尿型转化,防止疾病恶化。

(四) 防治和护理原则

1. 防治原则　① 积极治疗原发病,消除病因及诱因。② 改善内环境紊乱,纠正水、电解质和酸碱平衡紊乱,控制氮质血症。③ 透析治疗:原则上是早做多做。常用的透析方法包括腹膜透析、血液透析和结肠透析,以血液透析效果最好。

2. 护理原则　① 密切观察病情变化:急性肾衰竭患者可因水中毒、高钾血症等原因,引起急性心、脑功能损伤。临床上应密切观察患者的呼吸、脉搏、心率、血压、尿量等变化,并做好记录。② 加强营养护理:少尿期应严格控制水、电解质和蛋白质的摄入,提供足够的热量,减少组织蛋白的分解。③ 准确记录液体出、入量,严格执行静脉输液计划。④ 预防和治疗感染。

二、慢性肾衰竭

慢性肾衰竭(chronic renal failure,CRF)是指各种疾病导致肾单位进行性破坏,残存的肾单位越来越少,以致不能充分排出代谢废物和维持内环境的稳定,最终导致代谢废物潴留和水、电解质、酸碱平衡紊乱及肾内分泌功能障碍的综合征。

(一) 原因

凡能引起肾实质进行性破坏的疾病,均可引起 CRF。如慢性肾小球肾炎、慢性肾盂肾炎、肾结核、肾肿瘤、狼疮性肾炎、高血压性肾小动脉硬化、尿路上皮肿瘤、前列腺肥大等。其中以慢性肾小球肾炎最为常见。

（二）发展过程及发生机制

1. 慢性肾衰竭发展过程 由于肾脏具有强大的代偿和储备能力,因此慢性肾衰竭是一个进行性加重的病理过程,按照肾单位损伤的程度,将慢性肾衰竭分为代偿期和失代偿期。

（1）代偿期:内生肌酐清除率在正常值的 30% 以上,无氮质血症,无临床表现。但是感染、休克、失血等情况会导致内环境紊乱,由代偿期进展为失代偿期。

（2）失代偿期:由于肾脏继续受损,残存的肾单位越来越少,最终将不能维持机体内环境的稳定而出现失代偿期的表现。根据病变程度可分为三个阶段。

① 肾功能不全期:内生肌酐清除率降至正常的 25%～30%。患者出现轻度氮质血症,多尿、夜尿和贫血等症状。

② 肾衰竭期:内生肌酐清除率降至正常的 20%～25%。患者出现较重的氮质血症、酸中毒、高磷血症、低钙血症、严重贫血等症状,并伴有头痛、恶心、呕吐和乏力等中毒症状。

③ 尿毒症期:内生肌酐清除率降至 20% 以下。患者出现严重的氮质血症和全身中毒症状,有明显的水、电解质和酸碱平衡紊乱及多系统功能障碍。

2. 慢性肾衰竭发生机制 慢性肾衰竭的发生机制较复杂,目前主要有以下几种学说。

（1）健存肾单位学说:慢性肾疾病时,肾单位不断遭受破坏而丧失功能,健存肾单位的数目及功能逐渐下降,直至不能维持内环境的稳定,出现慢性肾衰竭的临床表现。

（2）矫枉失衡学说:随着健存肾单位的减少,某些代谢废物会潴留,机体通过分泌某些调节因子以促进其排泄,这叫"矫枉"（代偿）作用。而分泌的调节因子会对其他功能产生不良影响,出现新的"失衡"（失代偿）,加重内环境紊乱。

（3）肾小球过度滤过学说:由于大多数肾单位受损,健存肾单位因代偿而出现过度滤过,长期负荷过重而导致肾小球发生纤维化、硬化,促进肾衰竭。

（三）机体的功能和代谢变化

1. 尿的改变 尿的改变主要有尿量、尿渗透压、尿液成分的变化。

（1）尿量的变化:CRF 病人尿量变化的特点是从夜尿、多尿发展为少尿。正常成人白天尿量占 2/3,夜间尿量只有 1/3,当患者出现夜间尿量等于或超过白天尿量时,称为夜尿。24 h 尿量超过 2 000 mL,称为多尿;24 h 尿量低于 400 mL,称为少尿。夜尿和多尿均是 CRF 早、中期的主要症状,少尿出现在 CRF 晚期。

（2）尿渗透压的变化:早期,肾浓缩功能降低而稀释功能正常,尿比重降低,出现低渗尿;随着病变的发展,肾浓缩和稀释功能均降低,尿渗透压接近血浆渗透压,出现等渗尿,此时尿比重固定在 1.008～1.012 之间。

（3）尿液成分的改变:肾小球滤过膜损伤严重,尿中可见蛋白质、红细胞、白细胞及各种管型。

2. 水、电解质及酸碱平衡紊乱 水、电解质及酸碱平衡的紊乱主要表现在以下几点。

（1）水代谢障碍:因对水的调节能力下降,当水摄入增加而排出减少时,可出现水潴留,甚至是水中毒。当水摄入减少,因不能浓缩尿液而保留水分,又可引起脱水。

（2）电解质代谢紊乱:① 钠代谢紊乱:CRF 病人可因呕吐、腹泻、使用利尿剂、长期限制

233

钠盐摄入、肾小管重吸收钠功能下降等因素出现低钠血症。临床上需经常给患者补钠,以防止疾病恶化。但补钠有可能加重高血压甚至引起心力衰竭,因此应慎重。② 钾代谢紊乱:CRF 早期,患者可通过健存肾单位的代偿作用,维持血钾正常。若有呕吐、腹泻和使用排钾利尿剂等情况导致钾丢失过多或钾摄入不足,会导致低钾血症。慢性肾衰竭晚期,因少尿、酸中毒、急性感染等情况发生高钾血症。③ 钙、磷代谢紊乱:CRF 患者常有高磷血症和低钙血症。高血磷的形成主要是因肾小球滤过率下降,磷排出障碍,加上继发性甲状旁腺激素分泌过多,导致骨磷释放增多,血磷升高。而低血钙与血磷增高抑制肠道上皮对钙的吸收有关。

(3) 代谢性酸中毒:由于肾小球滤过率下降,酸性产物不能排出,加上肾小管泌 H^+ 和重吸收 HCO_3^- 能力下降,从而导致代谢性酸中毒。

3. 氮质血症　CRF 晚期,由于肾小球滤过率下降,含氮的代谢产物,如尿素、肌酐、尿酸等在体内蓄积,导致血中非蛋白氮含量增加,出现氮质血症。

4. 肾性高血压　肾实质病变引起的高血压称为肾性高血压。引起肾性高血压主要跟钠水潴留,肾素-血管紧张素系统激活有关。

5. 肾性贫血　因肾实质被破坏,促红细胞生成素生成减少;体内毒性物质蓄积,抑制骨髓造血并诱发溶血;以及肠上皮对铁的吸收减少,红细胞生成减少,最终并发贫血。

6. 肾性骨营养不良　肾性骨营养不良又称为肾性骨病,包括幼儿的肾性佝偻病、成人的骨软化、骨质疏松和骨硬化等病变。发病机制主要与高磷血症、低钙血症、1,25-二羟维生素 D_3 不足,酸中毒等因素有关。

7. 出血倾向　约有 20% 患者,在疾病过程中存在出血现象,临床表现为鼻出血、胃肠道出血、皮下瘀斑等。主要是由于体内多种毒性物质使血小板功能下降,引起出血。

(四) 防治和护理原则

1. 防治原则　① 防治原发病:及时、有效地治疗原发病,可终止或延缓慢性肾衰竭的病程。② 治疗并发症:包括控制患者的高血压,适当补充铁剂和叶酸来纠正贫血,限制磷的摄入来调节钙、磷代谢,应用维生素 D 来预防肾性骨营养不良等。③ 透析治疗:慢性肾衰竭患者可采用透析疗法清除体内毒物,但是透析治疗只能部分维持肾的排泄功能,不能维持肾内分泌功能。

2. 护理原则　① 合理营养:应根据患者的肾功能、代谢水平和营养状况,制定个体化营养方案。可给予低蛋白、高热量饮食,控制磷、嘌呤、脂质摄入量。② 严密监测患者液体出入量,增加活动耐力。③ 预防感染:熟悉引起感染的危险因素和预防感染的措施,如严格执行无菌操作。

三、尿毒症

尿毒症(uremia)是指急性和慢性肾衰竭发展到严重阶段,代谢终产物和毒性物质在体内蓄积,水、电解质和酸碱平衡发生紊乱,以及某些内分泌功能失调,从而引起一系列自身中毒症状。

（一）发生机制

尿毒症的发生机制极其复杂，是多种因素共同作用的结果。目前认为，主要与代谢产物和内源性毒素在体内积聚有关，这类物质称为尿毒症毒素。常见的尿毒症毒素主要有：

1. 甲状旁腺激素　甲状旁腺激素能引起肾性骨营养不良、皮肤瘙痒、高脂血症和贫血等。

2. 胍类化合物　胍类化合物是体内精氨酸的代谢产物，可引起恶心、呕吐、贫血、出血、心律失常及意识障碍等症状及体征。

3. 尿素　尿素可引起部分尿毒症症状，如头痛、厌食、呕吐、糖耐量降低及出血倾向等。

4. 胺类和酚类　胺类包括多胺、脂肪族胺、芳香族胺。多胺可导致厌食、恶心、呕吐、溶血、蛋白尿的出现和脑水肿、肺水肿及腹水的发生；脂肪族胺和芳香族胺有神经毒性作用，与尿毒症脑病有关。酚类物质会引起出血。

（二）机体的功能和代谢的变化

1. 神经系统　患者表现头痛、头晕、烦躁不安、记忆力减退，严重时出现抑郁、嗜睡、昏迷等症状，称为尿毒症脑病。

2. 消化系统　消化系统症状是尿毒症患者最早出现和最突出的症状。患者出现食欲减退、恶心、呕吐或腹泻等，与消化道排出尿素增多，肠道细菌产生的尿素酶分解、产氨增多有关。

3. 心血管系统　出现高血压、充血性心力衰竭、心律失常、尿毒症性心包炎等多种心血管损害。

4. 呼吸系统　酸中毒时，呼吸加深加快，严重时出现潮式呼吸和 kussmaul 呼吸。

5. 免疫系统　尿毒症患者极易感染，是主要死因之一，可能与细胞免疫异常有关。

6. 皮肤变化　皮肤瘙痒是尿毒症患者的常见症状，病人常有皮肤色素沉着、尿素霜和皮炎出现，尿素霜是汗液中排泄的尿素结晶形成的。

7. 代谢障碍　① 糖代谢：约 50% 的患者出现糖耐量降低，可能与胰岛素分泌不足、拮抗胰岛素的物质分泌过多、肝糖原合成酶的活性降低有关。② 蛋白质代谢：患者体内蛋白质由于合成障碍和分解加强导致出现负氮平衡和低蛋白血症。③ 脂肪代谢：血液中甘油三酯含量增高，出现高脂血症。其机制可能与肝脏合成甘油三酯增多，周围组织清除率降低有关。

（三）防治和护理原则

1. 透析疗法　透析疗法是治疗尿毒症较为有效的方法，包括血液透析和腹膜透析。

2. 肾移植　肾移植是治疗尿毒症最根本的方法。虽然肾移植的存活率明显提高，但是目前仍然存在供体来源困难、移植排斥反应及移植受者感染等问题。

3. 护理原则　严密观察、记录患者病情进展（如体重和液体出入量），做好心理护理和生活护理工作。

复习思考题

1. 简述急性肾小球肾炎和慢性肾小球肾炎的病理变化。
2. 慢性肾小球肾炎晚期为何会出现多尿、夜尿和高血压？
3. 简述慢性肾衰竭的发生、发展过程。

病例分析

病例一　患者,男孩,9 岁,1 个月前患急性扁桃体炎治愈,近来颜面水肿,尿量减少,尿检查蛋白(＋＋),少量红细胞及管型,血压轻度增高,治疗 2 个月后痊愈。

讨论题：

1. 请问病人患的可能是什么病？
2. 病人出现少尿的机制是什么？

病例二　患者宋某,女性,58 岁,患慢性肾小球肾炎 9 年。3 天前因尿量减少(每天约500 mL),食欲差,双眼睑水肿入院。查体：血压 180/105 mmHg;实验室检查：血肌酐735 μmol/L,尿素氮 28 μmol/L,血钾 6.6 mmol/L,红细胞 2.5×10^{12}/L,血红蛋白 75 g/L。

讨论题：

1. 该患者有无肾衰竭？判断依据是什么？
2. 该患者出现少尿的机制是什么？
3. 该患者饮食上需要注意什么？

第十六章

生殖系统和乳腺疾病

学习目标

1. 掌握慢性子宫颈炎、子宫内膜增生症的类型及病理变化。

2. 熟悉子宫颈癌、葡萄胎、侵袭性葡萄胎、绒毛膜上皮癌的主要病理变化及临床病理联系。

3. 了解乳腺癌的常见组织学类型及转移途径。

案例导学

患者黄某,女性,26 岁,闭经 3 个月,阴道不规律出血,血块中夹有水泡。检查发现子宫体积大,阴道壁有暗紫色结节、出血、坏死。

问题:

1. 结合病史,做出最有可能的病理诊断。

2. 请描述该疾病相应的病理变化。

女性生殖系统和乳腺疾病为临床常见病和多发病,包括各种炎症、肿瘤、内分泌紊乱等引起的疾病,本章主要介绍子宫、卵巢、乳腺一些常见疾病。

第一节 子 宫 疾 病

一、慢性子宫颈炎

慢性子宫颈炎(chronic cervicitis)是病原微生物感染引起的子宫颈慢性非特异性炎症,大多数由急性子宫颈炎未及时治愈或反复发作而来,是育龄期妇女最常见的妇科疾病。

(一)病因和发病机制

慢性子宫颈炎常由链球菌、大肠杆菌、葡萄球菌、单纯疱疹病毒和人类乳头状瘤病毒等感染引起。病原体感染与不洁性生活、分娩、流产以及长期慢性刺激有关。

（二）类型和病理变化

1. 子宫颈糜烂 子宫颈糜烂（cervical erosion）分为真性糜烂和假性糜烂两种。慢性子宫颈炎时，子宫颈阴道部表面的部分鳞状上皮坏死、脱落后，形成浅表的缺损，称子宫颈真性糜烂，较少见。临床上常见的子宫颈糜烂实际上是子宫颈损伤的鳞状上皮被子宫颈管黏膜柱状上皮增生下移取代，由于柱状上皮较鳞状上皮薄，上皮下的血管较易显露而呈红色。肉眼观察：子宫颈外口周围黏膜呈大小不等、边界清楚的红色糜烂样区，故称为"假性糜烂"（图 16.1）。随后，糜烂部位柱状上皮下的储备细胞增生并化生为鳞状上皮，取代原有的柱状上皮，称为糜烂愈合。

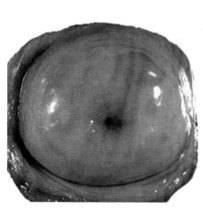
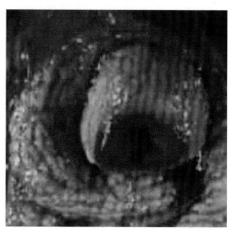

(a) 正常子宫颈　　　　　　　　　　　　(b) 子宫颈糜烂

图 16.1　正常子宫颈及子宫颈糜烂

2. 子宫颈腺囊肿 是因慢性子宫颈炎时，腺体开口被增生纤维组织压迫或被化生的鳞状上皮、黏液阻塞，使腺体分泌物潴留，腺体逐渐扩张形成囊状。在子宫颈外口可见单个或多个大小不等的灰白色半透明囊泡，囊内含无色透明黏液或黏液脓性渗出物，又称纳博特囊肿（nabothian cyst）。

3. 子宫颈息肉 子宫颈黏膜上皮、腺体及间质纤维组织呈局限性增生，形成向黏膜表面突起、带蒂的肿物，称为子宫颈息肉（cervical polyp），常伴有充血、水肿及炎细胞浸润。息肉可单发或多发，呈鲜红色，质地柔软湿润，易出血，直径为数毫米至数厘米（图 16.2）。子宫颈息肉属良性病变，切除可治愈，极少恶变。

4. 子宫颈肥大 慢性子宫颈炎时，子宫颈腺体增生，间质充血、水肿，淋巴细胞等炎细胞浸润和纤维组织增生，使子宫颈体积增大、变硬。

（三）临床病理联系

临床上主要表现为白带增多，伴有腰骶部疼痛、下腹坠胀等症状。慢性子宫颈炎若长期不愈，病变持续存在，化生的鳞状上皮可出现非典型增生，有癌变的潜在可能性。目前将子宫颈上皮非典型增生至原位癌这一连续病变过程统称为子宫颈上皮内瘤变（cervical

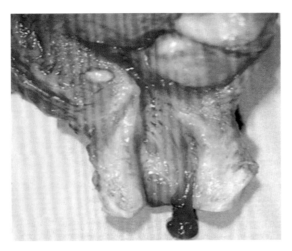

图 16.2　子宫颈息肉

intraepithelial neoplasia,CIN)。CIN 可分为三级：① CIN Ⅰ 级(轻度非典型增生)：异型细胞局限于上皮层的下 1/3。② CIN Ⅱ 级(中度非典型增生)：异型细胞占上皮层的下 2/3,细胞核异型较 CIN Ⅰ 级明显。③ CIN Ⅲ 级(重度非典型增生或原位癌)：异型细胞超过上皮层的 2/3 为重度非典型增生;达全层者为原位癌(图 16.3)。

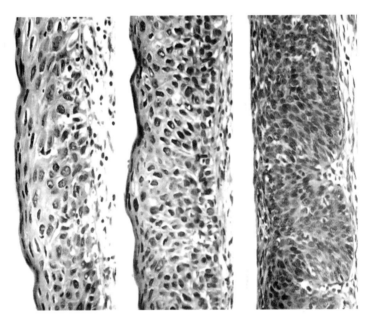

图 16.3　子宫颈上皮内瘤变

二、子宫内膜增生症

子宫内膜增生症(endometrial hyperplasia)是由于内源性或外源性雌激素水平增高所引起的子宫内膜过度增生性疾病。临床主要表现为功能性子宫出血,多见于青春期和更年期妇女。

239

（一）病因和发病机制

主要是由于卵巢滤泡不排卵所致。由于卵巢持续分泌雌激素,一方面引起子宫内膜增生,另一方面抑制垂体前叶卵泡刺激素的分泌,终致卵泡因失去卵泡刺激素的支持而发生退化,雌激素分泌因而急骤下降,增生的子宫内膜由于雌激素突然不足而发生坏死、脱落,引起子宫出血。

（二）病理变化

肉眼观察:子宫内膜弥漫性增厚,可达 0.5～1 cm,表面光滑,柔软,也可呈不规则形或息肉状。镜下分为三种类型。

1. 单纯性增生　内膜腺体和间质增生,腺体数量增加,部分腺体扩张成小囊,形状不规则。衬覆腺体的上皮一般为单层或假复层,细胞呈柱状,无异型性,细胞形态和排列与增生期子宫内膜相似(图 16.4)。

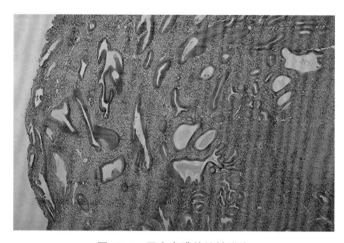

图 16.4　子宫内膜单纯性增生

2. 复杂性增生　腺体明显增生,相互拥挤,腺体之间的间质明显减少而出现"背靠背"现象。腺体结构复杂且不规则,由于腺上皮细胞增生,可向腺腔内呈乳头状或向间质内出芽样生长,无细胞异型性(图 16.5)。

3. 非典型增生　腺体拥挤,腺腔内有乳头状增生,上皮细胞异型性明显,细胞极性紊乱,体积增大,核浆比例增加,核染色质浓聚,核仁明显,常见核分裂象(图 16.6),约 1/3 的患者可发展为腺癌。

（三）临床病理联系

临床上主要表现为功能性子宫出血,即月经不规则、经期延长和月经量过多,长期子宫出血可引起贫血。子宫内膜活检是诊断最有效的办法之一。

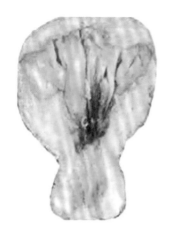
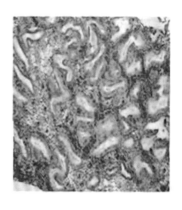

图 16.5　子宫内膜复杂性增生

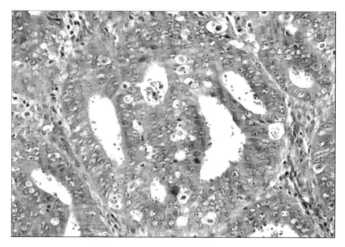

图 16.6　子宫内膜非典型增生

三、子宫内膜异位症

子宫内膜异位症(endometriosis)是指子宫内膜腺体和间质出现于正常子宫内膜以外的部位,多见于育龄期妇女。按异位的位置不同,可分为子宫内子宫内膜异位症和子宫外子宫内膜异位症。其发生的原因可能是脱落的子宫内膜随经血逆流而种植或子宫内膜在子宫切开时人为地移植到腹壁切口处,也可能是体腔上皮化生而来。

(一) 子宫内子宫内膜异位症

子宫内子宫内膜异位症是指子宫肌层内出现子宫内膜腺体和间质为特征的病变。

1. 肉眼观察　可分为弥漫型和局灶型两种。① 弥漫型:子宫内膜弥散于子宫肌层,子宫对称性增大,称为子宫腺肌病(adenomyosis)。② 局灶型:子宫内膜在子宫肌层内比较局限,子宫不规则增大,呈结节状,多见于子宫后壁,称为子宫腺肌瘤。切面可见小出血灶,呈暗红色或巧克力色,周围呈漩涡状排列。

2. 镜下观察 子宫肌层内出现子宫内膜腺体和间质,附近的肌纤维增生。临床表现子宫增大、变硬,子宫肌壁收缩受限,可产生痛经及月经失调等症状。

(二) 子宫外子宫内膜异位症

子宫外子宫内膜异位症是指子宫内膜异位于子宫以外的组织及器官,如卵巢、子宫直肠窝、输卵管、子宫韧带、直肠、膀胱、阴道、腹部手术瘢痕、盆腔淋巴结等。最多见于卵巢,常见于卵巢表面,且多为双侧性。因引起局部纤维组织增生而常形成结节状肿物。异位的子宫内膜在卵巢激素作用下,可发生周期性变化,随月经反复出血,在局部形成充满"血液"的囊性肿物,即所谓子宫内膜异位囊肿。囊内含棕红色黏稠的血性液体,似巧克力糊,又称巧克力囊肿。镜下观察:在其囊壁内往往可找到子宫内膜腺体及间质。若病程较长,可见增生的纤维组织和含铁血黄素沉积。

四、子宫颈癌

子宫颈癌(cervical carcinoma)是女性生殖系统最常见的恶性肿瘤,发病年龄以 40～60 岁居多。近年来,由于子宫颈脱落细胞学检查的普及,使许多癌前病变和早期癌得到及时治疗,子宫颈癌的发病率和死亡率较过去有明显降低。

(一) 病因

子宫颈癌的病因与机制尚未完全明了,一般认为本病与下列因素有关:① 早婚、早育、多产、宫颈撕裂和性生活紊乱等。② 配偶的包皮垢和雌激素的刺激等。③ 近年来发现单纯疱疹病毒Ⅱ型(HSV-Ⅱ)和人类乳头瘤病毒(HPV)感染与子宫颈癌的发病有关,其中 HPV-16,18 型为高危险亚型。

知识卡片

子宫颈癌疫苗

2008 年,法国研制出 HPV 疫苗,进行预防子宫颈癌的临床试用观察,对未婚女性注射疫苗可能效果更佳。被认为是人类第一个用于预防癌症的疫苗。实际上该疫苗并非是针对肿瘤抗原的疫苗,而是抗病毒疫苗,通过预防 HPV 感染而起到预防子宫颈癌的作用。我国科学家也于 2012 年成功研制出 HPV 疫苗,目前正在进行临床试验,即将用于人群以预防子宫颈癌。

(二) 病理变化

子宫颈癌大部分发生于子宫颈鳞状上皮与柱状上皮交界处(子宫颈外口)。

1. 肉眼观察 根据其形态特点不同可分为以下四型。

(1) 糜烂型:大体观察与子宫颈糜烂相似,黏膜潮红、粗糙或细颗粒状,质脆,触之易出血。多属于原位癌或早期浸润癌。

（2）外生菜花型：此型最常见，癌组织主要向子宫颈表面生长，形成乳头状或菜花状，质脆易出血，表面可有坏死、溃疡和继发感染（图16.7）。

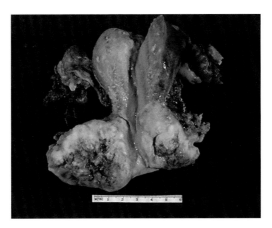

图 16.7　子宫颈癌

（3）内生浸润型：癌组织主要向子宫颈深部浸润生长。早期可使子宫颈前唇或后唇增厚变硬，以后子宫颈呈不均匀增大或呈结节状隆起。临床检查容易漏诊。

（4）溃疡型：癌组织除向深部浸润外，表面还出现大块坏死脱落，形成火山口样溃疡。

2. 镜下观察　子宫颈癌组织学类型以鳞状细胞癌居多，约占90%，其次为腺癌，其他类型少见。

（1）子宫颈鳞状细胞癌：最常见，肿瘤起源于子宫颈外口鳞状上皮与柱状上皮的交界处或其附近的黏膜上皮，根据病变进展过程，分为早起浸润癌和浸润癌。① 早期浸润癌或微小浸润性鳞状细胞：癌细胞穿破基底膜向固有膜间质内浸润，浸润的深度不超过5 mm，宽不超过7 mm。早期浸润癌一般肉眼观察不见肿块，只有在显微镜下观察才能确诊。② 浸润癌：当癌细胞穿透上皮基底膜，侵犯间质深度超过5 mm，称为鳞状上皮浸润癌。在间质内可出现树枝状、条索状、弥漫状或团块状癌巢。按癌细胞分化程度可以分为高分化、中分化和低分化鳞状细胞癌（图16.8）。

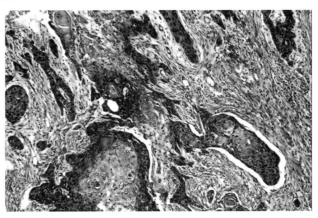

图 16.8　子宫颈中分化鳞状细胞癌

（2）子宫颈腺癌：少见，发病率占子宫颈癌的 5% 左右，主要起源于子宫颈管黏膜的柱状上皮和腺上皮，组织学表现为一般腺癌形态结构。如果同时含有鳞状细胞癌成分称为腺鳞癌。子宫颈腺癌对放疗和化疗均不敏感，预后较差。

（三）临床病理联系

早期子宫颈癌常无明显自觉症状，与子宫颈糜烂不易区别。检查时仅见局部黏膜粗糙，触之容易出血。晚期子宫颈癌，癌组织破坏血管，出现不规则的阴道流血。癌组织坏死或继发感染，使白带增多，有腥臭味。癌组织浸润膀胱或直肠时，引起子宫膀胱瘘或子宫直肠瘘等。

（四）扩散方式

1. 直接蔓延 癌组织向上浸润破坏整段子宫颈，但很少累及子宫体，向下蔓延到阴道壁，向两侧侵及子宫颈旁和盆壁组织，向前可侵及膀胱，向后可累及直肠。

2. 淋巴道转移 是子宫颈癌最常见、最重要的转移途径。首先转移至子宫旁淋巴结，然后转移到盆腔淋巴结，晚期可转移至锁骨上淋巴结。

3. 血道转移 少见，多发生于晚期子宫颈癌患者，经血道转移至肺、肝、骨及脑等处。

第二节 滋养层细胞疾病

滋养层细胞疾病（gestational trophoblastic disease，GCD）是胎盘绒毛滋养细胞异常增生的一组疾病。根据滋养细胞的增生程度、侵袭力以及是否有绒毛结构等特点，将其分为葡萄胎、侵蚀性葡萄胎、绒毛膜癌。

一、葡萄胎

葡萄胎（hydatidiform mole）又称水泡状胎块，是胚胎异常引起胎盘绒毛水肿和滋养层细胞增生的一种良性疾病，形成累累成串、细蒂相连的水泡，状如葡萄故而得名。可发生于育龄期任何年龄，以 20 岁以下和 40 岁以上女性多见。葡萄胎分为完全性和部分性两类，多数是完全性葡萄胎，而且转为恶性者较多。

（一）病因和发病机制

确切病因尚不清楚，可能与卵巢功能不足或衰退有关，在我国发病率约为 1/150 次妊娠。

（二）病理变化

1. 肉眼观察 胎盘绒毛呈透明或半透明的薄壁水泡，内含清亮液体，有蒂相连，形似葡萄,但病变局限于宫腔内,不侵入肌层。如果所有绒毛均呈葡萄状,无胎儿及其附属器官,称为完全性葡萄胎(图 16.9);如部分绒毛呈葡萄状,部分绒毛正常,伴有或不伴有胎儿或其附属器官,称为部分性葡萄胎。绝大多数葡萄胎发生于子宫内,少数病例也可发生于子宫外异位妊娠的所在部位。

2. 镜下观察 葡萄胎有三个特点:① 绒毛间质血管消失或见少量没有红细胞的无功能血管。② 绒毛因间质高度水肿而胀大。③ 滋养层细胞(合体滋养层细胞和细胞滋养层细胞)不同程度地增生,可有轻度异型性(图 16.10)。在这些特点中以滋养层细胞增生为最重要,完全性葡萄胎往往增生明显,部分性葡萄胎常为局限性轻度增生。

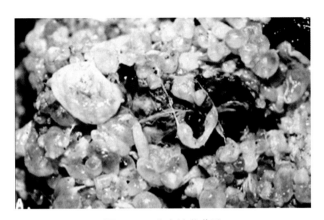

图 16.9　完全性葡萄胎

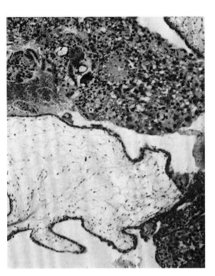

图 16.10　葡萄胎镜下观察

245

(三)临床病理联系

1. 子宫增大 由于绒毛水肿及宫腔积血致子宫增大,子宫常大于正常妊娠的月份。

2. 阴道出血 由于增生的滋养层细胞侵袭血管,患者常出现反复阴道出血。

3. 胚胎死亡 临床检查听不到胎心,扪不到胎体,患者也不觉有胎动,B超检查可确诊。

4. 尿妊娠试验强阳性 由于增生的滋养层细胞产生大量的人绒毛膜促性腺激素(human chorionic gonadotropin,HCG),患者血和尿中的 HCG 明显升高,是协助诊断和观察预后的重要指标之一。

二、侵袭性葡萄胎

侵袭性葡萄胎(invasive mole)为介于葡萄胎与绒毛膜上皮癌之间的交界性肿瘤,又称恶性葡萄胎(malignant mole)。其病变特征是水泡状绒毛侵入子宫肌层内,据此可与葡萄胎相区别。

(一)病理变化

肉眼观察:在子宫肌层有浸润的水泡状绒毛,形成紫蓝色出血结节,也可穿透子宫壁累及宫旁组织。镜下观察:子宫肌层内见有完整的水泡状绒毛,滋养层细胞增生程度和异型性较葡萄胎更显著,并常见出血、坏死。

(二) 临床病理联系

主要表现为葡萄胎清宫后,血和尿中 HCG 持续阳性。因水泡状绒毛侵入子宫肌层,破坏组织,甚至侵破大血管引起大出血,因而患者可出现阴道持续或间断不规则出血。水泡状绒毛可经血道栓塞至肺等远处器官,患者可伴有咯血等。有时阴道(逆行栓塞)可出现紫蓝色结节,破溃时可发生出血。大多数侵袭性葡萄胎对化疗敏感,预后良好。

三、绒毛膜上皮癌

绒毛膜上皮癌(choriocarcinoma),简称绒癌,是滋养层细胞的高度恶性肿瘤。绝大多数与妊娠有关,50%继发于葡萄胎,25%继发于流产,20%发生于正常分娩后,5%发生于早产和异位妊娠等,多见于 20～30 岁的女性。

(一) 病理变化

肉眼观察:绒癌的原发灶大都位于子宫体,最常见于胎盘着床部位,可突向子宫腔内,常侵及深肌层,甚至穿透子宫壁达浆膜外,切面呈暗红色,质软而脆,伴出血、坏死。镜下观察:癌组织由分化差的滋养层细胞、合体滋养层细胞两种癌细胞组成,细胞异型性明显,排列紊乱,易见核分裂象;绒癌组织中无间质及血管,依靠侵犯子宫正常血管获得营养,故常见广泛出血坏死;绒癌不形成绒毛结构,这是绒癌与侵袭性葡萄胎的主要鉴别点。

(二) 临床病理联系

因癌组织破坏血管,临床主要表现为葡萄胎流产和妊娠数月甚至数年后出现阴道持续不规则出血,子宫增大,血或尿中 HCG 持续升高。当绒癌肺转移时,可有咯血、胸痛;脑转移时可出现头痛、呕吐、偏瘫及昏迷;肾转移时可出现血尿等症状。

(三) 扩散方式

除在局部破坏、蔓延外,绒癌极易侵犯血管,早期即可发生血道转移,最常转移至肺,其次为脑、肝、脾、肾、肠等。

第三节　乳　腺　疾　病

一、乳腺增生病

乳腺增生病(breast hyperplasia disease)是指乳腺导管、乳腺小叶、腺泡上皮及纤维组织的良性增生。多发于25～45岁之间的女性,绝经前达发病高峰,绝经后一般不再进展,极少在青春期前发病。发病多与卵巢内分泌失调有关,孕激素减少而雌激素分泌过多时,对此病的发生起一定的作用。以周期性加重的乳房胀痛和多发性乳房肿块为主要临床特点。

1. 乳腺纤维囊性变　以小叶末梢导管和腺泡高度扩张成囊为特征。肉眼观察:常为多发性囊性肿块,囊腔大小不等,囊内充满稀薄的黏液或棕褐色血性液体,外表面呈蓝色,有蓝顶囊肿之称。镜下观察:部分增生的导管扩张成囊状,囊壁上皮萎缩或增生,部分上皮呈乳头状增生而突入囊内。若乳腺囊肿伴有非典型上皮增生时,可演化为乳腺癌。

2. 硬化性腺病　以小叶间纤维组织显著增多伴小叶导管、腺泡数量增多,而无囊肿形成者,称为硬化性腺病。肉眼观察:病灶呈灰白色,质硬,边界不清。镜下观察:小叶导管上皮、腺泡上皮和肌上皮增生。小叶体积增大,腺泡数量增多,间质纤维化可使小叶导管受到挤压、变形并成细胞条索,易与乳腺癌混淆。

247

二、乳腺癌

乳腺癌(carcinoma of breast)是发生于乳腺终末导管上皮和腺上皮的恶性肿瘤,是女性最常见的恶性肿瘤,常发生于40～60岁的妇女。男性乳腺癌罕见,约占全部乳腺癌的1%,但预后较差。

(一) 病因

目前乳腺癌的病因尚未完全阐明,可能与雌激素长期分泌过多、家族遗传、环境、长时间接触大量放射线等因素有关,其中5%～10%的乳腺癌患者有家族遗传倾向。

(二) 病理变化

乳腺癌约半数发生于乳腺外上象限,其次为乳腺中央区,其他部位比较少。一般分为非浸润性癌和浸润性癌两大类。

1. 非浸润性癌　又称原位癌,依其发生的部位分为导管内原位癌和小叶原位癌。

(1) 导管内原位癌:导管内原位癌(intraductal carcinoma in situ)发生于乳腺小叶的终末导管,较小叶原位癌多见。根据组织学改变分为粉刺型导管内癌和非粉刺型导管内癌两种。

① 粉刺型导管内癌:肉眼观察:癌组织多位于乳腺中央部位,常可触及大小不等的肿块,边界清楚,不与皮肤粘连。切面可见扩张小导管内含灰白或灰黄色坏死物,挤压坏死物就像皮肤粉刺一样溢出,故又称粉刺癌。镜下观察:癌细胞体积较大,胞质嗜酸性,分化程度不等,大小不一,核分裂象多见。癌细胞呈实性排列,中央常有坏死钙化,导管周围见间质纤维组织增生和慢性炎细胞浸润(图16.11)。

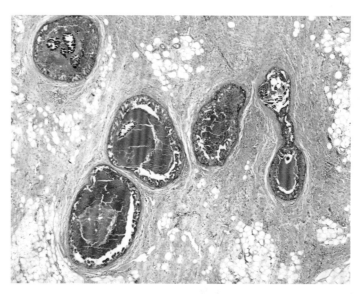

图 16.11　乳腺粉刺型导管内癌

② 非粉刺型导管内癌:癌细胞体积小,形态较规则,异型性没有粉刺癌明显,一般无坏死或仅有轻微坏死。癌细胞在扩张的导管内可排列成实性、低乳头状或筛状等多种形态结构,分别称为实体型癌、低乳头型癌、筛状型管内原位癌等。

导管内原位癌预后一般较其他类型好,6%～18%可发展为浸润癌。转变为浸润癌的概率与组织类型有关,粉刺癌远远高于非粉刺型导管癌。

(2)小叶原位癌:小叶原位癌(lobular carcinoma in situ)较少见,发生于乳腺小叶的末梢导管和腺泡,常可累及双侧乳腺多个小叶,为多中心性发生。因肿块小,临床上一般扪不到明显肿块,不易与乳腺小叶增生区别。镜下观察:癌细胞较小,形态较为一致,核圆形或卵圆形,核分裂象罕见,充塞扩张的乳腺小叶末梢导管和腺泡而呈实性排列,致使小叶体积增大,结构紊乱,但小叶轮廓尚存,基底膜完整。

2. 浸润性癌　浸润性癌分为浸润性导管癌、浸润性小叶癌、髓样癌、Paget 病及黏液癌等。

(1)浸润性导管癌:导管内癌癌细胞突破导管基膜向间质浸润即为浸润性导管癌,是最常见的乳腺癌类型,占50%～80%,40～60岁女性多见。

肉眼观察:多为单个结节,肿块直径一般为2～4 cm,质硬,与周围组织分界不清,切面呈灰白或灰黄色,癌组织呈树根状侵入邻近的纤维脂肪组织内(图16.12)。如癌组织侵及乳头下方的大导管又伴有大量纤维组织增生时,由于纤维组织收缩,可使乳头回缩、下陷。如癌组织阻塞真皮淋巴管,可导致皮肤水肿,因受毛囊及汗腺牵拉而使毛囊及汗腺处皮肤相对下陷形成橘皮样外观。晚期,乳腺癌可侵犯深筋膜和胸壁肌肉,形成固定的巨大肿块。若癌穿破皮肤可形成溃疡。

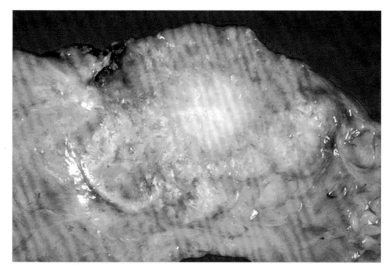

图 16.12　乳腺浸润性导管癌

镜下观察:组织学形态多种多样,癌细胞排列成巢状、团索状或伴有腺样结构,有时可见保留的导管内原位癌结构。癌细胞异型性明显,大小不一,形态多样,核分裂象多见,常见局部肿瘤细胞坏死。肿瘤间质有致密的纤维组织增生,癌细胞在纤维间质内浸润性生长,二者比例各不相同。依据癌组织内腺管所占比例、核多形性及核分裂象数,其组织学上分为Ⅰ、Ⅱ、Ⅲ级,分级越高,分化越差,预后也越差(图 16.13)。

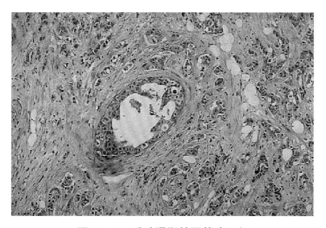

图 16.13　乳腺浸润性导管癌Ⅱ级

(2) 浸润性小叶癌:占乳腺癌的 5%～10%,多见于老年女性。有约 20% 的浸润性小叶癌累及双侧乳腺。

肉眼观察:肿块呈圆形或盘状,大小不等,质地坚韧如橡皮。切面灰白,边界不清。镜下观察:癌细胞较小,形态较一致,圆形或卵圆形,癌细胞弥漫浸润于致密的纤维间质中,常呈单行串珠样或细条索状排列,或环绕正常小管呈靶环状排列。浸润性小叶癌在乳腺中多呈弥漫多灶性分布,因而不容易被临床检查发现。转移也有其特殊性,常转移至脑脊液、浆膜表面、卵巢、子宫和骨髓。

（3）特殊类型：主要有髓样癌、Paget病、小管癌及黏液癌等。

（三）病理临床联系

早期乳腺癌多为无痛性肿块，往往不易发现，当患者偶然自我发现或在体检发现时，约50%的病例已发生局部淋巴结转移。严重者可出现乳头凹陷、橘皮样外观、溃疡及肿瘤转移的相应表现。

（四）扩散与转移

1. 直接蔓延　癌细胞沿乳腺导管蔓延至小叶腺泡、乳头、皮肤，或沿导管周围组织间隙蔓延至脂肪、筋膜组织，甚至胸肌和胸壁。

2. 淋巴道转移　是乳腺癌最常见的转移途径，首先转移至同侧腋窝淋巴结，继而可转移至锁骨上、下淋巴结等。

3. 血道转移　晚期乳腺癌可经血道转移至肺、肝、脑、骨等器官。

复习思考题

1. 简述慢性子宫颈炎的病理变化。

2. 比较葡萄胎、侵袭性葡萄胎、绒毛膜上皮癌的病理变化各有什么特点。

3. 简述乳腺癌的扩散和转移的方式。

病例分析

患者吕某，女性，32岁，因"性交出血半年，加重4个月"就诊。

患者月经正常，近半年偶有性交出血，自认为与宫内避孕器有关。近3个月性交出血频繁，G1P1，育有1男孩，现已7岁，足月顺产。3年前放置避孕环检查正常，此后未再进行过妇科检查。

妇科检查：外阴（一），阴道少许血迹，宫颈前唇见一菜花状赘生物，直径为2.3 cm，质脆易出血，子宫前位，正常大小，双侧宫旁组织未见增厚。

讨论题：

1. 结合病史请做出初步诊断。

2. 应如何进一步检查以明确诊断？

3. 该患者为什么出现上述临床表现？病理检查可能会出现哪些病理变化？

第十七章
传染病及寄生虫病

学习目标

1. 掌握结核病的基本病理变化、原发性肺结核的病变特点、继发性肺结核的类型及特点。

2. 熟悉伤寒、细菌性痢疾的病理变化及临床病理联系。

3. 了解流行性脑脊髓膜炎、流行性乙型脑炎、血吸虫病的病理变化及其临床联系。

案例导学

患者黄某,女性,38 岁,腹痛、腹泻,最初为稀便,以后为黏液脓血便,偶见片状灰白色膜状物排出,伴有里急后重感。

问题:

1. 该病人患的是什么病?

2. 临床表现与病理变化有何联系?

3. 该病人大便内为何出现灰白色膜状物?

传染病是由病原微生物通过一定的传播途径进入易感人群的个体所引起的一组疾病,并能在人群中引起流行。近年来由于基因诊断技术和有效抗生素的应用,传染病的诊断和治疗取得了很大进展。传染病的发病率和死亡率均已明显下降。有些传染病已经消灭(如天花),有的传染病也接近消灭(如麻风、脊髓灰质炎等)。近些年来,由于种种原因,一些原已得到控制的传染病又死灰复燃,其发生率有上升趋势,如结核病,且一些新的传染病(SARS、禽流感、埃博拉、登革热)的出现,严重威胁着人类的生命。本章重点介绍常见的传染病如结核病、伤寒、细菌性痢疾、流行性脑脊髓膜炎、流行性乙型脑炎和常见的寄生虫病如血吸虫病等。

第一节 结 核 病

一、概述

结核病(tuberculosis)是由结核分枝杆菌引起的一种慢性肉芽肿性炎。以肺结核最常见,但可见于全身各器官。典型病变为结核结节形成并伴有不同程度干酪样坏死。

（一）病因和发病机制

结核病的病原菌是结核分枝杆菌,属于革兰阳性耐酸杆菌,对人有致病作用的菌群是人型和牛型,人型结核杆菌感染的发病率最高。结核杆菌主要经呼吸道传染,也可经消化道感染(食入带菌的食物,包括含菌牛奶),少数经皮肤伤口感染。菌体主要含脂质、蛋白质和多糖类致病成分。

结核病的发生、发展取决于感染细菌的数量、毒力和机体的反应性(免疫力或变态反应),免疫反应以细胞免疫为主。机体初次感染结核杆菌后,刺激 T 细胞致敏,当再次接触此菌时被激活,分裂、增殖、释放多种淋巴毒素(巨噬细胞趋化因子、移动抑制因子、活化因子等),使巨噬细胞向结核杆菌移动,形成结核性肉芽肿,限制细菌运动,巨噬细胞活化、吞噬、杀灭细菌能力增强。

结核病引起的变态反应属于迟发性变态反应,接种卡介苗可以预防结核病(图 17.1)。

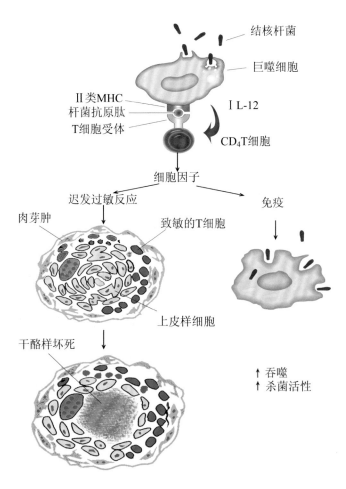

图 17.1　结核病发病机制模式图

（二）基本病理变化

结核病的基本病理变化表现为渗出、增生、坏死三个过程，往往同时存在，而以某一种改变为主，也可相互转化。

1. 以渗出为主的病变　出现于结核性炎症的早期或机体抵抗力低下、菌量多、毒力强或变态反应较强时，主要表现为浆液性或浆液纤维素性炎。病变早期局部有中性粒细胞浸润，但很快被巨噬细胞所取代。在渗出液和巨噬细胞中可查见结核杆菌。病变好发于肺、浆膜、滑膜和脑膜等处。渗出物可完全吸收不留痕迹，或转变为以增生为主或以坏死为主的病变。

2. 以增生为主的病变　当细菌量少，毒力较低或人体免疫反应较强时，则发生以增生为主的变化，形成具有诊断价值的结核结节。结核结节（tubercle）是在细胞免疫的基础上形成的，由上皮样细胞、朗格汉斯（Langhans）巨细胞加上外周局部集聚的淋巴细胞和少量反应性增生的成纤维细胞构成。典型者结节中央有干酪样坏死（图17.2）。吞噬有结核杆菌的巨噬细胞体积增大并逐渐转变为上皮样细胞，呈梭形或多角形，胞浆丰富，染淡伊红色，境界不清，核呈圆或卵圆形，染色质甚少，甚至可呈空泡状，核内可有 $1\sim2$ 个核仁。多个上皮样细胞互相融合成一个朗格汉斯巨细胞。朗格汉斯巨细胞为一种多核巨细胞，直径可达$300\ \mu m$，胞浆丰富。其胞浆突起常和上皮样细胞的胞质突起相连接，核与上皮样细胞核相似。核的数目由十几个到几十个不等，也有超过百个者。核排列在胞浆周围呈花环状、马蹄形或密集胞体一端。

单个结核结节非常小，肉眼和 X 线片不易看见。$3\sim4$ 个结节融合成较大结节时才能见到。这种融合结节境界分明，约粟粒大小，呈灰白半透明状。有干酪样坏死时略显微黄，可微隆起于器官表面。

253

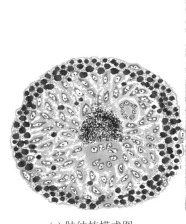
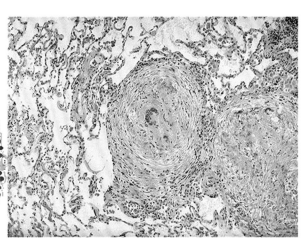

(a) 肺结核模式图　　　　　　　　(b) 肺结核的镜下观察

图 17.2　结核结节

3. 以坏死为主的病变　在结核杆菌数量多、毒力强，机体抵抗力低或变态反应强烈时，上述以渗出为主或以增生为主的病变均可继发干酪样坏死。坏死灶质地较实，淡黄色、均匀细腻,状似奶酪,故称干酪样坏死,镜下为红染无结构的颗粒状物,干酪样坏死对结核病病理诊断具有一定的意义。

(三) 转化

结核病的发展和结局取决于机体抵抗力和结核杆菌致病力之间的关系。在机体抵抗力增强时,结核杆菌被抑制、杀灭,病变转向愈合,表现为吸收消散、纤维化、纤维包裹和钙化;反之,则转向恶化,病灶浸润扩大和溶解播散。

二、肺结核病

结核病中最常见的是肺结核。肺结核病可因初次感染和再次感染结核菌时机体反应性的不同,而致肺部病变的发生发展各有不同的特点,从而可分为原发性肺结核病和继发性肺结核病两大类。

(一) 原发性肺结核病

原发性肺结核病是指第一次感染结核杆菌所引起的肺结核病。多发生于儿童,但也偶见于未感染过结核杆菌的青少年或成人。免疫功能严重受抑制的成年人由于丧失对结核杆菌的敏感性,因此可多次发生原发性肺结核病。

1. 病理变化 最初在通气较好的上叶下部或下叶上部(右肺多见)近胸膜处形成 1～1.5 cm 大小的灰白色病灶(原发灶),初次感染,机体缺乏免疫力,结核杆菌很快侵入淋巴管,循淋巴液引流到肺门淋巴结,引起结核性淋巴管炎和肺门淋巴结炎,表现为淋巴结肿大和干酪样坏死。肺的原发病灶、淋巴管炎和肺门淋巴结炎称为原发综合征(图 17.3)。X 线呈哑铃状阴影。

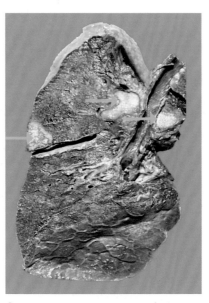

图 17.3　肺原发综合征

2. 转归 原发综合征形成后,虽然在最初几周内有细菌通过血道或淋巴道播散到全身其他器官,但由于细胞免疫的建立,95%左右的病例不再发展,病灶进行性纤维化和钙化。有时肺门淋巴结病变继续发展,形成支气管淋巴结结核。少数营养不良或同时患有其他传染病的患儿,病灶扩大、干酪样坏死和空洞形成,有的甚至肺内播散形成粟粒性肺结核病或全身播散形成全身粟粒性结核病。

(二) 继发性肺结核

继发性肺结核病是指再次感染结核杆菌所引起的肺结核病,多见于成人。依据其病变特点和临床经过可分为以下几种类型。

1. 局灶型肺结核 继发性肺结核病的早期病变。X 线示肺尖部有单个或多个结节状病灶。解剖学上病灶常定位于肺尖下 2～4 cm 处,0.5～1 cm 直径大小。病灶境界清楚,有纤维包裹。镜下病变以增生为主,中央为干酪样坏死。病人常无自觉症状,多在体检时发现。属非活动性结核病。

2. 浸润型肺结核 是临床上最常见的活动性、继发性肺结核。多由局灶型肺结核发展而来。X 线示锁骨下可见边缘模糊的云絮状阴影。病变以渗出为主,中央有干酪样坏死,病灶周围有炎症包绕。病人常有低热、疲乏、盗汗、咳嗽等症状。如及早发现,合理治疗,渗出性病变可吸收;增生、坏死性病变,可通过纤维化、钙化而愈合。如病变继续发展,干酪样坏死扩大(浸润进展),坏死物液化后经支气管排出,局部形成急性空洞,洞壁坏死层内含大量结核杆菌,经支气管播散,可引起干酪性肺炎(溶解播散)。急性空洞一般易愈合。经适当治疗后,洞壁肉芽组织增生,洞腔逐渐缩小、闭合,最后形成疤痕组织而愈合;也可通过空洞塌陷,形成条索状疤痕而愈合。如果急性空洞经久不愈,则可发展为慢性纤维空洞性肺结核。

3. 慢性纤维空洞性肺结核 该型病变有以下特点:① 肺内有一个或多个厚壁空洞。多位于肺上叶,大小不一,不规则。壁厚可达 1 cm 以上。镜下洞壁分三层:内层为干酪样坏死物,其中有大量结核杆菌;中层为结核性肉芽组织;外层为纤维结缔组织。② 同侧或对侧肺组织内出现由支气管播散引起的很多新旧不一、大小不等的病灶,病灶愈往下愈新鲜。③ 后期肺组织严重破坏,广泛纤维化、胸膜增厚并与胸壁粘连,使肺体积缩小、变形,严重影响肺功能,甚至使肺功能丧失(图 17.4)。

病变空洞与支气管相通,成为结核病的传染源,故此型又有开放性肺结核之称。如坏死侵蚀较大血管,可引起大咯血,严重者可造成窒息死亡。空洞突破胸膜可引起气胸或脓气胸。经常排出含菌痰液可引起喉结核。咽下含菌痰液可引起肠结核。后期由于肺动脉高压而致肺源性心脏病。

近年来,由于广泛采用多药联合抗结核治疗及增加抵抗力的措施,较小的空洞一般可机化、收缩而闭塞。体积较大的空洞,内壁坏死组织脱落,肉芽组织逐渐变成纤维疤痕组织,由支气管上皮覆盖,此时,空洞虽仍然存在,但已无菌,实已愈合故称开放性愈合。

4. 干酪性肺炎 干酪性肺炎可由浸润型肺结核恶化进展而来,也可由急、慢性空洞内的细菌经支气管播散所致。镜下主要为大片干酪样坏死灶。肺泡腔内有大量浆液纤维蛋白性渗出物。根据病灶范围的大小分小叶性和大叶性干酪性肺炎。此型结核病病情危重。

5. 结核球 又称结核瘤(tuberculoma)。结核球是直径 2～5 cm,有纤维包裹的孤立的境界分明的干酪样坏死灶(图17.5)。多为单个,也可多个,常位于肺上叶。结核球由于其纤维包膜的存在,抗结核药不易发挥作用,且有恶化进展的可能。X片上有时需与肺癌鉴别,因此临床上多采取手术切除。

256

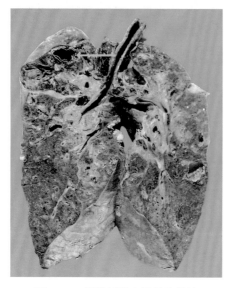

图 17.4　慢性纤维空洞性肺结核

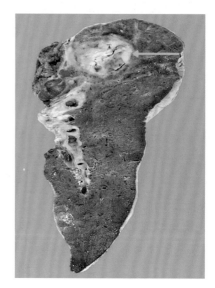

图 17.5　结核球

6. 结核性胸膜炎　结核性胸膜炎根据病变性质可分干性和湿性两种,以湿性结核性胸膜炎为常见。

(1) 湿性结核性胸膜炎:又称渗出性结核性胸膜炎,多见于年轻人,病变主要为浆液纤维素性炎,一般经适当治疗可吸收,如渗出物中纤维素较多,不易吸收,则可因机化而使胸膜增厚粘连。

(2) 干性结核性胸膜炎:又称增生性结核性胸膜炎,是由肺膜下结核病灶直接蔓延到胸膜所致,常发生于肺尖,病变多为局限性,以增生性改变为主,一般通过纤维化而愈合。

原发性肺结核与继发性肺结核在许多方面有不同的特征(表17.1)。

表 17.1　原发性肺结核和继发性肺结核病的比较

比较项目	原发性肺结核	继发性肺结核
感染源	外源性(初次)	内源性(再次)
发病人群	儿童	成人
病理特征	原发综合征	病变多样,新旧病灶复杂,较局限
起始病灶	上叶下部或下叶上部近胸膜处	肺尖部
主要播散途径	淋巴道、血道为主	支气管播散为主
机体抵抗力、病程	低,病程短、大多自愈	强,病程长,需治疗

三、肺外结核病

肺外结核病除淋巴结结核由淋巴道播散所致,消化道结核可由咽下含菌的食物或痰液直接感染引起,皮肤结核可通过损伤的皮肤感染外,其他各器官的结核病多为原发性肺结核病血源播散所形成的潜伏病灶进一步发展的结果。

(一) 肠结核病

肠结核病可分原发性和继发性两型。原发性者很少见,常发生于小儿。一般由饮用带有结核杆菌的牛奶或乳制品而感染。可形成与原发肺结核时原发综合征相似的肠原发综合征(肠的原发性结核性溃疡、结核性淋巴管炎和肠系膜淋巴结结核)。绝大多数肠结核继发于活动性空洞型肺结核病,因反复咽下含结核杆菌的痰液所引起。肠结核病大多(约85%)发生于回盲部,依其病变特点不同分两型。

1. 溃疡型　此型多见,结核杆菌侵入肠壁淋巴组织,形成结核结节,以后结节逐渐融合并发生干酪样坏死,破溃后形成溃疡。肠壁淋巴管环肠管行走,病变沿淋巴管扩散,因此典型的肠结核溃疡多呈环形,其长轴与肠腔长轴垂直(图17.6)。溃疡边缘参差不齐,一般较浅,底部有干酪样坏死物,其下为结核性肉芽组织。溃疡愈合后由于疤痕形成和纤维收缩而致肠腔狭窄。肠浆膜面可见纤维素渗出和多数结核结节形成,连接成串,这是结核性淋巴管炎所致,后期纤维化可致粘连。

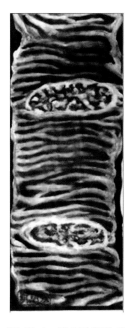

图 17.6　溃疡性肠结核

2. 增生型　较少见,以肠壁大量结核性肉芽组织形成和纤维组织增生为其病变特征。肠壁高度肥厚、肠腔狭窄。黏膜面可有浅溃疡或息肉形成。临床上表现为慢性不完全低位肠梗阻。右下腹可触及肿块,故需与肠癌相鉴别。

（二）结核性腹膜炎

此型青少年多见,感染途径以腹腔内结核灶直接蔓延为主。溃疡型肠结核病是最常见的原发病灶,其次为肠系膜淋巴结结核或结核性输卵管炎。由腹膜外结核灶经血道播散至腹膜者少见。根据病理特征可分干性、湿性和混合性,以混合性多见。湿性结核性腹膜炎以大量结核性渗出为特征,干性结核性腹膜炎因大量纤维素性渗出物机化而引起腹腔脏器的粘连。

（三）结核性脑膜炎

此型儿童多见,主要由于结核杆菌经血道播散所致。病变以脑底最明显,在脑桥、脚间池、视神经交叉等处的软脑膜和蛛网膜以及蛛网膜下腔最严重。肉眼观察:蛛网膜浑浊、增厚,偶见细小的灰白色结核结节,蛛网膜下腔积聚大量渗出物。镜下观察:渗出物内有纤维素、巨噬细胞、淋巴细胞。临床上除结核中毒症状外,常表现脑膜刺激征和颅内压增高,脑脊液内可找到结核杆菌。

（四）泌尿生殖系统结核病

1. 肾结核病　最常见于 20～40 岁男性,多为单侧性。结核杆菌来自肺结核病的血道播散。病变大多起始于肾皮质、髓质交界处或肾锥体乳头。最初为局灶性结核病变,继而发生干酪样坏死。然后破坏肾乳头而破入肾盂成为结核性空洞。以后由于病变的继续扩大,形成多个空洞,最后可使肾仅剩一空壳,肾功能丧失。干酪样坏死物随尿下行,常使输尿管和膀胱感染。

2. 生殖系统结核病　男性生殖系统结核病与泌尿系统结核病有密切关系,结核杆菌可使前列腺和精囊感染,并可蔓延至输精管、附睾等处,病变器官有结核结节和干酪样坏死形成。附睾结核是男性不育的重要原因之一。女性生殖系统结核多由血道或淋巴道播散而来,也可由邻近器官的结核病蔓延而来。以输卵管结核最多见,为女性不孕的原因之一,其次是子宫内膜和卵巢结核。

（五）骨与关节结核

多由血道播散所致,常见于青少年。骨结核多侵犯脊椎骨、指骨及长骨骨骺(股骨下端和胫骨上端)等处。早期主要形成小的结核病灶,以后骨质破坏形成干酪样坏死及死骨,坏死液化后可在骨旁形成没有红、热、痛的脓肿,故称"冷脓肿"。

若病变穿破皮肤,可形成经久不愈的窦道。脊椎结核是骨结核中最常见者,多见于第十胸椎至第二腰椎。病变起自椎体,常发生干酪样坏死,以后破坏椎间盘和邻近椎体,引起椎体塌陷造成驼背,甚至压迫脊髓引起瘫痪,骨结核还可累及关节和滑膜,引起关节结核。

（六）淋巴结结核病

淋巴结结核病多见于儿童和青年,以颈部淋巴结结核(俗称瘰疬)最为常见。结核杆菌可来自肺门淋巴结结核的播散,亦可来自口腔、咽喉部结核感染灶。淋巴结常成群受累,有结核结节形成和干酪样坏死。淋巴结逐渐肿大,最初各淋巴结尚能分离,当炎症累及淋巴结周围组织时,则淋巴结彼此粘连,形成较大的包块。

知识卡片

世界防治结核病日

1882年3月24日,德国著名科学家Koch在柏林宣读发现结核杆菌的论文,当时结核病正在欧美地区猖獗流行,这篇论文为消除结核病带来希望。后来至少又有2亿人被结核病夺去生命。因此,1995年年底,世界卫生组织(WHO)将每年的3月24日作为"世界防治结核病日",以提醒公众加深对结核病的认知。

第二节 伤 寒

伤寒(typhoid fever)是由伤寒杆菌引起的一种急性传染病。病变特征是全身单核巨噬细胞系统细胞的增生,形成伤寒肉芽肿,以回肠末端淋巴组织的病变最为突出。临床主要表现为持续高热、相对缓脉、脾肿大、皮肤玫瑰疹及中性粒细胞、嗜酸性粒细胞减少等,有时可出现肠出血、肠穿孔等严重并发症。

一、病因和发病机制

伤寒杆菌属沙门氏菌属中的D族,革兰氏阴性。其菌体"O"抗原、鞭毛"H"抗原及表面"Vi"抗原都能使人体产生相应抗体,尤以"O"及"H"抗原性较强,故可用血清凝集试验(肥达反应,widal reaction)来测定血清中抗体的增高,作为临床诊断伤寒的依据。

伤寒患者及带菌者是本病的传染源,细菌随粪、尿排出,污染食品、饮用水和牛奶等或以苍蝇为媒介经口入消化道而感染,一般以儿童及青壮年患者多见。全年均可发病,以夏、秋两季最多,进入消化道的伤寒杆菌可被胃酸杀灭,也可进入小肠并侵入肠壁淋巴组织及肠系膜淋巴结,在其中生长繁殖。如果机体免疫力强可将细菌杀灭而不发病,反之,细菌及菌体崩解后释出内毒素入血,引起菌血症和毒血症,造成各器官的病理变化和全身中毒症状。

二、病理变化及病理临床联系

伤寒杆菌引起的炎症是以巨噬细胞增生为特征的急性增生性炎。巨噬细胞吞噬功能活跃,胞质内有伤寒杆菌、红细胞和坏死细胞碎片,这种巨噬细胞称伤寒细胞。伤寒细胞常聚集成团,形成小结节,称伤寒肉芽肿(typhoid granuloma),是伤寒的特征性病变,具有病理诊断价值。

259

（一）肠道病变

以回肠下段集合淋巴小结和孤立淋巴小结的病变最为常见,按病变发展过程分四期
(图 17.7),每期大约持续 1 周。

1. 髓样肿胀期　起病第 1 周,回肠下段淋巴组织略肿胀,隆起于黏膜表面,色灰红,质
软。隆起组织表面形似脑的沟回,以集合淋巴小结最为典型。

2. 坏死期　起病第 2 周,髓样肿胀处的肠黏膜发生坏死,中毒症状明显,体温升高,呈
稽留热型,皮肤出现玫瑰疹,多分布于胸腹壁皮肤,直径为 2～4 mm,一般在数日内消失。血
液中抗体滴度升高,肥达反应阳性。

3. 溃疡期　起病第 3 周,坏死肠黏膜脱落后形成溃疡,溃疡边缘隆起,底部不平。在集
合淋巴小结发生的溃疡,其长轴与肠的长轴平行。溃疡一般深及黏膜下层,坏死严重者可深
达肌层及浆膜层,甚至穿孔,如侵及小动脉,可引起严重出血。

4. 愈合期　相当于发病第 4 周,溃疡处肉芽组织增生将其填平,溃疡边缘上皮再生覆
盖而告愈合。

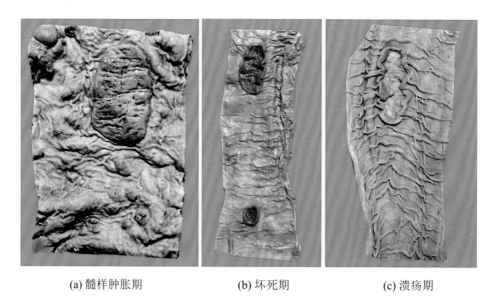

(a) 髓样肿胀期　　　　(b) 坏死期　　　　(c) 溃疡期

图 17.7　伤寒肠道病变

（二）其他病变

肠系膜淋巴结、肝、脾及骨髓由于巨噬细胞的活跃而致相应组织器官肿大。心肌纤维可
有水肿,甚至坏死;皮肤出现淡红色小丘疹(玫瑰疹);膈肌、腹直肌和股内收肌常发生凝固性
坏死(亦称蜡样变性)。临床出现肌痛和皮肤知觉过敏。大多数伤寒患者胆囊无明显病变,
但伤寒杆菌可在胆汁中大量繁殖,即使病人临床痊愈后,细菌仍可在胆汁中生存,并通过胆
汁由肠道排出,在一定时期内仍是带菌者,有的患者甚至可成为慢性带菌者或终身带菌者。

三、结局和并发症

大多数患者可治愈,治愈后可获得较强的免疫力。少数患者病变反复,可伴有肠出血、肠穿孔、支气管肺炎等并发症。

第三节 细菌性痢疾

细菌性痢疾(bacillary dysentery)简称菌痢,是由痢疾杆菌所引起一种假膜性肠炎。病变多局限于结肠,以大量纤维素渗出形成假膜为特征,假膜脱落伴有不规则浅表溃疡形成。菌痢全年均可发病,但以夏、秋季多见。好发于儿童,其次是青壮年,老年患者较少。临床主要表现为腹痛、腹泻、里急后重、黏液脓血便。

一、病因和发病机制

痢疾杆菌是革兰氏阴性短杆菌。包括福氏、宋内氏、鲍氏和志贺氏四个菌群,均能产生内毒素,志贺氏菌尚可产生强烈外毒素。

患者和带菌者是本病的传染源。痢疾杆菌从粪便中排出后可直接或间接(苍蝇为媒介)经口传染给健康人。经口入胃的痢疾杆菌大部分被胃酸杀死,仅少部分进入肠道,当机体抵抗力下降时,进入肠道的细菌生长繁殖,侵入肠黏膜和释放毒素,引起肠壁炎性反应,毒素入血可引起全身中毒症状。

二、病理变化及病理临床联系

菌痢的病理变化主要发生于大肠,尤以乙状结肠和直肠为重,根据肠道病变特征、全身变化及临床经过的不同,菌痢分为以下三种。

1. 急性细菌性痢疾 其典型病变过程为初期的急性卡他性炎、随后的特征性假膜性炎和溃疡形成,最后愈合。

早期黏液分泌亢进,黏膜充血、水肿、中性粒细胞和巨噬细胞浸润,可见点状出血,病变进一步发展后,出现黏膜浅表坏死,在渗出物中有大量纤维素,后者与坏死组织、炎症细胞和红细胞及细菌一起形成特征性的假膜(图 17.8)。假膜首先出现于黏膜皱襞的顶部,呈糠皮状(图 17.9),随着病变的扩大可融合成片。假膜一般呈灰白色,如出血明显则呈暗红色,如受胆色素浸染则呈灰绿色。大约 1 周,假膜开始脱落,形成大小不等、形状不一的"地图状"溃疡。溃疡多较浅表。经适当治疗或病变趋向愈合时,肠黏膜渗出物和坏死组织逐渐被吸收、排出,经周围健康组织再生,缺损得以修复。

临床上由于病变肠管蠕动亢进并有痉挛,引起阵发性腹痛、腹泻等症状。由于炎症刺激直肠壁内的神经末梢及肛门括约肌,导致里急后重和排便次数增多。与肠道的病变相对应,最初为稀便混有黏液,待肠内容物排尽后转为黏液脓血便,偶尔排出片状假膜。急性菌痢的病程一般为1~2周,经适当治疗大多可痊愈。并发症如肠出血、肠穿孔少见,少数病例可转为慢性。

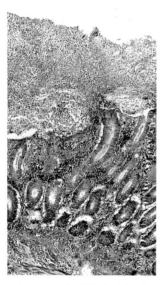

图 17.8　细菌性痢疾假膜

注:假膜由纤维素和炎细胞等构成

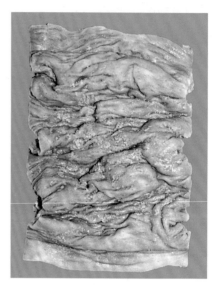

图 17.9　细菌性痢疾

注:黏膜表面见糠皮样外观

2. 慢性细菌性痢疾　菌痢病程超过2个月以上者称为慢性菌痢。多由急性菌痢转变而来,有的病程可长达数月或数年,在此期间肠道病变此起彼伏,原有溃疡尚未愈合,新的溃疡又形成,因此新旧病灶同时存在。由于组织的损伤修复反复进行,慢性溃疡边缘不规则,黏膜常过度增生而形成息肉。肠壁各层有慢性炎症细胞浸润和纤维组织增生,乃至疤痕形成,从而使肠壁不规则增厚、变硬,严重的病例可致肠腔狭窄。

3. 中毒性细菌性痢疾　该型的特征是起病急骤、有严重的全身中毒症状,但肠道病变和症状轻微。多见于2~7岁儿童,发病后数小时即可出现中毒性休克或呼吸衰竭而死亡。肠道病变一般呈卡他性炎或滤泡性结肠炎,病前多有不洁饮食史。

第四节　流行性脑脊髓膜炎

流行性脑脊髓膜炎(epidemic cerebrospinal meningitis)是由脑膜炎双球菌感染引起的脑脊髓膜的急性化脓性炎,简称流脑。多为散发,冬、春季可引起流行,患者多为儿童及青少年。临床表现主要为高热、头痛、呕吐、皮肤瘀点(斑)、脑膜刺激症状,部分严重的患者可出现中毒性休克。

一、病因和发病机制

脑膜炎双球菌为革兰阴性菌,该菌存在于病人及带菌者的鼻咽部,通过飞沫经呼吸道传染。大多数人会引起局部轻度炎症,成为健康带菌者,仅有少数人由于各种原因,机体抵抗力下降,细菌经上呼吸道黏膜侵入血流,在血中繁殖,引起菌血症或败血症。血液中的细菌迅速繁殖并释放内毒素,作用于小血管和毛细血管,引起坏死、出血,致使皮肤黏膜出现瘀点、瘀斑。病情进一步发展,细菌可通过血脑屏障进入脑脊髓膜,引起化脓性炎症。

二、病理变化

肉眼观察:脑脊髓膜血管高度扩张充血,蛛网膜下腔充满灰黄色脓性渗出物,覆盖脑沟脑回,在病变较轻部位,脓性渗出物沿血管分布,软脑膜略带浑浊。由于炎性渗出物的阻塞,脑脊液循环出现障碍,可引起不同程度的脑室扩张(图 17.10)。

镜下观察:蛛网膜血管高度扩张充血,蛛网膜下腔增宽,其中可见大量中性粒细胞、淋巴细胞及纤维蛋白渗出(图 17.11),脑实质一般不受累,病变严重者,脑膜血管可发生脉管炎和血栓形成。

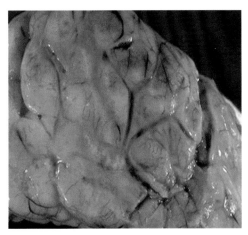

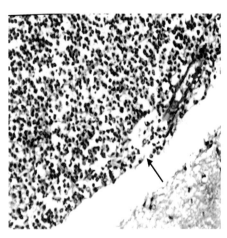

图 17.10 化脓性脑膜炎的肉眼观察
注:蛛网膜下腔充满灰黄色脓性渗出物

图 17.11 化脓性脑膜炎的镜下观察
注:蛛网膜下腔(↑)可见大量中性粒细胞及纤维蛋白

三、病理与临床联系

1. 脑膜刺激症状 炎症累及脊髓神经根周围的蛛网膜、软脑膜及软脊膜,致使神经根通过椎间孔时受压,当颈部或背部肌肉活动时引起疼痛,导致痉挛,称为颈项强直。颈项强直是颈部肌肉对上述情况的一种保护性痉挛状态。在婴幼儿,由于腰背肌肉发生保护性痉挛可引起角弓反张的体征。此外 Kernig 征(屈髋伸膝征)阳性,是因为腰骶节段神经后根受炎症波及而受压,当屈髋伸膝时,坐骨神经受到牵引,腰神经根受压疼痛而出现的体征。

263

2. 颅内压升高 有头痛、喷射性呕吐、小儿前囟饱满等症状。这是由于脑膜血管充血，蛛网膜下腔渗出物堆积，蛛网膜颗粒因脓汁阻塞而影响脑脊液吸收所致。如伴有脑水肿，则颅内压升高更显著。

3. 脑脊液变化 压力升高，混浊不清，含大量脓细胞，蛋白增多，糖减少，经涂片和培养检查可找到病原体。脑脊液检查是本病诊断的一个重要证据。

四、结局和并发症

及时治疗和抗生素的应用，大多数患者都能痊愈。如不能得到及时治疗，病变可由急性转为慢性，并可出现下列后遗症：① 脑积水：由于脑膜粘连，脑脊液循环障碍所致；② 颅神经麻痹：如耳聋、斜视、视力障碍、面神经瘫痪等；③ 脑缺血和脑梗死：脑底脉管炎导致血管腔阻塞，引起相应部位的脑缺血和脑梗死。

第五节 流行性乙型脑炎

流行性乙型脑炎(epidemic encephalitis B)是乙型脑炎病毒感染引起的脑实质变质为主要病变的急性传染病，简称乙脑。多在夏、秋季流行，儿童多见，此病起病急，病情重，死亡率高。临床表现主要为高热、嗜睡、抽搐、昏迷等症状。

一、病因和发病机制

乙型脑炎病毒为 RNA 病毒，传染源为病人或家畜、家禽(中间宿主)等，传播媒介为蚊(在我国主要为库蚊)。带病毒的蚊叮人吸血时，病毒可侵入人体，先在局部血管内皮细胞及单核巨噬细胞系统中繁殖，入血后引起短暂的病毒血症。病毒能否进入中枢神经系统，取决于机体免疫功能和血脑屏障的功能状态，一般在机体免疫功能低下，血-脑屏障功能不健全时，病毒可以侵入中枢神经系统而发病。

二、病理变化

病变通常广泛累及整个中枢神经系统灰质，以大脑皮质、基底核、视丘最重。小脑皮质、延髓及脑桥次之，脊髓病变最轻，常仅限于颈段脊髓。

肉眼观察：脑膜充血、脑实质水肿、脑回宽、脑沟窄，切面可见粟粒或针尖大半透明软化灶，境界清楚，呈弥散分布或聚集成群。

镜下观察：

1. 神经细胞变性、坏死 轻者神经细胞肿胀，尼氏体消失，胞浆可见空泡，核偏位等；重者神经细胞坏死，有增生的胶质细胞环绕周围，称卫星现象；若小胶质细胞包围、吞噬神经元,称为噬神经细胞现象;神经细胞坏死后,可溶解液化形成圆形或卵圆形、筛网状的软化灶。

2. 血管变化和炎症反应　脑实质内血管扩张充血,血管周围间隙增宽。炎细胞围绕血管周围间隙形成血管套现象(图17.12),渗出的炎细胞以淋巴细胞、单核细胞、浆细胞为主,仅在早期可有少数中性粒细胞。脑组织水肿,有时可见环状出血。

3. 胶质细胞增生　小胶质细胞增生明显,形成胶质细胞结节。多位于小血管旁或坏死的神经细胞附近。少突胶质细胞和星形胶质细胞也可增生。

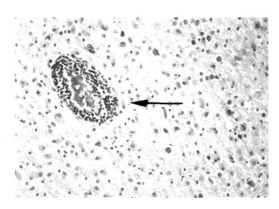

图 17.12　流行性乙型脑炎

注:炎细胞围绕血管周围形成血管套现象(↑)

265

三、病理与临床联系

嗜睡和昏迷是最早出现和主要的症状,此为神经细胞广泛受累所致。如颅神经受损则导致相应的麻痹症状。脑内血管扩张充血、血流淤滞、内皮细胞受损可使血管通透性增高,引起脑水肿和颅内压增高,患者出现头痛、呕吐症状。严重者出现脑疝,其中小脑扁桃体疝可导致延髓呼吸中枢受压,呼吸骤停而致死。因脑膜有不同程度的炎症反应,临床上可出现脑膜刺激症状。

四、结局和并发症

多数患者经及时、合理治疗后可痊愈。重症病人,可出现语言障碍、痴呆、肢体瘫痪及因脑神经损伤所致的吞咽困难、中枢性面瘫等后遗症。

表 17.2　流行性脑脊髓炎与流行性乙型脑炎的区别

区别项目	流行性脑脊髓炎	流行性乙型脑炎
病原体	脑膜炎双球菌	流行性乙型脑炎病毒
流行季节	冬、春季节	夏、秋季节
传染途径	呼吸道	蚊子叮咬

区别项目	流行性脑脊髓炎	流行性乙型脑炎
病理特点	急性化脓性炎	脑细胞变质性炎
临床特点	颅内高压和脑膜刺激征等	嗜睡、抽搐、昏迷等
脑脊液特点	浑浊,细胞、蛋白质显著增多,糖、氯化物减少,可找到细菌	透明或微浊,细胞、蛋白质轻度增多,糖、氯化物正常,无细菌

第六节　阿 米 巴 病

阿米巴病(amoebiasis)是由溶组织内阿米巴原虫感染引起的一种寄生虫病。病变以液化坏死为主要改变。阿米巴原虫主要寄生于人体结肠内引起肠溃疡,因此称为肠阿米巴病。因常表现为腹痛、腹泻和里急后重等类似痢疾的症状,又称阿米巴痢疾。也可侵犯肝脏、肺、脑等器官,引起肠外阿米巴病。我国南方及北方的夏季为多发季节,农村成年男性发病率较高。

一、肠阿米巴病

(一) 病因和发病机制

1. 病因　病原菌是溶组织内阿米巴原虫,主要有滋养体和包囊两种形态,滋养体为致病性病原体,无传染力,包囊为传染性病原体。一旦包囊随食物或水进入胃内,它能抵抗胃酸的消化作用进入肠道。多在小肠下段经碱性肠液的消化作用,囊壁破裂释出四个小滋养体,并寄生于结肠上段,当结肠结构和功能正常时,肠腔内环境不利于滋养体繁殖,形成成熟包囊排出体外称为传染源;当人体免疫功能降低时,小滋养体借其丝状伪足运动和分泌酶的作用,侵入肠壁并吞噬红细胞,转变为直径为 $20\sim40~\mu m$ 的大滋养体,称为组织型滋养体,并且可溶解破坏肠壁组织,形成溃疡性病变。

2. 发病机制　与下列因素有关:① 接触性溶细胞作用:大滋养体与肠黏膜上皮细胞接触时,释出膜结合酶等生物活性物质,溶解肠黏膜上皮细胞,造成肠壁组织溶解破坏。② 细胞毒性作用:从阿米巴的纯培养液中分离出的一种细胞毒素(肠毒素),损伤肠黏膜并引起腹泻。③ 机械性损伤及吞噬功能:滋养体借伪足机械性运动损伤和破坏肠组织,并对坏死组织碎片和红细胞进行吞噬和降解。④ 免疫抑制:阿米巴原虫的凝集素等具有抗补体和降解补体作用,肠道细菌感染和功能紊乱,宿主免疫功能降低,有利于阿米巴滋养体的侵入和导致疾病。

(二) 病理变化

病变主要位于盲肠、升结肠,其次为乙状结肠、直肠,严重者累及整个结肠及回肠下段,基本病变是以组织溶解坏死为主的变质性炎症。

1. 急性期病变 肉眼观察:早期在黏膜表面形成灰黄色略凸的针头大小的点状坏死或浅溃疡,有时有出血。随着病变发展,滋养体继续繁殖并向纵深发展,进入黏膜下层,造成组织明显液化性坏死,形成口窄底宽、具有诊断价值的"烧瓶状溃疡",内充满明胶状的坏死组织(图 17.13)。溃疡边缘不规则,周围黏膜肿胀,但溃疡间黏膜组织尚属正常。溃疡继续扩展,黏膜下层组织坏死且相互贯通,形成隧道样病变。表面黏膜层组织剥脱,如絮片状悬挂于肠腔表面,或坏死脱落融合形成边缘潜行的巨大溃疡。少数溃疡严重者可深及浆膜层造成肠穿孔,引起局限性腹膜炎。

镜下观察:溃疡处可见大片液化性坏死,表现为无结构的淡红染色区,切面可见口小底大。溃疡边缘或附近组织有充血、出血和少量淋巴细胞、浆细胞和巨噬细胞浸润,缺乏中性粒细胞浸润。如合并其他细菌感染,则可见大量中性粒细胞浸润。溃疡边缘与正常组织交界处和肠壁小静脉腔内,可见核小而圆,胞浆含有糖原空泡或吞有红细胞的圆形大滋养体(图 17.14)。

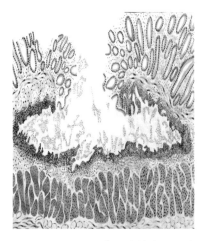

图 17.13 结肠阿米巴病的肉眼观察
注:"烧瓶状溃疡"

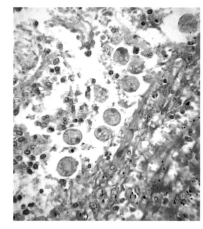

图 17.14 结肠阿米巴病的镜下观察
注:黏膜发生液化、坏死,溃疡边缘见阿米巴滋养体,炎细胞反应不明显

2. 慢性期病变 慢性期肠道病变较为复杂。溃疡边缘可见大量纤维组织增生,可延至黏膜下层或肌层,有时围绕溃疡的底部形成一个相对坚实的壁。肠壁组织因反复坏死及修复作用而引起肉芽组织增生和瘢痕形成,发生瘢痕性狭窄、肠息肉或肉芽肿等病变。肠壁普遍增厚时,可引起肠腔套状狭窄。偶尔因肉芽组织过度增生而形成局限性包块称为阿米巴肿,多见于盲肠,可引起肠梗阻,并易误诊为肠癌。

(三)病理与临床联系

起病一般较缓。由于病变以大肠上段组织液化坏死、出血为主,故出现腹痛、腹泻、暗红色果酱样大便等症状,回盲部、横结肠及左下腹可有压痛,尤以回盲部为甚,粪便内可查见大量组织型滋养体。由于直肠及肛门病变较轻,故里急后重现象可不明显,体温大多正常。急性期多数病人可治愈,少数因治疗不够及时、彻底而转入慢性期。

二、肠外阿米巴病

肠外阿米巴病包括阿米巴肝脓肿、肺脓肿、脑脓肿、皮肤阿米巴病以及阿米巴性心包炎、阴道炎、尿道炎、前列腺炎等,其中以阿米巴肝脓肿最为常见。

1. 阿米巴肝脓肿 多继发于肠阿米巴病后 1~3 月内,亦可发生于肠道症状消失数年之后。阿米巴滋养体可侵入肠壁小静脉,经门静脉系统侵入肝脏,亦可从结肠肝脏接触面直接侵入。如侵入的滋养体数量较多,可引起肝脏小静脉炎及周围组织的炎症反应。滋养体不断分裂繁殖,造成肝组织液化坏死形成小脓肿。滋养体从坏死组织向周围扩散,使脓肿不断扩大,邻近的小脓肿可融合成单个大脓肿。80%的脓肿位于肝右叶,其原因可能与肝右叶占全肝的 4/5,接触原虫机会较多,以及肠阿米巴病好发部位盲肠和升结肠的血液,由肠系膜上静脉-门静脉回流多进入肝右叶有关。

(1)病理变化:肉眼观察:脓肿大小不等,大者几乎占据整个肝右叶,如儿头大(图 17.15)。脓腔内容物呈棕褐色果酱样,由液化性坏死和陈旧性出血混合而成。边缘附有彻底液化坏死的汇管区结缔组织及血管、毛细胆管等。镜下观察:脓腔内为液化性坏死的红色无结构物质,在坏死组织与正常组织交界处常可找到阿米巴滋养体。

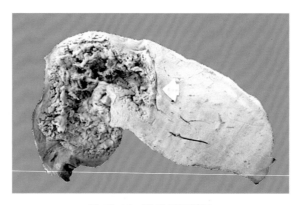

图 17.15　阿米巴肝脓肿

(2)临床病理联系:临床上患者常有发热伴右上腹痛、肝肿大及肝区压痛、叩击痛等症状和体征,少数病例出现黄疸。慢性病例有进行性消瘦、贫血、衰弱、营养不良、腹水等表现。阿米巴肝脓肿如继续扩大并向周围组织溃破,可引起膈下脓肿或腹膜炎、肺脓肿和脓胸、胸膜-气管瘘等,也可穿入腹腔器官(胃、肠及胆囊等)。

2. 阿米巴肺脓肿 较少见,有原发性和继发性之分,前者由血行播散所致,后者由阿米巴肝脓肿穿破横膈直接蔓延而来,占阿米巴肺脓肿的绝大多数。因此脓肿常位于右肺下叶,单发多见。镜下可见局限性肺炎伴脓肿形成。肺脓肿可破入支气管,以致病人咳出含有阿米巴滋养体的巧克力色内容物。

3. 阿米巴脑脓肿 较少见,多因肠、肝和肺的阿米巴滋养体经血道进入脑而引起,常见于大脑半球。临床上可出现发热、头痛、昏迷等症状。

第七节 血 吸 虫 病

血吸虫病(schistosomiasis)是由血吸虫寄生于人体所引起的地方性寄生虫病。我国血吸虫病流行于长江流域及其以南 12 个省(市、自治区)。病例特点是形成血吸虫卵结节。

临床主要表现发热、腹泻、肝大,晚期发生肝硬化和门脉高压症。

一、病因和感染途径

病原体有日本血吸虫、埃及血吸虫、曼氏血吸虫等。我国主要是日本血吸虫。当病人和病畜的粪便排出的血吸虫卵进入水中,卵内成熟毛蚴孵化而出,钻入钉螺体发育成大量尾蚴游于水中(疫水),人、畜接触疫水时,尾蚴可借其头腺分泌的溶组织酶和机械性运动钻入其皮肤或黏膜,脱去尾部变成童虫;童虫穿入小静脉和淋巴管内到达右心,经肺循环进入大循环播散到全身。但只有抵达肠系膜静脉者才能发育为成虫并大量产卵,虫卵随门静脉入肝或逆流入肠壁,发育为成熟虫卵,并可破坏肠黏膜进入肠腔,随粪便排出体外又重复上述生活周期。

二、发病机制及基本病理变化

血吸虫发育阶段中的尾蚴、童虫、成虫和虫卵等均可对人体产生不同程度的损伤,但以虫卵引起的病变最严重,对机体的危害也最大。

1. 尾蚴侵入皮肤引起尾蚴性皮炎 是由血吸虫尾蚴钻入人体皮肤时所造成的,也称游泳者皮炎。患者皮肤出现局部瘙痒和红色丘疹,持续数日后可自然消退。病理变化为皮下毛细血管扩张、充血,伴有出血、水肿,嗜酸性粒细胞和巨噬细胞浸润。

2. 童虫移行所致的病变 童虫在体内移行至肺部,可穿破肺部壁毛细血管进入肺组织,引起血管炎和血管周围炎,病人出现发热、短暂的咳嗽和痰中带血丝等症状。

3. 成虫所致损害 成虫代谢产物可引起寄生部位的静脉炎和静脉周围炎。病人出现发热、贫血、肝脾增大、嗜酸性粒细胞增多等症状。被吞噬的红细胞在成虫体内,经珠蛋白酶分解,产生一种黑褐色的血吸虫色素。继而被肝、脾增生的巨噬细胞所吞噬。

4. 虫卵所致损害 是最严重的病变。其病变特点是形成虫卵结节,按病变过程分为两种。

(1)急性虫卵肉芽肿。肉眼观察:为灰黄色粟粒至黄豆大小结节,直径为 0.5～4 mm。镜下观察:结节中央有一至数个成熟虫卵,卵壳薄、色淡黄、折光性强,卵内毛蚴呈梨状。在成熟虫卵表面附有红染的放射状火焰样物质(称为 Hoeppli 现象),实为抗原抗体复合物(图 17.16)。在其周围是大量变性、坏死的嗜酸性粒细胞聚集,故又称为嗜酸性脓肿。随病程发展,急性虫卵肉芽肿逐渐演变为慢性虫卵肉芽肿。

（2）慢性虫卵肉芽肿。急性虫卵肉芽肿约经 15 天后，虫卵内毛蚴死亡、分解、钙化、变性、坏死的嗜酸性粒细胞被清除、吸收，形成由钙化的虫卵、上皮样细胞、多核巨细胞、淋巴细胞和纤维母细胞构成的类似结核结节的慢性虫卵肉芽肿，故又称为假结核结节（pseudotubercle）（图 17.17）。慢性虫卵肉芽肿进一步发展，虫卵消失或仅有残存卵壳，纤维母细胞增生，产生大量胶原纤维，使肉芽肿纤维化，而转变为瘢痕期肉芽肿。瘢痕期肉芽肿在组织内可长期存留，可作为诊断血吸虫病的重要病理学依据。

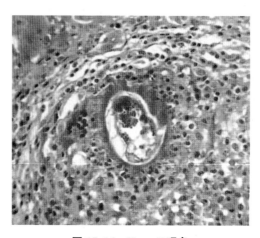

图 17.16　Hoeppli 现象

注：血吸虫卵卵壳周围见放射状红染物质（抗原-抗体复合物）

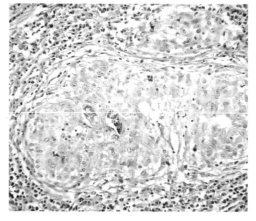

图 17.17　慢性虫卵肉芽肿

注：肉芽肿中央见死亡钙化的虫卵，
周围是增生的类上皮细胞和成纤维细胞

三、主要脏器病理变化及其临床联系

1. 肝脏　虫卵随门静脉血流抵达肝内汇管区门静脉末梢分支内，以肝左叶较为明显。肉眼观察：急性期肝脏轻度增大，肝脏表面及切面呈粟粒状灰白或灰黄色结节；镜下观察：汇管区有许多急性虫卵结节,汇管区邻近的肝窦扩张充血,肝细胞肿胀,小灶性坏死或受压萎缩,库普弗细胞增生,并吞噬血吸虫色素。慢性者肝内可见慢性虫卵结节,继而纤维化,导致血吸虫性肝硬化,临床上较早出现腹水、巨脾和食管下段静脉曲张等症状。

2. 肠道 病变主要累及结肠,因成虫多寄生于肠系膜下静脉及痔上静脉,所以直肠、乙状结肠和降结肠的病变尤为明显,也常波及右侧结肠与阑尾。

急性期,肠黏膜充血、水肿,形成褐色稍隆起的斑片状病灶。以后部分黏膜溃破形成大小不等的溃疡,大量虫卵由此排入肠腔,因此在大便中可查见虫卵。镜下肠壁各层均有急性虫卵肉芽肿,以黏膜下层为明显。临床表现为腹痛、腹泻和血便等症状。

慢性期,随病变发展,在黏膜及黏膜下层形成慢性虫卵肉芽肿。同时由于虫卵反复沉积,肠黏膜反复发生溃疡、修复,最终纤维化,导致肠壁增厚变硬或息肉状增生,严重者可致肠腔狭窄与梗阻。镜下观察:可见不同阶段的急性、慢性虫卵肉芽肿及大量纤维结缔组织增生。晚期,因虫卵死亡或钙化,肠黏膜溃疡已愈合,增厚的肠壁难以使虫卵排出,故粪检虫卵可为阴性。一些慢性病例可并发管状或绒毛状腺瘤甚至腺癌,并有数个息肉同时发生癌变者。

3. 脾脏 早期脾脏轻度肿大,主要由于成虫代谢产物致脾内单核巨噬细胞增生所致。脾脏内虽可见虫卵沉积,但不形成急性虫卵肉芽肿。后期由于门脉高压引起脾脏慢性淤血和结缔组织增生,脾脏可显著增大,重量增加,甚至重达 4 000 g 以上。脾脏表面呈青紫色,包膜增厚,质地坚韧。切面呈暗红色,脾小梁增粗,脾小体萎缩甚或消失,可见由陈旧性出血、纤维化以及钙盐和铁盐沉积于胶原纤维所构成的含铁小结(siderotic nodule),且常伴有梗死灶。临床上可出现脾功能亢进,表现为红细胞、白细胞和血小板减少等。

4. 异位寄生 日本血吸虫成虫在门脉系统以外的静脉内寄生称异位寄生,而见于门脉系统以外的器官或组织内的血吸虫虫卵肉芽肿则称为异位血吸虫病。寄生于门脉系统的血吸虫产出的虫卵,可穿过肝窦至肝静脉,随体循环到达身体各部,引起异位血吸虫病。人体常见的异位血吸虫病多见于脑及肺。此外,尚有胃、十二指肠、胰、阑尾、皮肤、睾丸鞘膜、阴囊、膀胱、宫颈黏膜等处的异位血吸虫病的报道。血吸虫卵进入脑和脊髓产生异位损害,可导致严重的神经系统并发症;经侧支循环进入肺的虫卵可引起肺动脉炎,甚至肺源性心脏病。

第八节 性传播性疾病

性传播性疾病(sexually transmitted diseases,STD)是指通过性接触传播为主要途径的一类疾病,其病种已多达 20 余种。本节仅介绍淋病、尖锐湿疣、梅毒和 AIDS。

一、尖锐湿疣

尖锐湿疣(condyloma acuminatum)是由人乳头状瘤病毒(human papillary virus,

HPV)引起的一种常见的性传播性疾病。最常发生于 20～40 岁年龄段。

(一)病因和发病机制

病原体是 HPV,属 DNA 病毒,在上皮细胞内繁殖,产生细胞病变。主要通过性接触传染,少数病例由污染物(浴巾、浴盆等)间接接触传染。潜伏期一般为 3 个月。

(二)病理变化及病理临床联系

好发于外阴、子宫颈、尿道、肛周皮肤,偶见于腋窝、乳房等。肉眼观察:病变呈疣状或乳头状新生物,有多个小而尖的小乳头或麦芒状(图 17.18),表面覆盖渗出物,易发生糜烂,触之易出血。镜下观察:表皮角化不全,棘细胞层高度肥厚,乳头瘤样增生,表皮钉突不规则增宽和延长;棘细胞层可见多少不等的挖空细胞。真皮浅层水肿,毛细血管扩张,慢性炎细胞浸润。应用免疫组织化学方法可检测 HPV 抗原,PCR 技术可检测 HPV,帮助临床诊断。

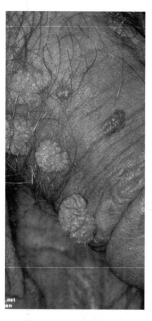

图 17.18　尖锐湿疣

二、淋病

淋病(gonorrhea)是由淋球菌引起的急性化脓性炎,是最常见的 STD。多发生于 15～30 岁年龄段,以 20～24 岁最常见。成人几乎全部通过性交而传染,儿童可通过接触患者用过的衣、物等传染。

淋球菌主要侵犯泌尿生殖系统,对柱状上皮和移行上皮有特别的亲和力。淋球菌侵入泌尿生殖道上皮包括黏附和侵入两个步骤。这个过程与淋球菌细菌壁成分有关。

男性的病变从前尿道开始,可逆行蔓延到后尿道,波及前列腺、精囊和附睾。女性的病变累及外阴和阴道腺体、子宫颈内膜、输卵管及尿道。少部分病例可经血行播散引起身体其他部位的病变。

三、梅毒

（一）概述

梅毒（syphilis）是由梅毒螺旋体引起的传染病。流行于世界各地，新中国成立后经积极防治基本消灭了梅毒，但近年来又有新的病例发现，尤其在沿海城市有流行趋势。

（二）病因及传播途径

梅毒螺旋体是梅毒的病原体，体外活力低，不易生存。梅毒病人为唯一的传染源，其传染途径分为两种：① 后天性梅毒：主要通过性接触传染，少数因输血或接触病变部位不慎感染。② 先天性梅毒：由梅毒孕妇血中的梅毒螺旋体经胎盘使胎儿感染。

（三）基本病变

1. 闭塞性动脉内膜炎和小血管周围炎 闭塞性动脉内膜炎指小动脉内皮细胞及纤维细胞增生，使管壁增厚、血管腔狭窄闭塞。小动脉周围炎是指小血管周围单核细胞、淋巴细胞和浆细胞浸润。浆细胞恒定出现是本病的病变特点之一。

2. 树胶样肿 树胶样肿（gumma）又称梅毒瘤（syphiloma）。肉眼观察：病灶呈灰白色结节状，大小不一，质韧而有弹性，如树胶，故而得名树胶样肿。镜下观察：中央为凝固性坏死，坏死灶周围肉芽组织中富含淋巴细胞和浆细胞，而上皮样细胞和郎罕巨细胞较少，后期可被吸收、纤维化，最后使器官变形，但很少钙化，有别于结核结节。

（四）类型及病变特点

1. 后天性梅毒 后天性梅毒分一、二、三期。一、二期梅毒称早期梅毒，有传染性。三期梅毒又称晚期梅毒，因常累及内脏，故又称内脏梅毒。

（1）第一期梅毒：梅毒螺旋体侵入人体后 3 周左右，侵入部位发生炎症反应，形成下疳。下疳常为单个，直径约为 1 cm，表面可发生糜烂或溃疡，溃疡底部及边缘质硬。因其质硬乃称硬性下疳（图 17.19）以与杜克雷嗜血杆菌引起的软性下疳相区别。病变多见于阴茎冠状沟、龟头、子宫颈、阴唇，亦可发生于口唇、舌、肛周等处。病变部位镜下所见为闭塞性小动脉内膜炎和动脉周围炎。下疳出现后 1～2 周，局部淋巴结肿大，呈非化脓性增生性反应。下疳经 1 个月左右多自然消退，仅留浅表的疤痕，局部肿大的淋巴结也消退。临床上处于静止状态，但体内螺旋体仍继续繁殖。

（2）第二期梅毒：下疳发生后 7～8 周，体内螺旋体又大量繁殖，由于免疫复合物的沉积引起全身皮肤、黏膜广泛的梅毒疹和全身性非特异性淋巴结肿大。镜下呈典型的血管周围炎改变，病灶内可找到螺旋体。故此期梅毒传染性大。梅毒疹可自行消退。

（3）第三期梅毒：常发生于感染后 4～5 年，病变累及内脏，特别是心血管和中枢神经系统。此期有特征性的树胶样肿形成。由于树胶样肿纤维化、疤痕收缩引起严重的组织破坏、

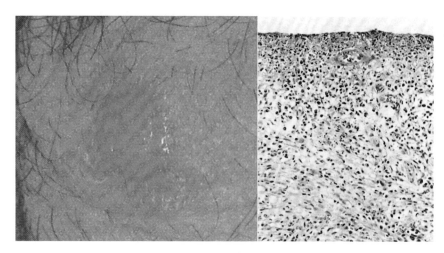

图 17.19　硬性下疳的肉眼观察(左)及镜下观察(右)

变形和功能障碍。病变侵犯主动脉,可引起梅毒性主动脉炎、主动脉瓣关闭不全、主动脉瘤等。梅毒性主动脉瘤破裂常是患者猝死的主要原因。神经系统病变主要累及中枢神经及脑脊髓膜,可导致麻痹性痴呆和脊髓痨。肝脏病变主要形成树胶样肿,肝呈结节性肿大,继而发生纤维化、疤痕收缩,以致肝呈分叶状。此外病变常造成骨和关节损害,鼻骨被破坏形成马鞍鼻。长骨、肩胛骨与颅骨亦常受累。

2. 先天性梅毒　先天性梅毒根据被感染胎儿发病的早晚有早发性和晚发性之分。早发性先天性梅毒是指胎儿或婴幼儿期发病的先天性梅毒。晚发性先天性梅毒的患儿发育不良,智力低下。可引发间质性角膜炎、神经性耳聋及楔形门齿(图 17.20),并有骨膜炎及马鞍鼻等。

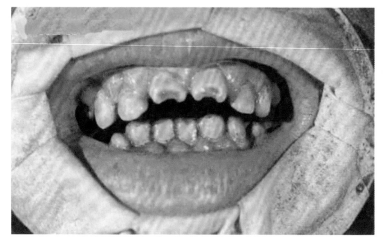

图 17.20　楔形门齿

四、艾滋病

艾滋病是获得性免疫缺陷综合征(acquired immunodeficiency syndrome,AIDS)的简

称,是由人类免疫缺陷病毒(human immunodeficiency virus,HIV)感染所引起的以全身性严重免疫缺陷为主要特征的致命性传染病。本病传播迅速、发病缓慢、病死率极高,总死亡率几乎为100％。因此,大力实施各种预防措施,对防止艾滋病的流行至关重要。

(一) 病因和发病机制

AIDS 由 HIV 感染所引起,HIV 是一种逆转录病毒,在 AIDS 病人中分离得到两种类型的 HIV,即 HIV-1 和 HIV-2。AIDS 病人和病毒携带者是传染源。主要传染途径有:① 性接触传播,最多见,可由男→男、男→女、女→男之间传播。② 静脉注射毒品或制品传染。③ 通过注射针头或医用器械等传染。④ 母体 HIV 通过胎盘或哺乳等感染婴儿。⑤ 器官移植等医务人员的职业感染。本病潜伏期长,从 HIV 感染到出现 AIDS 症状可达 5 年甚至更长时间。

(二) 病理变化及病理临床联系

1. 免疫学损伤变化 严重细胞免疫缺陷。CD_4^+ 细胞减少,HIV 抗体阳性。

2. 淋巴结变化 早期滤泡明显增生,生发中心活跃,有"满天星"现象。晚期淋巴结萎缩,淋巴结构及淋巴细胞消失,仅有残留巨噬细胞和浆细胞,呈现一片荒芜景象。胸腺、消化道和脾脏淋巴组织萎缩。

3. 机会性感染 是指在人体免疫功能严重破坏、免疫缺陷的特定条件下引起的感染。常见的有卡氏肺囊虫、刚地弓形虫、白色念珠菌、新型隐球菌等。全身各器官均可受累,其中以肺、神经系统最常见。卡氏肺囊虫性肺炎是艾滋病最常见的死亡原因之一。

4. 恶性肿瘤 AIDS 患者由于细胞免疫缺陷导致免疫监视功能丧失,易并发恶性肿瘤,如 Kaposi 肉瘤(血管内皮细胞的恶性肿瘤)、恶性淋巴瘤。临床上常表现为发热、体重下降、腹泻和神经系统症状等。

275

复习思考题

1. 比较原发性肺结核与继发性肺结核病变的不同点。
2. 简述伤寒肠道病变各期的变化特点。
3. 比较流行性脑脊髓炎与流行性乙型脑炎的区别。

案例分析

患者,男性,18 岁,因发热、头痛、呕吐急症入院。患者于 25 天前因淋雨后头痛、发热,体温 38.5～40 ℃。起病 3 天后头痛加重,15 天后开始出现喷射状呕吐,呕吐物为食物。给予 APC、SMZ、伤风感冒胶囊治疗,症状无改善。2 天前患者感双下肢麻木、乏力,急症入院。既往病史:3 岁时患过麻疹。

查体:T 39.5 ℃,P 112 次/min,BP 114/72 mmHg。患者痛苦重病容,神志恍惚,嗜睡,颈硬,瞳孔对称等大,对光反射良好。心、肺检查未见异常,腹部平,有压痛。神经系统检查:浅反射及腹部反射减弱,浅感觉存在,深反射减弱,膝反射及跟腱反射未引出,颈项强直,克氏征及布氏征阳性。实验室检查:WBC $9.2 \times 10^9/L$(正常:$4 \sim 10 \times 10^9/L$),L 0.41(正常:<0.4)。脑脊液检查:压力高,葡萄糖低,蛋白高,细胞数高,查见抗酸杆菌。X 线检查:双肺上部各有一个结节状阴影,边缘模糊呈云雾状。

讨论题:

1. 患者的主要病变是什么?

2. 解释该疾病的临床症状、体征及异常的化验结果。

3. 解释各病变之间的相互关系。

参 考 文 献

[1] 李玉林.病理学[M].6 版.北京:人民卫生出版社,2004.

[2] 丁运良.病理学[M].2 版.北京:人民卫生出版社,2010.

[3] 高风兰,崔茂香.病理学[M].2 版.西安:第四军医大学出版社,2011.

[4] 樊帮林,尹秀花.病理学[M].3 版.上海:同济大学出版社,2016.